U0110909

新文京開發出版股份有限公司

NEW WCDP 新世紀．新視野．新文京 ― 精選教科書．考試用書．專業參考書

New Wun Ching Developmental Publishing Co., Ltd.

New Age · New Choice · The Best Selected Educational Publications — NEW WCDP

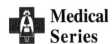

老人
營養學

Geriatric
Nutrition

湯曉君・任曉晶・湯麗君
朱映儒・李翎卉・高而仕

編著者

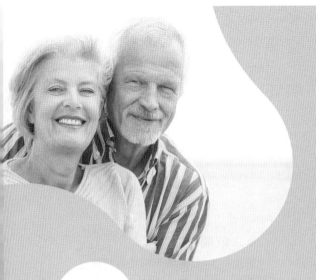

本書
特色　• Preface

　　「健康」是老年人生活品質的重要關鍵，而老人營養問題為老人健康範疇中不容忽視的一環，本書深入淺出地介紹如何利用營養照顧來減緩老化和疾病的罹患，提供醫療與照護的專業人士以及營養相關科系的學生參考。

　　本書敦聘資深營養學教師及營養師參考我國老人現況撰寫而成，除介紹老人營養概念外，也併入老人族群常見的慢性病及老人營養的需求。內容中穿插「營養師上課囉！」專欄，介紹國內外老人營養的相關知識及議題，拓展讀者多元的思考空間。每章末附上「課後練習」，讓讀者能更快速回顧以加深學習的內容。

　　本書期待能提供正確的老人營養觀念和知識，也希望營養知識的普及可以提升老人的身體健康與生活品質。

編著者 介紹 • Authors

✱湯曉君

學歷｜中山醫學大學醫學研究所博士

現職｜國立臺中科技大學護理系副教授

✱任曉晶

學歷｜國立臺灣海洋大學食品科學系博士

現職｜臺北海洋科技大學健康促進與銀髮保健系副教授兼系主任

✱湯麗君

學歷｜美國奧克拉荷馬大學護理研究所碩士

現職｜慈濟科技大學護理系兼長期照護科助理教授

✱朱映儒

學歷｜中山醫學大學營養所碩士

現職｜台中慈濟醫院營養科臨床組代理組長

✱李翎卉

學歷｜國立中興大學食品暨應用生物科技學系碩士

現職｜嘉義長庚紀念醫院營養師

✱高而仕

學歷｜中山醫學大學醫學院生化暨生物科技研究所博士

現職｜國立臺中科技大學美容系專任副教授

（以上依章節順序排序）

目錄 • Contents

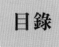

湯曉君　編著

緒　論

Chapter
01

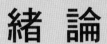

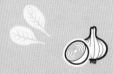

學習目標

1. 了解形成社會高齡化的原因、現況、與對社會的影響。
2. 認識近年老人的六大類食物攝取狀況，缺乏的食物種類與營養素。
3. 了解老人健康照護政策、服務模式及特色。

　　由於婦女總生育率逐年下降，加上科技進步使得人類預期壽命逐漸延長，高齡化是全世界共同的趨勢，其中臺灣更成為人口高齡化非常明顯的地區，依據推估，臺灣將於 2025 年進入超高齡社會。另一方面，臺灣的少子化問題嚴重，因此總人口數於 2020 年便開始負成長，更導致勞動力缺口增大，社會需分配更多資源提供老人醫療與福利照顧。

　　因應上述狀況，政府於 2017 年開始實施長照 2.0 政策。根據國家發展委員會資料，未來 50 年高齡者的總人數持續增加，預估到了 2070 年，青壯年人口將減少 870 萬人，65 歲以上老人將增加近 300 萬人。由於老人健康狀態會隨著年齡增長逐漸弱化，為了預防如衰弱症、或失智症的惡化，長照 2.0 也強調健康促進概念，因此社區 C 據點開始提供更多的預防老化課程，促進老人的生、心理健康；另一方面，老人的營養攝取狀況與其是否健康老化息息相關，依據國人營養健康狀況變遷調查，國人普遍有鈣質、維生素 D 等營養素攝取不足的現象，容易導致骨質疏鬆症的發生；再加上活動量不足，也容易合併肌少症發生，這樣的狀況都很容易使老人進入失能的狀態。因此本章節內容提供臺灣高齡化現況及近年老人的營養攝取狀況，並簡述老人健康照顧政策，以供現況及未來可努力方向的參考。

1-1 高齡化社會現況

一、人口高齡化

　　由於人類平均壽命延長與少子化問題，人口高齡化現象已經是全世界面臨的社會問題，依據世界衛生組織 2022 年調查報告，在 1951 年人類平均預期壽命約為 45 歲，在 70 年後，即 2021 年，平均壽命增加了 26 歲，此時出生的人，平均壽命可以達到 71 歲，預估到了 2050 年可達到 77 歲，如圖 1-1，由此可知人口高齡化是可預期的現象。上述與預期壽命延長相關的原因，包括社會經濟狀況改善及醫療照護技術進步，使嬰幼兒死亡率、懷孕婦女死亡率、疾病死亡率下降等，以疾病治療為例，持續提升心血管疾病治療效果，對於高齡者壽命延長特別有助益。

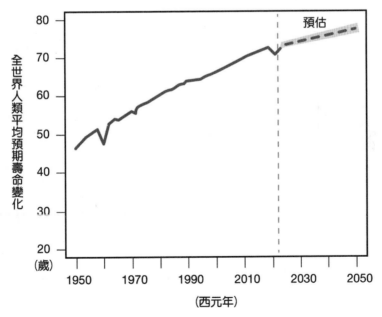

○ **圖 1-1**　全世界人類平均預期壽命變化

相較於預期壽命的延長，快速的少子化現象更是導致社會人口結構急遽高齡化的因素。根據世界衛生組織的報告，1951 年全球婦女平均生育率（total fertility rate，反映婦女一生中生育子女的總數）約為 5.0，到了 2021 年，已經大幅度降低到 2.3，預計到了 2050 年，婦女生育率將觸及 2.1，如圖 1-2。進一步調查發現，其實目前 2/3 國家的婦女生育率已經低於 2.1。另一方面，人口學研究發現，生育率須達到 2.1 以上，才能達到人口自然平衡，因此，出生率在 1951~2021 這 70 年過程中，由 5.0 急遽降低到 2.3，是導致人口老齡化的最主要因素。

全球人口結構快速老化，世界衛生組織將 65 歲以上人口占總人口比率達到 7%、14%及 20%，分別稱為高齡化社會、高齡社會及超高齡社會。臺灣人口快速老化，在 1993 年即是高齡化社會，2018 年高齡人口高達到 343 萬人，為全人口數之 14.6%，轉為高齡社會，意即在 25 年過程中，臺灣由「高齡化社會」進入「高齡社會」，推估到了 2025

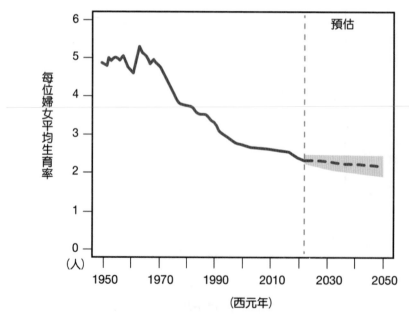

O 圖 1-2　全世界每位婦女平均生育率

年，高齡人口比例就會達到 20.8%的超高齡社會標準，可見臺灣人口分布高齡化的現象非常顯著。

　　依據內政部統計，2023 年 4 月底，我國 65 歲以上高齡人口已達 415 萬人，以臺灣人口現況之少子化衝擊推估下，於 2026 年 65 歲以上人口數將超過 21%，進入「超高齡社會」，到了 2050 年，65 歲以上人口數將達 746 萬人，約為 36.6%。國家發展委員會推估 2020 年至 2070 年人口結構分布數據，2025 年也會進入「超高齡社會」（圖 1-3）。在高齡化時程的推估方面，會受到社會、經濟、醫療狀況改變的影響，例如在 COVID-19 的影響下，2019 年人類預期壽命由 72.8 歲降低到 2021 年的 71.0 歲，此狀況也可能稍微延緩社會老齡化的進程。

　　相較於其他國家，臺灣人口老化的速度很快，僅 7 年就從高齡社會進入超高齡社會，至於其他國家，例如美國，從高齡社會進入超高齡社會（2014~2034 年）需要 20 年、日本（1994~2005 年）需要 11 年、英國（1976~2027 年）需要 51 年，南韓（2018~2025 年）則與臺灣類似，僅 7 年就進入超高齡社會。分析南韓高齡化狀況，由於每名婦女的預期新生兒數量為 0.78，加上人口預期壽命延長，使得南韓成為人口高齡化速度最快的國家，而且生育率下滑的現象仍逐年加重。根據南韓高齡化資料，2000 年成為高齡化社會國家、2018 年高齡者比例超過 14%，成為高齡社會，預計於 2025 年就會成為超高齡社會。我們可發現，雖然南韓與臺灣都將於 2025 年進入高齡化社會，但是南韓社會高齡化比臺灣更為快速；在臺灣方面，2022 年婦女總生育率為 0.89，雖然稍優於南韓的狀況，但是仍遠低於能夠自然平衡的 2.1，因此，在總人口數量方面，我國粗出生率與粗死亡率曲線於 2020 年就已達到交叉，2021 年粗死亡率甚至高於粗出生率，人口便開始出現自然減少現象（國家發展委員會，2022）。

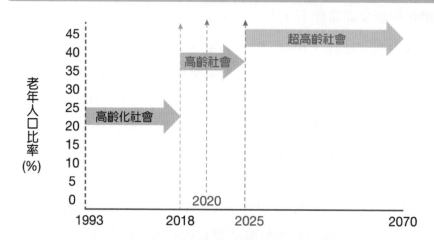

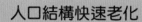

項目	1993年	2018~2022年	2025年	2050年	2070年
65歲以上人口數	149萬人(7.1%)	343萬人(14.6%)	470萬人(20.1%)	746萬人(36.6%)老年人口最高峰時點	658萬人(41.6%)
85歲以上人口數	-	-	47萬人(2%)	-	180萬人(11.4%)
說明	高齡化社會	高齡社會	超高齡社會		

○ 圖 1-3　臺灣人口結構變化

資料來源：國家發展委員會(2022)・「*中華民國人口推估（2020至2070年）*」。https://www.ndc.gov.tw/Content_List.aspx?n=59917AA7A42364B0

　　社會高齡化有許多影響，包括勞動力缺口增大、勞動人口社會負擔加重、社會資源分配傾向老年福利及醫療等，雖然也有助於提高勞動階層的待遇與福利，但是高齡化對於臺灣社會產生的衝擊將會越來越明顯，其中包括高齡者疾病及失能的風險較高、照顧高齡者的經濟負擔加重甚至導致老年貧窮問題惡化，進一步可能傾向對老人出現歧

視、不公平等問題。整體而言，與已開發國家相比，臺灣社會經濟發展速度追不上高齡化時程，因此臺灣相對於歐美日這些社會資源較豐富的國家，因應老齡化的準備時間並不充裕。

二、照顧者負擔

依據 2022 年老人狀況調查報告，臺灣社會扶老負擔加重，青年人負擔將自 2018 年 1：5（亦即每 5 位生產者需負擔 1 位高齡者），提高到 2020 年 1：4.5、2040 年 1：2、甚至預估 2070 年達到 1：1.2（每 1.2 位生產者需負擔 1 位高齡者）（衛生福利部，2024）。

行政院為了解相關福利措施之需求情形及家庭主要照護者負擔等資料，2019 年針對家庭照顧狀況進行調查分析，由於少子化及家庭結構的改變，三代以上家庭減少，兩代家庭增加，期待與子女同住比率降低，與配偶同住比率上升，因此 65 歲以上老人家庭組成多為獨居及雙老（僅與配偶同居），占全人口比率達近 30%。需要長期照顧對象以「父母」占 63.52%最多，「配偶父母」占 15.67%次之，「配偶（含同居人）」占 10.07%再次之。主要家庭照顧者平均照顧年數為 9.9 年，照顧者年齡越高，平均照顧年數越高（衛生福利部，2024）。

照顧者的負擔除了照顧長者體力逐漸下滑的壓力之外，尚須承擔伴隨著疾病的發生與認知的能力下降。根據研究顯示，在臺灣 65 歲及以上的人群中，有近 8%高齡人口存在著認知障礙，包含從輕度缺陷到認知障礙症不等(Tsai & Chang, 2019)。而認知障礙和衰退會降低老年人口的生活質量，並增加死亡率、醫療和社會負擔。因此，臺灣人口結構的變化也會牽動著社會健康保險的成本與分攤比例，甚至將早期認知功能檢查和預防老人認知障礙相關的評估檢測，也納入常規檢查項目中。

　　過去許多研究指出，遺傳、先天智力、生活方式和飲食種類等多種因素都可能與老人的認知功能提早衰退有關(Dominguez, Veronese et al., 2021)，當中又以生活方式和營養是可以改變的因素，而常見不健康的生活方式因素包括吸菸和運動習慣，吸菸會加速認知障礙和提早衰退(Tsai & Chang, 2019)，運動習慣則與認知障礙和衰退呈負相關(Wang, Liu et al., 2021)。營養狀況也是生活中一個可以改變的因素，有研究分析高齡者的認知功能與營養狀況之間的關聯性，發現與沒有認知障礙的老人相比，有認知障礙的老人營養狀況更差(Poda et al., 2019)。然而，營養狀況與認知之間的關聯可能是雙向的，營養不良也可能是老人認知能力下降的潛在風險因素，二者之間的相互影響則需要進一步研究。有一項橫斷面研究針對 7,947 名臺灣高齡者的營養狀況與認知功能衰退關係進行分析，研究使用人體測量數據、生化數據和膳食攝取評估營養狀況三個面向探討，結果顯示臺灣老人普遍具有體重過輕(20.2%)和飲食攝入不足(52.5%)的現象，其他如素食、服用多種藥物、具有疾病合併症、伴隨吞嚥困難和不當的生活方式因素（如吸菸、飲酒和睡眠時間 6~8 小時），更是老人營養不良的危險因素(Poda et al., 2019)。此外，還有幾個因素也被確定為造成老人營養不良風險。

　　在臺灣高齡人口結構顯著改變中，老人比例明顯上升，而當中又以高齡伴隨認知衰退族群造成照顧者最大的負擔。促發認知衰退的相關因子，如教育程度、婚姻狀況、家庭收入、吸菸、飲酒、嚼檳榔、睡眠不足、不健康的飲食習慣、藥物、發病率和吞嚥困難等，都與老人的營養狀況顯著相關，而營養狀況不佳，又會加速認知功能衰退，三者息息相關，造成照顧者的困難與壓力（圖 1-4）。因此，早期篩檢和營養評估是必要的，需要對健康狀況進行適當的管理，以改善老人的營養狀況。

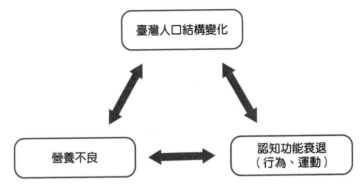

○ 圖 1-4 人口結構變化、認知功能、營養狀況的交互影響

1-2 老人營養的現況

　　營養狀況與六大類食物的攝取量有關，依據 2017~2020 年國民營養健康狀況變遷調查結果，高齡者對於六大類食物的攝取狀況如表 1-1。

　　分析國人的每日飲食，可發現隨著年齡增加，全穀雜糧類攝取量會逐漸增加，而油脂及堅果種子類攝取量則逐步減少，導致總熱量偏低，其中熱量來源又以醣類取代脂質的特性；另外，攝取量不足的食物包括乳品類及蔬果類，其中乳品類的攝取量偏離正常值最為嚴重，其原因除了個人飲食偏好之外，味、嗅覺不靈敏也容易導致老人食慾降低、營養狀態不均衡，甚至厭食症，亦是造成老人罹患肌少症、衰弱症的原因之一。

　　依據 2017~2020 年國民營養健康狀況變遷調查結果，65 歲以上老人較容易缺乏的營養素包括鈣、維生素 E、維生素 D、鋅、鎂及膳食纖維，另外，老人的總熱量也容易偏低。詳細的高齡者每人每日營養攝取狀況如表 1-2、1-3。

○ 表1-1　2017~2020年65歲以上六大類食物的攝取狀況

年齡（歲）	人數	體能活動等級	熱量建議範圍（大卡）	全穀雜糧類（份）		豆魚蛋肉類（份）		乳品類（份）		油脂與堅果種子類（份）				蔬菜類（份）		水果類（份）	
				建議標準	實際攝取量	建議標準	實際攝取量	建議標準	實際攝取量	建議標準 油脂類	堅果種子類	實際攝取量 油脂類	堅果種子類	建議標準	實際攝取量	建議標準	實際攝取量
65~74	1,747	低	1,300~1,700	8~10		3~5		1.5		3~4	1			3		2	
		稍低	1,500~1,950	10~12	11.6	4~6	6.0	1.5	0.5	3~4	1	3.9	1.0	3~4	3.0	2	2.1
		適度	1,700~2,250	10~14		5~6		1.5		4~5	1			3~4		2~3.5	
75歲以上	933	低	1,300~1,650	8~10		3~4.5		1.5		3	1			3		2	
		稍低	1,500~1,900	10~12	10.5	4~6	4.9	1.5	0.6	3~4	1	3.1	0.5	3~4	2.7	2	1.5
		適度	1,700~2,150	10~12		5~6		1.5		4~5	1			3~4		2~3.5	

○ 表 1-2 2017~2020 年 65 歲以上男性國人每人一日營養素攝取狀況

	65~74 歲(n=854)[1]				75 歲以上(n=477)[1]			
	平均值	中位數	標準誤	RDA/AI%[2]	平均值	中位數	標準誤	RDA/AI%[2]
熱量（大卡）	2,051	1,974	36	92%[3] 106%[4]	1,817	1,783	44	85%[3] 96%[4]
蛋白質(g)	85.3	78.4	2.0	152%	73.8	68.4	2.0	123%
脂肪(g)	67.6	61.1	1.7	-	58.1	50.9	2.3	-
醣類(g)	266.5	252.8	5.1	-	247.9	238.1	5.6	-
維生素 C (mg)	189.3	144.8	8.3	189%	151.7	113.7	7.9	152%
維生素 B₁ (mg)	1.4	1.3	0.0	120%	1.3	1.1	0.0	108%
維生素 B₂ (mg)	1.3	1.2	0.0	100%	1.3	1.1	0.1	99%
菸鹼酸(mg)	18.6	16.7	0.5	116%	16.2	14.9	0.5	101%
維生素 B₆ (mg)	2.2	2.0	0.1	139%	2.0	1.9	0.1	124%
維生素 B₁₂ (mg)	5.0	3.3	0.4	209%	4.4	3.0	0.3	184%
維生素 A (μg R.E.)	958	663	39	160%	915	672	47	153%
維生素 D (μg)	8.5	4.9	0.7	57%[5]	8.1	5.3	0.5	54%[5]
維生素 E (mg α-T.E.)	9.4	8.0	0.2	79%	8.7	7.1	0.4	72%
鈣(mg)	595	482	18	59%[5]	596	483	28	60%[5]
磷(mg)	1,264	1,164	28	158%	1,148	1,074	32	143%
鐵(mg)	15.6	13.8	0.4	156%	13.7	12.2	0.4	137%
鎂(mg)	342.1	302.7	8.1	96%	302.2	282.0	8.8	86%
鋅(mg)	13.0	12.1	0.3	86%	11.2	10.5	0.3	75%
鈉(mg)	2,980	2,583	72	-	2,558	2,192	104	-
鉀(mg)	3,016	2,809	72	-	2,682	2,523	78	-
膳食纖維(g)	19.5	16.9	0.5	62%[5] 72%[6]	16.8	14.5	0.7	56%[5] 62%[6]
膽固醇(mg)	325.9	284.9	12.7	-	252.7	223.6	11.8	-
P/M/S[7]	1/1.3/1				0.9/1.2/1			

註： 1. 65歲以上資料為國民營養健康狀況變遷調查與高齡營養監測資料共同分析，後者屬前者取樣架構
　　　內，可視為一完整調查一併分析。
　　2. 各營養素攝取量達國人膳食營養素參考攝取量第七版之RDA或AI建議量百分比。
　　3. 攝取熱量達國人膳食營養素參考攝取量第七版其對應年齡且適度活動量之RDA建議量百分比。
　　4. 攝取熱量達國人膳食營養素參考攝取量第七版其對應年齡且稍低活動量之RDA建議量百分比。
　　5. 維生素D、鈣質及膳食纖維攝取量達國人膳食營養素參考攝取量第八版其對應年齡且適度活動量之
　　　AI建議量百分比。
　　6. 膳食纖維攝取量達國人膳食營養素參考攝取量第八版其對應年齡且稍低活動量之AI建議量百分比。
　　7. P/M/S：多元不飽和脂肪酸攝取平均值／單元不飽和脂肪酸攝取平均值／飽和脂肪酸攝取平均值。
資料來源：衛生福利部國民健康署(2022)．*2017~2020年國民營養健康狀況變遷調查成果報告*。
　　　　　https://www.hpa.gov.tw/Pages/List.aspx?nodeid=3998

○ 表 1-3 2017~2020 年 65 歲以上女性國人每人一日營養素攝取狀況

	65~74 歲(n=893)[1]				75 歲以上(n=456)[1]			
	平均值	中位數	標準誤	RDA/AI%[2]	平均值	中位數	標準誤	RDA/AI%[2]
熱量 （大卡）	1,614	1,553	27	91%[3] 103%[4]	1,399	1,272	51	82%[3] 93%[4]
蛋白質(g)	67.3	63.2	1.5	135%	59.1	52.3	2.7	118%
脂肪(g)	54.0	47.0	1.4	-	45.9	38.8	2.3	-
醣類(g)	218.9	214.4	3.8	-	189.4	174.1	8.2	-
維生素 C (mg)	174.7	136.9	6.2	175%	145.7	107.2	12.6	146%
維生素 B_1 (mg)	1.2	1.1	0.0	135%	1.1	0.9	0.1	121%
維生素 B_2 (mg)	1.2	1.0	0.0	117%	1.1	0.9	0.0	107%
菸鹼酸(mg)	14.6	13.1	0.4	104%	12.0	10.5	0.6	86%
維生素 B_6 (mg)	1.8	1.7	0.0	112%	1.5	1.5	0.1	96%
維生素 B_{12} (mg)	3.6	2.3	0.2	150%	4.0	2.2	0.5	168%
維生素 A (μg R.E.)	1,031	683	52	206%	993	610	85	199%
維生素 D (μg)	6.0	3.8	0.3	40%[5]	5.6	4.3	0.4	38%[5]
維生素 E (mg α-T.E.)	8.7	7.4	0.2	73%	7.4	6.5	0.3	62%
鈣(mg)	560	448	17	56%[5]	522	418	25	52%[5]
磷(mg)	1,054	974	23	132%	918	801	31	115%
鐵(mg)	13.9	12.3	0.4	139%	12.3	11.0	0.4	123%
鎂(mg)	307.2	278.6	7.8	100%	247.2	217.6	8.2	82%
鋅(mg)	10.3	9.5	0.2	86%	9.8	8.3	0.7	82%
鈉(mg)	2,352	2,084	55	-	2,194	1,828	107	-
鉀(mg)	2,685	2,485	66	-	2,160	1,996	87	-
膳食纖維(g)	19.4	17.3	0.5	79%[5] 89%[6]	14.6	12.8	0.6	61%[5] 69%[6]
膽固醇(mg)	244.0	211.0	8.0	-	223.6	184.9	17.1	-
P/M/S[7]	1.1/1.3/1				1.1/1.3/1			

註： 1. 65歲以上資料為國民營養健康狀況變遷調查與高齡營養監測資料共同分析，後者屬前者取樣架構內，可視為一完整調查一併分析。

2. 各營養素攝取量達國人膳食營養素參考攝取量第七版之RDA或AI建議量百分比。

3. 攝取熱量達國人膳食營養素參考攝取量第七版其對應年齡且適度活動量之RDA建議量百分比。

4. 攝取熱量達國人膳食營養素參考攝取量第七版其對應年齡且稍低活動量之RDA建議量百分比。

5. 維生素D、鈣質及膳食纖維攝取量達國人膳食營養素參考攝取量第八版其對應年齡且適度活動量之AI建議量百分比。

6. 膳食纖維攝取量達國人膳食營養素參考攝取量第八版其對應年齡且稍低活動量之AI建議量百分比。

7. P/M/S：多元不飽和脂肪酸攝取平均值／單元不飽和脂肪酸攝取平均值／飽和脂肪酸攝取平均值。

資料來源：衛生福利部國民健康署(2022)，「*2017~2020 年國民營養健康狀況變遷調查成果報告*」。
https://www.hpa.gov.tw/Pages/List.aspx?nodeid=3998

在熱量方面，高齡者每日攝取量偏低，而且年齡越高攝取量越低。若以「適度活動量」需要的熱量為標準，高齡者熱量攝取均不足；若改以「低度活動量」需要的熱量為標準，在高齡者族群中，僅 65~74 歲可達標準，其中男性攝取的熱量為建議攝取量的 106%，女性則為 103%。在三大營養素占熱量比例方面，高齡長者蛋白質提供熱量 16~17%、脂肪 28~29%、醣類 54~56%。其中各性別、年齡別的蛋白質占熱量百分比都很穩定，維持在 16%上下，唯隨著年齡上升，脂肪攝取量逐漸減少，醣類攝取量則稍微增加。若分析六大類食物攝取狀況，偏離程度最大的是乳品類食物，乳品類攝取量均未能達國民飲食指南建議的攝取量 1.5 份，高齡者無論男女，幾乎僅達建議量的 1/3，其中 65~74 歲族群攝取量為 0.5 份，75 歲以上族群攝取量為 0.6 份。

在鈣質和維生素 D 方面，分析國人維生素 D 攝取狀況，男、女性各年齡層均未達足夠攝取量(adequate intakes, AI)的建議量（圖 1-5），而鈣質又為國人攝取狀況最差的礦物質（圖 1-6），這兩種營養素的長期缺乏均導致國人骨質儲備量不足，國人乳品類食物攝取量明顯不足，是維生素 D 與鈣質缺乏的因素之一，也使骨質疏鬆症的發生率增高。骨質疏鬆症(osteoporosis)導致的骨折及因意外併發的失能狀態，是停經後婦女及老人常會面臨的問題。

在膳食纖維方面，膳食纖維的功能包括延緩胃排空以提供飽足感，並防止血糖急劇上升、降低血中膽固醇、促進腸道蠕動、預防便祕、痔瘡、憩室炎及大腸癌等。依據調查結果，國人在各性別、年齡層的一日膳食纖維攝取量均未達 AI 建議量（圖 1-7）。調查結果也發現，高血糖、高血脂、肥胖等問題的盛行率均與年齡成正比，若能多攝取蔬菜類及水果類這些富含膳食纖維的食物，將有助於改善代謝症候群及預防慢性發炎疾病。

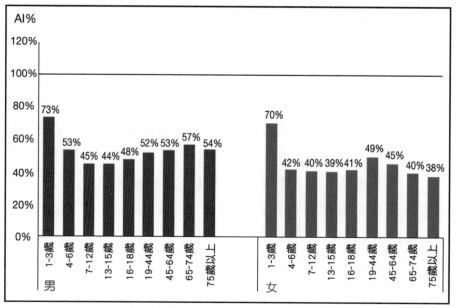

○ **圖 1-5** 2017~2020 年國人性別、年齡別之平均維生素 D 攝取量達 AI 建議量百分比

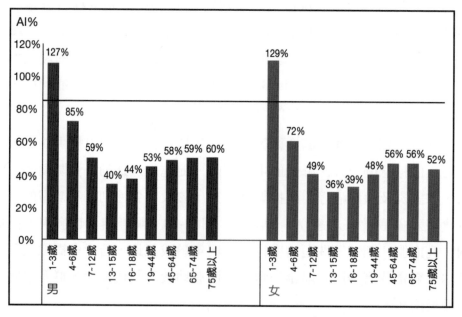

○ **圖 1-6** 2017~2020 年國人性別、年齡別之平均鈣攝取量達 AI 建議量百分比

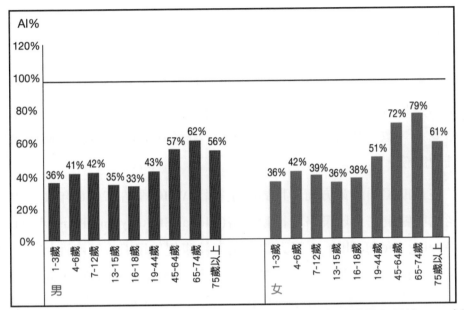

○ 圖 1-7　2017~2020 年國人性別、年齡別之平均膳食纖維攝取量達 AI 建議量百分比

　　由調查結果可以發現，營養素缺乏的狀態其實在年輕時期就已經出現，更容易導致老年期發生相關疾病，例如肌少症與骨質疏鬆症，因此及早介入良好的飲食衛教、並落實營養補充尤其重要（衛生福利部國民健康署，2018）。

1-3　老人健康照護政策

　　老人健康包括生理、心理、社會參與等層面，政府必須執行的健康照護政策主要包括醫療政策與長期照護政策，由於高齡化對於社會的衝擊是全面的，因此相關的政策包括財政、經濟、教育、建築、商業消費等相關層面範圍相當大，廣義而言，對於老人健康均有影響。

在醫療政策方面，目前的醫療體系是以醫院為中心，由疾病治療為主的形式提供醫療照顧，由於老人生理逐漸退化，心理健康可能也開始改變，故慢性病的盛行率高，且有較高的失能比例，因此醫療照顧上的支出及照顧的人力需求均非常龐大。目前的照顧制度並不完全適合老人，政府應該逐步思考以生活、身體功能照護為主，疾病治療為輔的服務。

在長期照顧政策方面，世界衛生組織(WHO)早在 2016 年便提出了「老化與健康之全球策略及行動計畫(Global Strategy and Plan of Action on Ageing and Health)」，對人口老化與健康提出了五大策略性目標，其中策略目標三是「依老年人口的需要來調整健康照護體系」，而策略目標四是「發展永續公平的長期照顧體系（居家、社區、機構）」。運用長期照顧與健康照護協助老年人口達到理想生活與福祉目標(WHO, 2016)。

一、我國長期照顧發展

回顧我國長期照顧發展（陳，2011；林，2016），在 1980 年之前，尚未有具體政策，多半依靠家庭與民間志願服務力量提供了長期照護的服務，機構式的安養機構大多為未立案狀態，整體而言，社會長期照顧的資源相當有限。直到 1980 年的《老人福利法》公布實施，長期照顧相關政策開始逐漸發展，其中社會行政體系的長照政策在 1998~2007 年實施了「加強老人安養服務方案」；衛生行政體系在同一年也開始「老人長期照護三年計畫」。綜觀發展狀態，老人的健康照護政策在 1980~2000 年，建構的服務仍然偏向行政體系各自發展的階段性服務，直到 2000 年後，政策朝整合長期照顧相關部會之方向發展，其中包括「建構長期照護體系先導計畫」，長期照護的策略藍圖開始朝向社區型多元化服務方案並規劃相關設施，到了 2007 年，行政院通過

核定「我國長期照顧十年計畫～大溫暖社會福利套案之旗艦計畫」，基本目標為「建構完整之我國長期照顧體系，保障身心功能障礙者能獲得適切的服務，增進獨立生活能力，提升生活品質，以維持尊嚴與自主」，此時期涵蓋 2007~2016 年，所執行的長照服務被稱為長照 1.0。

為健全長照服務體系之發展，2015 年立法院三讀通過《長期照顧服務法》，內容涵蓋長照服務內容、人員管理、機構管理、受照護者權益保障、服務發展獎勵措施五大要素，此法由總統公布二年後，於 2017 年 6 月開始實施。為了接續長照 1.0，並落實《長期照顧服務法》，政府規劃了長期照顧十年計畫 2.0（長照 2.0），於 2017 年 1 月開始執行。我國長期照顧制度發展脈絡見圖 1-8。

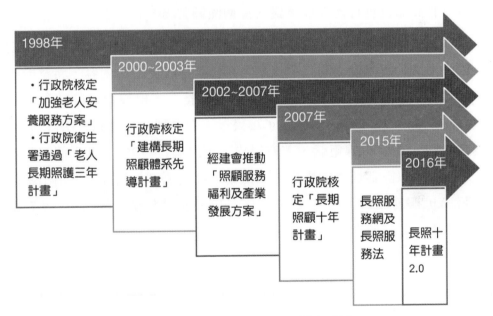

○ 圖 1-8　我國長期照顧制度發展

二、長期照顧十年計畫 2.0

　　2017 年正式邁入長期照顧十年計畫 2.0（以下簡稱長照 2.0），長照 2.0 的理念是「以人為本」，滿足國民長照需求並達成在地老化，符合 WHO 所提出的策略目標。為了提升長照個案及家屬的生活品質、建立以社區為基礎的照顧型服務模式，向前延伸到預防保健服務，向後銜接在宅醫療及安寧服務等照護資源，期望能達到連續性照顧（圖 1-9）。根據長照 2.0 理念所訂立的計畫目標，將長者狀況分為健康、亞健康、衰弱、失智／失能，量身打造整合性照護計畫，即套裝式支付，希望能延長受服務者的健康餘命；而對於重病／末期、臨終長者，將以維持剩餘功能、縮短臥床時間為主（圖 1-10），讓所有長照需求者，可以享有高品質且符合人性尊嚴的長期照顧服務。

　　關於老人健康照護政策，除了針對疾病的醫療政策，基於《長期照顧服務法》所建構出的長照 2.0 也包含了健康促進的內容，希望能提供更優質、平價且更普及的長期照顧服務體系。根據行政院統計，長照 1.0 的涵蓋率約為 30%，為了讓民眾「看得到、找得到、用得到」，長照 2.0 規劃了專線電話，若有需求，可以撥打 1966，進入個案服務管理流程，以評估民眾的需求。依照衛福部長照 2.0 執行成果指出當前長照 2.0 服務涵蓋率已達 67.03%，長照給支付服務人數已達 40.7 萬人。以下說明長照 2.0 的七項特色。

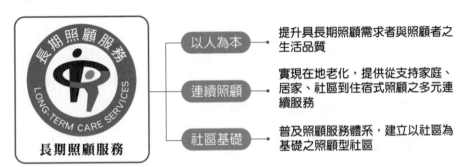

○ 圖 1-9　長照 2.0 理念

資料來源：衛生福利部(2018)．*長期照顧十年計畫2.0（106~115年）*．https://www.mohw.gov.tw/dl-46355-2d5102fb-23c8-49c8-9462-c4bfeb376d92.html

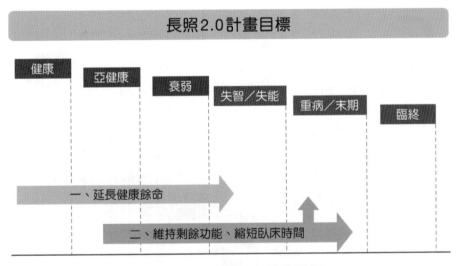

○ 圖 1-10　長照 2.0 計畫目標

資料來源：衛生福利部(2018)．*長期照顧十年計畫2.0（106~115年）*．https://www.mohw.gov.tw/dl-46355-2d5102fb-23c8-49c8-9462-c4bfeb376d92.html

（一）服務對象涵蓋 8 大族群、服務內容包含 17 類整合項目

長照服務對象由 4 族群增加為 8 族群（圖 1-11），服務項目由 8 項增加為 17 項（圖 1-12），根據衛生福利部 2017 年資料，若以長照 1.0 標準，可服務的人口數為 51.1 萬人，當進入長照 2.0 計畫，可服務的族群增加至 73.8 萬人，成長了 44%，其中主要的創舉是納入失智症族群及提供家庭主要照顧者的支持服務。

（二）預算大幅增加

在長照 1.0 時期，平均每年花費 40 億元，隨著人口快速老化，且長照服務族群、提供的項目增加，因此長照 2.0 開始，第一年的預算就

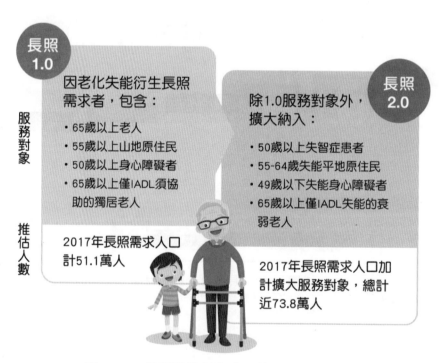

長照 1.0

服務對象

推估人數

因老化失能衍生長照需求者，包含：
- 65歲以上老人
- 55歲以上山地原住民
- 50歲以上身心障礙者
- 65歲以上僅IADL須協助的獨居老人

2017年長照需求人口計51.1萬人

長照 2.0

除1.0服務對象外，擴大納入：
- 50歲以上失智症患者
- 55~64歲失能平地原住民
- 49歲以下失能身心障礙者
- 65歲以上僅IADL失能的衰弱老人

2017年長照需求人口加計擴大服務對象，總計近73.8萬人

○ 圖 1-11　長照服務對象由 4 族群增加為 8 族群

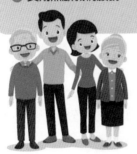

長照 1.0

1. 照顧服務（居家服務、日間照顧及家庭托顧）
2. 交通接送
3. 餐飲服務
4. 輔具購買、租借及居家無障礙環境改善
5. 居家護理
6. 居家及社區復健
7. 喘息服務
8. 長期照顧機構服務

長照 2.0

彈性與擴大長照1.0 的8項服務

創新與整合7項服務

9. 失智症照顧服務
10. 小規模多機能服務
11. 家庭照顧者支持服務據點
12. 社區預防性照顧
13. 預防或延緩失能的服務
14. 原住民族地區社區整合型服務
15. 社區整體照顧服務體系（成立社區整合型服務中心、複合型服務中心與巷弄長照站）

銜接2項服務

16. 銜接出院準備服務
17. 銜接居家醫療

○ 圖 1-12　長照服務項目由 8 項增加為 17 項

超過 300 億元，2022 年則大約是 600 億元，由此可見長照 2.0 的預算是長照 1.0 時期的 10 倍以上。因應人口持續老化等狀況，衛生福利部強調若未來長照基金入不敷出，將會規劃公務預算挹注。目前的長照 2.0 預算來源見圖 1-13。

長照基金	
遺產稅、贈與稅	63 億
菸稅	233 億
房地合一稅	29 億
菸捐	0.24 億
總經費325億	

○ 圖 1-13　長照 2.0 預算來源

（三）建構 ABC 社區整體照顧模式（圖 1-14）

依據長照 2.0 理念，也將服務項目區分為以居家、以社區及以機構面向提供服務。將被服務對象依據狀況區分，以提供合適的服務。如

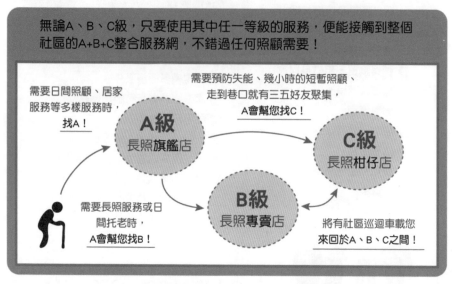

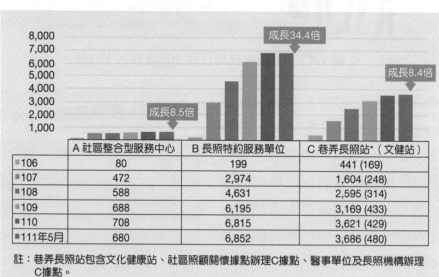

	A 社區整合型服務中心	B 長照特約服務單位	C 巷弄長照站*（文健站）
▪106	80	199	441 (169)
▪107	472	2,974	1,604 (248)
▪108	588	4,631	2,595 (314)
▪109	688	6,195	3,169 (433)
▪110	708	6,815	3,621 (429)
▪111年5月	680	6,852	3,686 (480)

註：巷弄長照站包含文化健康站、社區照顧關懷據點辦理C據點、醫事單位及長照機構辦理C據點。

○ 圖 1-14 ABC 社區整體照顧模式

對健康、亞健康、衰弱長者提供社區照護關懷據點、文健站、巷弄長
照站，屬於 C 級；對於失智／失能、重病／末期和臨終者提供日間照
護、失智服務據點，屬於 B 級；A 級單位負責串連相關服務單位、協
助及媒合長照資源、管控長照使用者可以使用的補助額度（衛生福利
部，2018）（圖 1-15、圖 1-16）。

（四）持續提升服務人力

　　長期照顧制度包括居家式服務、住宿服務及社區型服務等。這些
照顧過程需要大量人力，為了增加照顧量能，長照 2.0 除了提供居家服

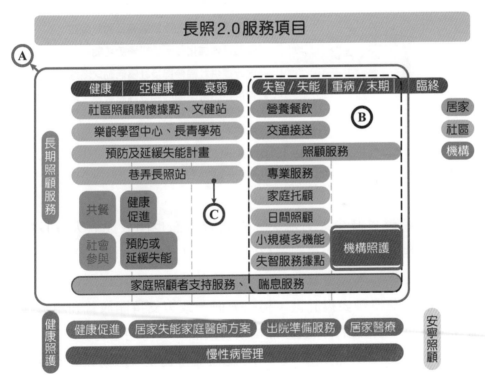

○ 圖 1-15　長照 2.0 服務項目

資料來源：衛生福利部(2018)・*長期照顧十年計畫2.0（106~115年）*。https://www.mohw.gov.tw/dl-46355-2d5102fb-23c8-49c8-9462-c4bfeb376d92.html

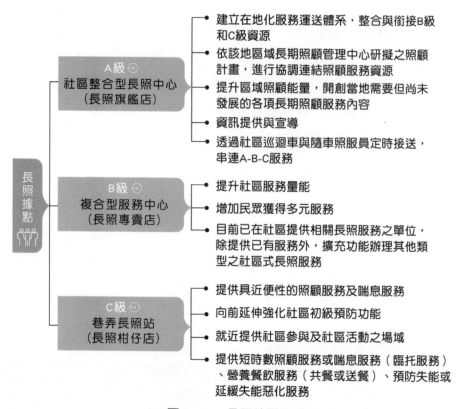

A級 ⊕
社區整合型長照中心
（長照旗艦店）

- 建立在地化服務運送體系，整合與銜接B級和C級資源
- 依該地區域長期照顧管理中心研擬之照顧計畫，進行協調連結照顧服務資源
- 提升區域照顧能量，開創當地需要但尚未發展的各項長期照顧服務內容
- 資訊提供與宣導
- 透過社區巡迴車與隨車照服員定時接送，串連A-B-C服務

B級 ⊕
複合型服務中心
（長照專賣店）

- 提升社區服務量能
- 增加民眾獲得多元服務
- 目前已在社區提供相關長照服務之單位，除提供已有服務外，擴充功能辦理其他類型之社區式長照服務

C級 ⊕
巷弄長照站
（長照柑仔店）

- 提供具近便性的照顧服務及喘息服務
- 向前延伸強化社區初級預防功能
- 就近提供社區參與及社區活動之場域
- 提供短時數照顧服務或喘息服務（臨托服務）、營養餐飲服務（共餐或送餐）、預防失能或延緩失能惡化服務

長照據點

○ 圖 1-16　長照據點服務

資料來源：衛生福利部(2018)。*長期照顧十年計畫2.0（106~115年）*。https://www.mohw.gov.tw/dl-46355-2d5102fb-23c8-49c8-9462-c4bfeb376d92.html

務員保障薪資以減少人力流失，在教育方面也開放成立大專長照科系，目前也有許多民間培訓單位吸引有興趣的民眾加入，並鼓勵健康的退休銀髮族加入二度就業行列，此外各縣市社會局也舉辦優良長期照顧服務人員獎勵表揚計畫，另一方面，政策支持開放營利組織提供服務。然而，整體預算成長雖然相較於長照 1.0 時期超過 10 倍，但服務人力僅成長 3.64 倍（圖 1-17），總體而言仍呈現服務人力不足的狀態。

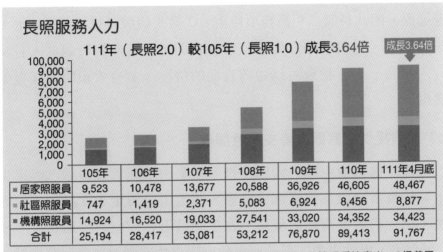

長照服務人力 111年（長照2.0）較105年（長照1.0）成長3.64倍						
	105年	106年	107年	108年	109年	110年	111年4月底
居家照服員	9,523	10,478	13,677	20,588	36,926	46,605	48,467
社區照服員	747	1,419	2,371	5,083	6,924	8,456	8,877
機構照服員	14,924	16,520	19,033	27,541	33,020	34,352	34,423
合計	25,194	28,417	35,081	53,212	76,870	89,413	91,767

註：1. 資料來源：衛生福利部長期照顧司，長照機構暨長照人員管理系統產出；C級巷弄長照站由地方政府統計。
2. 照顧服務員不以登錄一處為限，爰各類機構人數可能重複列計。

○ 圖 1-17　長照服務人力變遷

（五）多元專業職種進入長照

　　長照 2.0 鼓勵不同專業工作者協同合作，提供更優質的照顧品質，達成健康促進目標。例如開放物理治療師到府指導長者或照顧者在家復健技巧，促進功能恢復及延緩施能進程。目前主要多元專業職種包括醫師、中醫師、牙醫師、職能治療師、物理治療師、語言治療師、藥師、營養師、護理師、心理專業者等。

（六）引入預防或延緩失智、失能概念

　　臺灣人口老化速度相較於世界其他各國來得快速，由於快速老化的人口而伴隨的失智症高盛行率，造成照顧體系極大負擔，因此長照 2.0 增加了預防或延緩失智病程的項目，且成為目前社區據點的重要目標。

　　由於老人常因老化所產生的生理變化，容易衍生出營養不良之現象，而供餐服務可以提供老人均衡營養且飲食不虞匱乏，將有助延緩

衰老進程，因此長照 2.0 服務項目中，C 級長照服務包括健康促進、延緩失能失智、供餐、喘息服務及社會參與等。若能對衰弱老人有及早的介入措施，則有機會可以逆轉衰弱的情形，並有效預防或延緩失能的發生。

（七）加強提供家庭照護者支持性服務

相較於機構型照顧，大部分長者主要由家庭負責照顧，因應少子化，照顧長者將成為家庭沉重負擔，甚至由於獨生子女必須工作維持經濟，衍生出老老照顧的樣態。為了降低上述的家庭照顧負荷，長照 2.0 可介入、提供資源。目前縣市政府建立的家庭照顧者服務據點或家庭照顧者支持服務中心，即提供家庭照護者支持性服務。

⇶ 營養師上課囉！

阿公阿嬤看過來，社區營養師來照顧！

衛福部國健署為了提供完善的營養照護服務，並預防及延緩長輩的衰弱和失能，自 107 年起在全國各縣市辦理社區營養推廣中心，目前已達 43 處同時編列專業的社區營養師人力，讓營養師走入社區提供各種在地化的營養服務，營造高齡友善健康飲食網絡。可以根據各地方農產品特色或在地文化，融入供餐的食材中，例如在地小農蔬果、酵素果汁或原民小米粥等入菜，供餐可提供長輩足夠營養並且提高食慾與用餐的氣氛喔！

社區營養推廣中心
Community Nutrition Promotion Center

〇 圖 1-18 全國各縣市「社區營養推廣中心」的招牌為「6 大類食物」結合「幸福笑臉」圖樣牌示

（八）未來強化推動醫養整合照顧模式

　　面對超高齡社會長照需求成長，未來照顧模式優先以居家式、社區式及住宿式服務為主，更應翻轉國人照顧觀念，優先打造均衡營養的良好飲食習慣，預防醫學與營養兼備的整合照顧模式，才能延緩失能老化。

課後練習
Review Activities

( ) 1. 下列國家,何者與臺灣社會高齡化進程較為相似?(A)日本 (B)美國 (C)南韓 (D)英國

( ) 2. 下列國家,何者最早進入超高齡社會?(A)日本 (B)美國 (C)南韓 (D)英國

( ) 3. 下列社會高齡化的敘述,何者錯誤?(A)醫療進步,人類壽命延長,是社會高齡化的原因 (B)少子化,是社會高齡化的原因 (C)依據世界衛生組織,社會高齡化分為高齡化社會、高齡社會、超高齡社會 (D)高齡化社會、高齡社會、超高齡社會的定義分別是 65 歲以上人口占總人口比率達到 7%、14%及 25%

( ) 4. 依據調查,高齡者攝取的六大類食物,何者最為不足?(A)全穀雜糧類 (B)豆魚蛋肉類 (C)乳品類 (D)蔬菜類及水果類

( ) 5. 依據調查,高齡者攝取的營養素,何者最為不足?(A)維生素 C、鐵質 (B)維生素 B_6、維生素 B_{12} (C)維生素 D、鈣質 (D)蛋白質、維生素 A

( ) 6. 高齡者飲食中,膳食纖維常常不足,請問有關膳食纖維的敘述,何者正確?(A)人類無法消化膳食纖維,因此膳食纖維無法提供熱量 (B)膳食纖維可以促進胃排空,改善長者食慾 (C)人類無法消化膳食纖維,因此無法提供飽足感 (D)由於膳食纖維會抑制腸胃蠕動,因此可以提供飽足感

( ) 7. 有關老人健康照顧政策,下列何者正確?(A) 1980 年代前,由於缺乏老人照顧政策,所以當時沒有機構式安養機構 (B)長照 2.0 開始,政策目標是以機構為基礎的照顧型服務模式 (C)由於長照 1.0 是 2007 年才開始,在此之前政府沒有高齡者照顧政策 (D)長照 2.0 的理念是「以人為本」,滿足國民長照需求並達成在地老化

( ) 8. 下圖是全世界人類平均預期壽命變化圖,請問 2018～2020 年曲線出現轉折,其原因與下列敘述何者較有關係?(A)資料來源錯誤,無法判斷原因　(B)俄烏戰爭　(C)新冠肺炎流行　(D)人類生育率下降

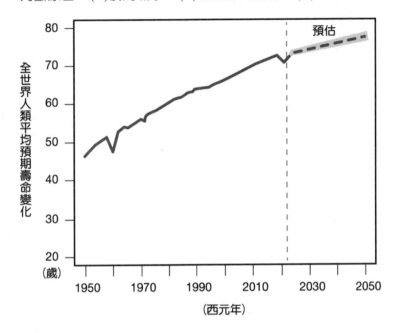

( ) 9. 社會高齡化會造成許多影響,下列影響何者不正確?(A)包括勞動力缺口增大　(B)勞動人口社會負擔加重　(C)社會資源分配傾向老年福利及醫療等　(D)勞動階層的待遇與福利降低

( ) 10. 下列有關長照 2.0 特色的敘述,何者不正確?(A)與長照 1.0 相比,長照 2.0 服務的對象增加了、服務的項目也增多了　(B)建構 ABCD 社區整體照顧模式　(C)引入預防或延緩失智、失能概念　(D)提供家庭照護者支持性服務

● 解答 QR Code ●

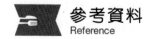

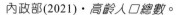
參考資料
Reference

內政部(2021)・*高齡人口總數*。
　　https://www.stat.gov.tw/public/Data/132162358VPAVQ8D.pdf

林萬億(2016)・展望下階段的長期照顧政策・*社區發展季刊，153*，1-4。

國家發展委員會(2022)・*中華民國人口推估（2020 至 2070 年）*。
　　https://www.ndc.gov.tw/Content_List.aspx?n=59917AA7A42364B0

陳正芬(2011)・我國長期照顧政策之規劃與發展・*社區發展季刊，133*，197-208。

衛生福利部(2018)・*長期照顧十年計畫 2.0（106~115 年）*。https://www.mohw.gov.tw/dl-
　　46355-2d5102fb-23c8-49c8-9462-c4bfeb376d92.html

衛生福利部(2020)「*108 年版延緩失能社區營養照護作業手冊*。
　　https://healthydiet.hpa.gov.tw/Content/Web/news_file/延緩失能社區營養照護作業手
　　冊(108 年版)-10905 修正版本(全).pdf

衛生福利部統計處(2024)・*老人狀況調查*。https://dep.mohw.gov.tw/DOS/lp-5095-113-
　　xCat-y111.html

衛生福利部國民健康署(2018)・*老年期營養手冊*。
　　https://www.hpa.gov.tw/pages/list.aspx?nodeid=170

衛生福利部國民健康署(2022)・*國民營養健康狀況變遷調查成果報告 2017~2020 年*。
　　https://www.hpa.gov.tw/File/Attach/15562/File_18775.pdf

謝君柔(2006)・*少子化浪潮下大台北地區不願生育女性觀念之研究*（未出版的碩士論
　　文）・臺灣大學國家發展研究所。

Becker, G. S. (1992). Fertility and the economy. *Journal of Population Economics, 5*(3),
　　185-201.

Dominguez, L. J., et al. (2021). Nutrition, physical activity, and other lifestyle factors in the
　　prevention of cognitive decline and dementia. *Nutrients, 13*(11), 4080.

Farina, N., Tabet, N., & Rusted, J. (2014). Habitual physical activity (HPA) as a factor in
　　sustained executive function in Alzheimer-type dementia: A cohort study. *Archives of
　　Gerontology and Geriatrics, 59*(1), 91-97.

Poda, G. G., Hsu, C. Y., Rau, H. H., & Chao, J. C. J. (2019). Impact of socio-demographic
　　factors, lifestyle and health status on nutritional status among the elderly in Taiwan.
　　Nutrition Research and Practice, 13(3), 222-229.

Tsai, H. J., & Chang, F. K. (2019). Associations of exercise, nutritional status, and smoking
　　with cognitive decline among older adults in Taiwan: Results of a longitudinal
　　population-based study. *Archives of Gerontology and Geriatrics, 82*, 133-138.

United Nations Department of Economic and Social Affairs, Population Division (2022). *World Population Prospects 2022: Summary of Results.* https://www.un.org/development/desa/pd/sites/www.un.org.development.desa.pd/files/wpp2022_summary_of_results.pdf

Wang, S., et al. (2021). Exercise dosage in reducing the risk of dementia development: Mode, duration, and intensity—A narrative review. *International journal of environmental research and public health, 18*(24), 13331.

WHO (2016). *Global strategy and action plan on ageing and health .* https://www.who.int/publications/i/item/9789241513500

MEMO

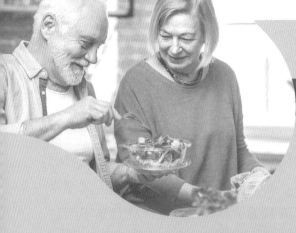

湯曉君　編著

Chapter
02

老化的生理變化

2-1　老化的成因
2-2　老人的生理變化

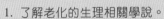

學習目標

1. 了解老化的生理相關學說。
2. 認識老化對生理系統的改變與臨床表徵。

　　醫學上對於老化的定義可以分為狹義或是廣義。廣義來說是整體生理的結構與功能到達衰退的階段，無法執行一定的生理效能；而狹義則是以細胞的分化或分裂速度減緩，導致細胞的構造與功能有所缺失。整體來說，老化的成因是由小至細胞，大至身體生理的結構功能逐漸下降或衰退所呈現的樣貌，而且是不可逆也無法避免的過程，許多重要的文獻都在研究細胞老化的原因，並且嘗試延緩或是阻斷老化的途徑，但都無法有效執行，這是因為我們所處的環境充斥著各式各樣的刺激物與傷害因子，例如吸菸、人工添加物、過量酒精、紫外線、過氧化物等，只要細胞暴露在此類環境下就會不斷地受到損傷，當細胞自我修復或抗氧化的能力不足時，便會減少細胞的壽命與增加細胞遺傳物質的斷裂，終究導致細胞的嚴重老化直至死亡。本節將介紹老化的成因、和其相關的學說以及老化造成各種生理變化。

2-1　老化的成因

　　以生理學角度而言，身體的組成順序為細胞－組織－器官－系統，且絕大多數的細胞並不與外界直接接觸，而是沉浸在內部的細胞外液中，亦即內在環境(internal enviroement)的概念。相較於外在環境，細胞所處的內在環境相對於穩定且力求動態恆定，例如可以平衡水及各種營養素的需求、廢物的排出、進行有氧呼吸等。身體內每個細胞暴露在各式傷害或刺激物所造成的老化程度與速度都不一樣，因此有個體上的老化差異，雖然有些細胞即使在結構與功能上的改變，會即時啟動重新塑造或修補結構來嘗試恢復細胞的功能，倘若修復良好，則細胞可以恢復正常運作且延緩疾病發生；若修補的功能不佳或

細胞的傷害過度嚴重，導致無法修復，則為不成功的老化，亦即可能引發疾病或次臨床疾病（例如代謝症候群）。次臨床疾病也被視為疾病的危險因子，最終會導致疾病的發生，疾病便會造成個體提早進入老化。

目前對於老化的機制有多種面向，可以從不同學說進行解讀，有關生理的老化學說大致上分為四大類，包含傷害與錯誤累積學說、胞器與遺傳傷害學說、免疫與代謝學說與分子交聯學說。

一、傷害與錯誤累積學說

哈曼博士(Dr. Denham Harman)於 1954 年提出此學說，學說內容描述了自由基特性以及錯誤累積學說(faulty accumulation theory)。哈曼博士指出細胞所處的內在或外在環境中充斥著自由基（free radical，又稱為活性氧），意指氧分子上具有不成對的電子基，這類自由基具有高度的活性，會攻擊細胞膜甚至細胞核膜，造成細胞膜的損傷破裂或是細胞核膜崩解，自由基也會直接攻擊細胞核模內的 DNA，導致 DNA 密碼異常，而且修復 DNA 的過程中，錯誤會持續累積，甚至導致基因突變，造成細胞功能、結構變異。

細胞膜的基本構造為雙層磷脂質，其上有許多長鏈的脂肪酸、膽固醇、蛋白質等構造，當自由基攻擊時特別會造成長鏈脂肪酸的斷裂形成更多的自由基，因此細胞會重複且長期不斷地受到自由基的攻擊，最終致使成為永久性的傷害或是細胞死亡（圖 2-1）。細胞若是進行修復過程中有了複製錯誤或是修復不當，無法完整正確的修復細胞或組織結構，也會造成細胞數量降低或功能損傷，甚至把錯誤的訊息再次傳遞下去，數以百次的累積與複製錯誤將會使細胞的功能下降或喪失，倘若身體具有足夠的修復營養素，例如抗氧化物－維生素 C（主要修復細胞質）、維生素 E（主要修復細胞膜）以及過氧歧化酶

(superoxide dismutase, SOD)，則會延緩傷害或是清除累積的錯誤，避免細胞持續老化的發生。

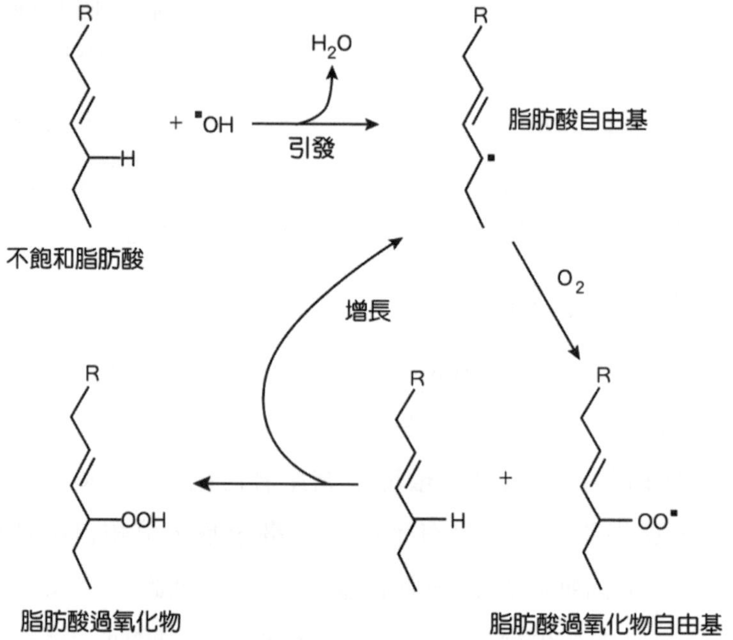

○ 圖 2-1　細胞膜上具多種長鏈脂肪酸

長鏈脂肪酸包含飽和脂肪酸、多元不飽和脂肪酸和單元不飽和脂肪酸，當不飽和脂肪酸受到自由基的攻擊後會引發脂肪酸過氧化物自由基的累積，並且再度攻擊自身的長鏈脂肪酸，經由一連串的攻擊與累積，會導致細胞膜上產生過多的脂肪酸過氧化物，這些都會引起細胞的老化

二、胞器與遺傳傷害學說

有關細胞胞器與遺傳傷害的相關文獻相當多，主要是探究外在環境的各種傷害程度足以造成細胞內遺傳物質的斷裂與縮短，最重要的是，此種傷害會使得 DNA 自此帶有重大缺失的序列而進行之後的複製或轉錄轉譯過程，最終將缺失的序列帶給子代遺傳。

細胞胞器中，又以細胞內能量的來源－粒線體 (mitochondria damage theory)為關鍵點。由於粒線體素有細胞內的發電廠之稱，且又

以大量製造各細胞所需的 ATP（adenosine triphosphate；三磷酸腺苷，又稱為能量的貨幣）為主要來源，因此，若粒線體本身的胞器膜受到自由基的攻擊或阻斷，則其產生 ATP 的路徑則會受到阻斷，導致 ATP 量減少，對於 ATP 需求高的器官（如腦、神經細胞、肌肉細胞等）都有顯著影響，甚至累積危害到細胞的存活能力。

另外，在染色體的末端結構上有一段重複的序列，稱為端粒(telomere)，作用是保持染色體的完整性和控制細胞分裂週期，因此，端粒又被稱作細胞的「生命時鐘」。但是隨著細胞分裂次數增多，端粒長度就會縮短一點，當端粒的長度越來越短甚至危及遺傳序列時，細胞就會進入自然衰老狀態，故端粒的長度也可反映出細胞的複製次數。倘若端粒長度顯著比同時期分裂的細胞來地短許多，代表可能引起與老化有關的疾病發生。

三、免疫與代謝學說

免疫系統是由各級淋巴管道、淋巴器官和散布全身的淋巴組織所構成的系統，主要功能是提供產生抗體並且達到生理性的保護目的。淋巴管分布在全身，如各級器官、腸道、腋下等，全身的淋巴管最後會匯合成兩條淋巴導管，即左側的胸管和右側的右淋巴管，分別進入左右鎖骨下靜脈回流到心臟（圖 2-2）。當血液離開大血管又進入微血管時，會有部分液體進入組織，形成組織液或淋巴液，如此的循環亦即為淋巴循環途徑。

淋巴器官則分為中央淋巴器官（包含骨髓、胸腺）以及周邊淋巴器官（如淋巴結、脾臟、扁桃體等）。免疫系統對於異物的辨識、排除或消滅等過程都有重要參與的功能，而免疫衰退(immune suppression)則是指免疫系統的防禦能力隨著年齡增長而降低，明顯的症狀包含 T 細胞、吞噬細胞的數目減少，或是體液免疫系統產生抗體的能力衰

減，當抗體產生量不如預期就會造成免疫機能的下降，取而代之即是感染機率增加，進而大肆破壞身體的細胞，更加造成生理功能衰退的老化。

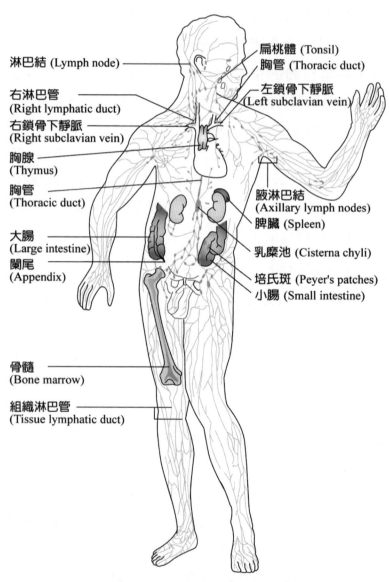

淋巴結 (Lymph node)

扁桃體 (Tonsil)
胸管 (Thoracic duct)

右淋巴管
(Right lymphatic duct)

左鎖骨下靜脈
(Left subclavian vein)

右鎖骨下靜脈
(Right subclavian vein)

胸腺
(Thymus)

腋淋巴結
(Axillary lymph nodes)

胸管
(Thoracic duct)

脾臟 (Spleen)

大腸
(Large intestine)

乳糜池 (Cisterna chyli)

闌尾
(Appendix)

培氏斑 (Peyer's patches)

小腸 (Small intestine)

骨髓
(Bone marrow)

組織淋巴管
(Tissue lymphatic duct)

○ 圖 2-2　人體的淋巴系統及器官

　　另外，也有學說認為新陳代謝的降低，指的是內分泌的調節功能下降，影響了生長、發育、成熟過程，若內分泌多種荷爾蒙分泌不平衡則會造成機能改變，破壞了按時序發生的青春期、成年期、更年期、老年期的提早到來，最顯著的例子便是早發性更年期的發生，會使得女性提早年齡達到停經、皮膚粗糙、熱潮紅、掉髮等症狀，提前進入老化的階段。

四、分子交聯學說

　　人體組織經過一段時間後，會受到飲食或各種外在因素而發生組織分子的修飾變化，例如糖化反應、酯化反應等，這就是分子交聯學說的主要含意。體內許多構造如皮膚、肌腱、韌帶處等都富有膠原蛋白分子，膠原蛋白新生形成過程中會受到各種營養素的調控，例如在結構上增添糖化分子或是氫化反應等，都會讓微小的分子結構有所改變，長期累積下來就會有高度的葡萄糖分子鑲嵌在膠原蛋白結構上，導致之後的堆疊或是纏繞發生了立體障礙，而影響了分子的相互交聯作用，最後造成組織的彈性疲乏或是喪失功能。

　　常見的如高血糖病人其組織浸潤在高糖濃度的血液中，使得蛋白質黏稠度增加、代謝物排出受阻，進而增加自由基產生，連帶啟動自由基過氧化物的攻擊等，環環相扣，更加速了老化的發生。另外，高血脂也會有類似的情形；老化細胞中會出現高黏稠度的褐黃色脂褐質(lipofuscin)，又稱為老化色素，其會累積在心臟、腎臟、肝臟、眼睛黃斑部、大腦等處，有研究認為脂褐質會隨著年齡增長而累積增加，影響細胞的正常運作，導致組織病變而產生疾病，如阿茲海默症、帕金森氏症等。

上述與老化有關的學說整理如表 2-1。

○ 表 2-1　老化相關學說

導致老化的學說	重要的關鍵點
傷害與錯誤累積學說	自由基、活性氧、長鏈脂肪酸的斷裂、細胞膜破裂
胞器與遺傳傷害學說	粒線體、ATP、端粒縮短、細胞老死
免疫與代謝學說	免疫衰退、內分泌的調節功能下降、抗體產生量下降
分子交聯學說	褐黃色脂褐質、組織病變、老化疾病

五、其他學說

　　除了前述與老化有關的學說之外，以廣泛的角度還可另外探究生物性老化學說，例如錯誤累積學說強調 DNA 在進行轉錄過程中，會將 DNA 的遺傳密碼或 RNA 的錯誤訊息傳遞下去，導致轉譯後的蛋白質連同反應出錯誤的訊息蛋白，如蛋白質摺疊錯誤等。而基因老化學說則是以**海富利限制學說**(Hayflick limit theory)為主，認為生物體的壽命是受到細胞的遺傳基因所決定，指生物時鐘會受到固定的、有限制的分裂次數所決定，並非可以永遠延長細胞分裂的次數。此外，尚有探究長壽基因學說，一直以來科學家對於延長人類壽命的基因有很大的好奇心，認為只要驅動長壽基因就可以延長人類壽命，但目前仍有許多爭議和需要探究證實的基因，因此仍有待未來研究發展。

2-2　老人的生理變化

　　隨著年齡增長，人的身體也會有所改變，基於上述的老化學說，身體的各項機能都會下降，這是很自然的老化演進過程，由於細胞更新的速度變慢、生理機能的效能下降，老化造成的代謝廢物排出效率

也不足，就會使得身體各項系統發生顯著的變化。下列分別針對自然老化對感官系統（視、聽、嗅、味覺）及消化、泌尿、神經、心血管、呼吸、肌肉骨骼、內分泌與生殖、免疫等系統的變化逐一說明。

一、感官系統的變化

隨著老化速度增加，人的感覺器官也會降低靈敏度，老化的徵狀包含視覺衰退、聽覺損失、嗅覺／味覺障礙等。分述如下：

（一）視覺功能改變

隨著年紀漸長，眼睛的水晶體堆積了纖維蛋白增生而逐漸硬化失去彈性，且睫狀肌與懸韌帶也會萎縮、調節能力會變差，對於近物看不清楚，需要將物品拿到一隻手臂的長度才能對焦，這種現象就表示視力進入老花階段了。不論是自然老化或是加速老化，視力的靈敏度都會下降，有可能是調節能力變差以及同步發生了視力疾病，再加上現在的長者都人手智慧型載具（平板、手機等），並經常性的瀏覽具藍光光源的工具，更加速了視覺的衰退，與之相關的疾病與防治見表 2-2。

○ 表 2-2　與老化相關常見的視覺疾病和病因與防治

疾病名稱	病因	防治
老年性黃斑部病變 (age-related macular degeneration, AMD)	視網膜的中央部位為黃斑部，富含葉黃素和玉米黃素，由於年老使組織逐漸受損導致此類胡蘿蔔素濃度下降而視力模糊、衰退終致失明	增加蔬果類攝取並保持健康的生活習慣，預防高血脂、高血壓等疾病發生
老花眼 (presbyopia)	由於衰老而導致水晶體退化失去彈性，眼睛的晶狀體和肌肉調節能力逐漸變差讓視力聚焦能力不足，通常在 40 歲前後便會出現症狀	至目前為止，並沒有藥物、食物，或藉助運動可以治療或預防它的產生，但可搭配凸透鏡鏡片輔助視力

○ 表 2-2　與老化相關常見的視覺疾病和病因與防治（續）

疾病名稱	病因	防治
青光眼 (glaucoma)	主因為房水分泌過多或是回流受阻，進而累積過多導致眼內壓力過高，造成視神經損壞、視野逐漸縮小	青光眼是一種會持續進行不可逆的視神經疾病，常見於 40 歲以上的成年人，因此定期檢查視力是及早發現的方法
白內障 (cataract)	由於老化或其他因素導致水晶體從清澈透明狀變成混濁且硬化，而造成視力缺損的疾病，可能發生在單眼或雙眼。症狀包含視線模糊、畏光、容易產生光暈	攝取富含抗氧化物的營養素，如白藜蘆醇、維生素 C、E、礦物質硒，來預防過早發生

（二）聽覺功能改變

　　正常聽力約 20 歲就開始逐漸衰退，隨著年紀增長，發生老年性聽力障礙機率增加，這是正常的生理退化現象，但也有其他外在因素造成聽覺器官加速老化所導致。正常的聽覺傳導包含音波經由空氣震盪傳至中耳、內耳直到腦部，音波的振幅表示聲音的強度（表 2-3），而音波的頻率則決定了聲音的高低音。引起聽覺障礙的原因可以分為兩大類：

1. **傳導性聽覺損失**：指對所有音頻的接收能力都會發生障礙，大部分是因為外耳或中耳發生病變所導致，例如外耳道閉鎖、腫瘤引起的外耳道狹窄等。

2. **知覺性聽力損失**：又稱為感覺神經性聽力損失，可以接收部分的音頻，但內耳柯氏器傳至腦部的神經路徑受阻所造成，例如突然暴露極大的噪音導致內耳毛細胞損傷，不再新生。

○ 表 2-3 　在不同環境下測出的聲音強度（約略值）

分貝	場合	分貝	場合
20	耳語聲；微風吹動的樹葉聲	80	熱鬧街道上的聲音；大客車行進聲
40	普通辦公室的談話聲；鐘擺聲	90	火車通過的聲音；狗連續的吠叫聲
50	平時說話的聲音、吸塵器的聲音	110	汽車喇叭聲
60	兩個人以上的吵鬧聲或是大聲講話的聲音	120	飛機起降與引擎聲；會令耳朵疼痛的聲音
70	電話鈴聲；屋外卡車聲		

　　因為老化而引起的老年性聽力障礙發生的年齡大約從 50 歲有顯著變化，逐漸地會對聲音大小感到遲鈍，而需要更大的音量才能聽得清楚，但對於聲音的高低則較不顯著，可能不會加以留意，不過當數字 14 與 20 常會分不清楚或是咬字開始不清楚時，就表示聽力開始顯著退化了。

　　耳蝸內分布許多血管以及含水分的微細組織，這些水分可以連帶振動纖毛而引起聽覺傳遞訊號，負責接受訊號至大腦，若老人有心血管疾病或糖尿病等，都會造成血管血壓的問題，因此更容易發生聽覺提早老化衰退的現象。此外，老人的聽力也會受到耳垢過多堆積（外耳）或中耳積水（中耳）、突發性耳聾（內耳）等影響。耳朵結構中耳蝸負責聽覺，鄰近的半規管則負責平衡，有些老人會對於聽力下降而連帶感到平衡感不佳、頭暈目眩或是耳鳴，例如梅尼爾氏病(Meniere's disease)，是一種半規管的內淋巴液代謝障礙導致水腫，使得暈眩、耳鳴，以及持續性地聽力下降。當一個人聽力下降時會讓整體的溝通能力也隨之下降，由於聽不清楚對方的涵義就會不知所云而影響溝通，

逐漸關閉與外界的聯繫管道，若發生在老人更可能會同時引起心理的恐慌或是疑心不安、疏離親友、拒絕社交、憂鬱壓抑、妄想易怒等生理影響心理的現象。

聽力老化屬於不可逆的自然現象，但可以藉由維生素 B 群幫助神經提高靈敏度，還可藉由正常飲食以及維持健康的生活態度延緩聽覺老化的發生。或是一旦發現有聽力障礙時就積極採用助聽器、電子耳等輔助聽力以維持一定的聽覺能力，維持與外界溝通的管道暢通。

（三）嗅覺和味覺功能改變

🧠 嗅覺

嗅覺由嗅覺上皮作為接受器，嗅覺的靈敏度在於嗅覺上皮細胞的數目多寡（例如狗的數目就遠大於人類）。每個嗅細胞上具有多根嗅覺纖毛，可以和不同的氣味分子結合，並將訊息上傳至大腦內側顳葉以及海馬迴和杏仁核，最後將神經衝動傳至大腦皮質的嗅覺區，因此我們可以分辨多種不同的味道。嗅覺的靈敏度是指可以偵測在空氣中微量濃度的氣味分子，隨著年齡增長，平均每隔 20 年嗅覺的靈敏度就削弱一半，因此年紀越大，嗅覺細胞數目急遽減少，加上身體不適、感冒、鼻腔受阻等，對嗅覺的靈敏度會大大降低。但有時候是受到嗅覺的適應反應，例如在充斥花香的空間中數分鐘後，就不覺得有花香味了，這就是嗅覺適應。

🧠 味覺

味覺的接受器是味蕾(taste bud)，主要存於舌頭、軟顎及咽部。舌頭上的味蕾細胞可以分辨基本的酸、甜、苦、鹹（圖 2-3）。甜味和鹹味的味蕾分布在舌尖；苦味在舌的後端和軟顎處；酸味則在舌面的兩側。味蕾的表面有小孔可以和舌頭表面相通，稱為味蕾孔(taste pore)，

其前端會有凸起的微絨毛可以感受到外界的化學分子，並且將味覺訊息傳送到大腦。老人因為老化使得舌頭上的味蕾數目越來越少，特別是舌前端 2/3 處影響最大，因此攝取的食物調味會越來越重，加強引起食慾，再加上口腔黏膜退化對於味道的感受性低，基本味覺中又以甜味和鹹味最快喪失，故更加劇老人偏好某些味覺的食物，口味越來越重（例如喜愛吃醃漬物或罐頭）。但也有老人罹患味覺喪失症(ageusia)，無法分辨酸、甜、苦、鹹四種基本的味覺。

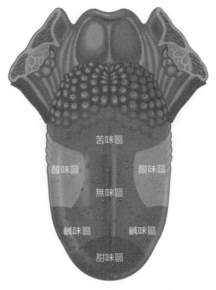

○ 圖 2-3　舌的味覺敏感區

　　味覺的敏銳度其實也會受到食物本身的溫度影響，例如在高溫時烹調會較不敏感，在 20~30 度範圍內味覺敏感度最高。味覺和嗅覺一樣都是屬於高度適應性的感官覺，也就是說在很短時間內就會適應化學分子的刺激，因此第一口嘗鮮時會感受到食物的美好，爾後越吃越多，一段時間後則會適應其味覺，而快速降低對食物的敏銳度了。

二、消化系統的變化

　　人體的消化器官包含消化道、消化腺所組成（圖 2-4）。前者從口腔、咽喉、食道、胃、腸道至肛門；後者則有唾液腺、肝臟、膽囊、胰臟以及腸道壁上的腺體。整體的消化系統主要功能是將攝取的食物經咀嚼成碎片、消化成食糜，再經由水解反應(hydrolysis reaction)成為小分子的單體（如胺基酸、葡萄糖、脂肪酸等）才能經由腸道吸收，在體細胞中進行分解與利用產生能量，中間過程需要氧氣和水分參

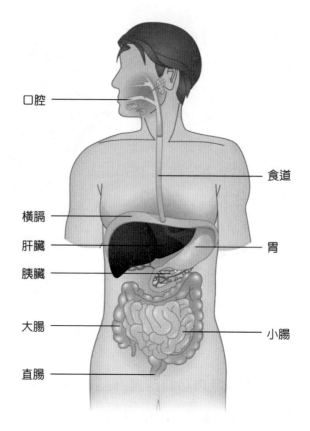

口腔

食道

橫膈

肝臟

胰臟

胃

大腸

小腸

直腸

○ **圖 2-4　人體的消化系統**

與。這當中的過程包含機械性消化、化學性消化二種才能將複雜的大分子分解成為小分子，最後分解成為二氧化碳和水以及能量等，倘若不能消化完全的營養素，則無法進入小腸黏膜吸收，續留在大腸形成糞便終至排出體外。

（一）口腔功能改變

隨著年紀增長，消化道系統的改變也會有顯著變化，例如年紀越大，口腔的分泌量越少，甚至會出現口乾舌燥、雙唇乾裂的現象；當唾液量不足時，會直接影響飲食吞嚥的順暢度，會有吞嚥困難症狀，特別是發生在中風的老人或肌肉肌張力弱的人，因為唾液量變少就會

影響咀嚼以及吞嚥功能，當此二者連環的動作都衰退，則會導致食物攝取減少、營養不良，有時則是因為此二者功能無法順暢配合速度，就會發生嗆咳而造成吸入性肺炎。另外，也會受到藥物影響或是其他疾病（帕金森氏症、憂鬱症、糖尿病等）而影響唾液的分泌量，緊隨而出現則為牙周病或是掉牙現象。由於缺牙或是假牙裝置不合就會導致咀嚼不良，轉而攝取細軟的食物，口味又偏重，長期累積下造成營養素偏頗，特別是肉類蛋白質攝取過少、纖維攝取不足、過多的香甜蛋糕或是稀飯等碳水化合物過多。因此，對於老人可從進食意願、呼吸狀態、咀嚼力、活動度、營養等數個面向評估長者的吞嚥情形定期評估，又飲食動作是需要咀嚼力與肌力合併完成，因此要整體評估長者對於攝取食物上舌頭攪拌是否順暢？推送食物的力量是否足夠？要維持長者的咀嚼功能，或在咀嚼功能退化前要盡量避免營養不良，這才是重要的關鍵。

（二）消化分泌和消化道肌肉功能改變

老人的胃液分泌量也會減少，胃細胞萎縮導致與維生素 B_{12} 吸收有密切相關的內在因子(intrinsic factor, IF)分泌減少，就會影響營養素的吸收，甚至引起貧血。老人也常見胃食道逆流(gastroesophageal reflux disease, GERD)，這和老人肌力衰退有關，因為胃食道逆流是起因於下食道括約肌的功能不良或是鬆弛所致，造成胃部的酸性食糜逆流至食道，進而侵蝕食道黏膜，長期下來就會引起食道狹窄以及出血等的問題，也可能衍生消化性潰瘍(peptic ulcer disease, PUD)。其最可能的原因是罹患胃幽門螺旋桿菌(*Helicobacter pylori*)，長期下來導致胃和十二指腸組織損傷而有劇痛，影響食物的攝取量。

對於老人，最容易出現的消化道疾病之一就是憩室炎(diverticulitis)，特別是好發生在纖維量攝取不足的老人身上。憩室為

消化道壁因為肌肉鬆弛、組織鬆軟而凹陷，形成向外突起的囊狀結構，類似口袋狀，好發在大腸組織（圖 2-5）。當糞便經過時，部分糞便會掉入囊中而造成發炎、疼痛，甚至膿瘍、腹膜炎。另外與消化道有關的常見症狀有便祕與痔瘡等。

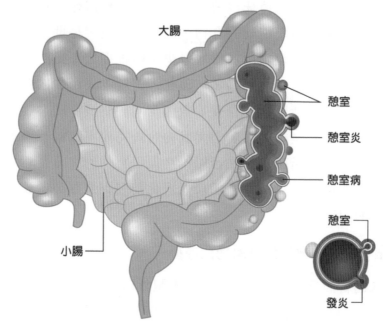

大腸

憩室

憩室炎

憩室病

小腸

憩室

發炎

○ 圖 2-5　憩室、憩室病和憩室炎

三、泌尿系統的變化

泌尿系統的老化現象常常不是單一因素，除了直接的泌尿系統疾病，也與共病效應或病人的精神狀態有關，甚至老人身處的環境也是影響因子之一。泌尿系統包括腎臟、輸尿管、膀胱與尿道。其中腎臟是調節人體水分平衡的主要器官，並負責排泄代謝後的廢物和維持體內電解質平衡，使人體細胞在恆定的環境中，維持正常的生理功能。膀胱則是負責貯存尿液與控制排尿。

腎臟位於後腹壁，高度在胸椎和腰椎之間，內部構造可分為腎皮質、腎髓質，皮質與髓質中的腎元可以過濾血液、產生尿液，產生的尿液會經過腎乳頭進入腎盞，繼而離開腎臟進入輸尿管。由於血流供應量豐富，使得腎臟過濾血液的效率很高，進入腎臟的血量是心臟輸出血量的 1/5~1/4，相當於約每分鐘 1.2 公升。腎臟的功能單位是腎元，每個腎臟約有 100 萬個腎元，依據腎元的位置，可以分為皮質腎元及近髓質腎元，其中約有 85%屬於皮質腎元，15%是近髓質腎元。這兩類腎元有不同的特性，其中皮質腎元的入球小動脈直徑大於出球小動脈直徑，使得腎絲球血管網內部的壓力可以較高，較擅長過濾血液，因此生成尿液的能力較好；近髓質腎元的亨利氏環及直管較長，濃縮尿液的能力較強。

腎臟的主要功能見表 2-3。

○ 表 2-3 腎臟主要功能

主要功能	說明
排除代謝廢物	如尿素、肌酸酐、尿酸、其他藥物、毒物
維持電解質及酸鹼平衡	如鈉離子、鉀離子、鈣離子、鎂離子、氯離子、氫離子
調控血壓	如調節鈉離子及水分平衡
調控造血機制	分泌紅血球生成素(erythropoietin, EPO)

（一）腎臟功能改變

🕱 腎臟與老化

在老化過程中，腎臟的排泄功能會降低，膀胱控制排尿的機能也會受影響，腎臟的型態大小和腎臟功能會改變和降低。然而研究發現，疾病的影響更是加速腎臟功能改變的因素，例如常見的慢性疾病糖尿病或高血壓。Perazella 與 Mahnensmith (1997)研究腎臟結構發現，

隨著年齡增加，腎臟皮質厚度減低，髓質容積則會增加，皮質厚度減低的原因是由於腎絲球老化萎縮，因此腎功能會逐漸降低；而髓質容積增加與腎小管異常肥大有關，所以也並非代表髓質增厚是為了維持腎臟功能，反而是腎臟老化的表現。而在 50 歲之前，由於兩者互補，故腎臟大小沒有明顯改變；但約 50 歲之後，髓質容積也會開始減少，所以整體腎臟體積逐漸減小（圖 2-6）。

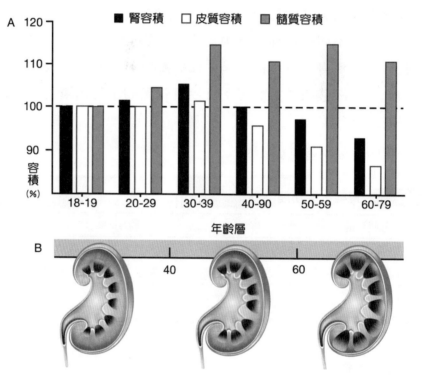

○ 圖 2-6　腎功能及型態與年齡的關係

參考資料：Rowe, J. W., Shock, N. W., & DeFronzo, R. A. (1976). The influence of age on the renal response to water deprivation in man. *Nephron*, *17*(4), 270-278.

🩻 腎絲球與老化

評估腎絲球功能可採用腎絲球過濾率(GFR)，臨床上抽血檢查血中肌酸酐，可以推估 GFR。許多大型長期研究發現，30 歲之後 GFR 會隨

年齡增加而降低，降低速度是 0.75~1.00 ml/min/m² （圖 2-7）。影響 GFR 降低速度的因子包括血壓、血脂肪濃度等，至於是否與腎臟老化過程有關，尚待釐清。

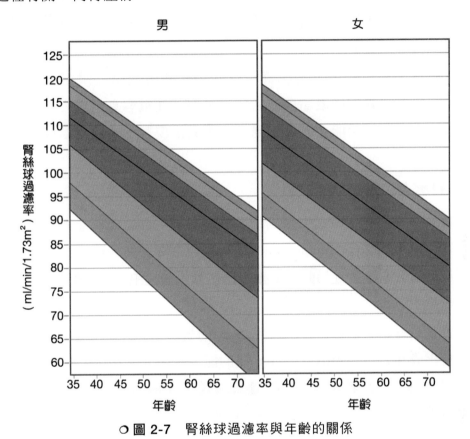

○ **圖 2-7** 腎絲球過濾率與年齡的關係

🧑 腎小管與老化

腎小管的功能會隨年齡增加而降低。腎小管細胞有再吸收鈉離子的能力，在正常生理狀態下，鈉離子的再吸收率接近 99%，然而腎小管細胞功能降低時，會降低濾液中的鈉離子再吸收效率，此時如果老人飲食中氯化鈉攝取量不足，就容易出現低鈉血症。另一方面，老人

容易出現高鉀血症，這是因為腎小管細胞利用鈉－鉀幫浦的留鈉排鉀功能，維持血鉀的正常濃度，當鈉離子再吸收率降低時，除了容易導致老人頻尿及脫水問題，同時也會導致鉀離子不易排除，此時就要小心與血鉀代謝相關的藥物，也要注意老人的水分攝取量，以免出現脫水現象及高鉀血症。

而老人容易夜尿，則與腎小管對於尿液滲透壓控制能力減弱有關，如果腎小管細胞濃縮尿液的能力減弱，便很容易出現夜尿情形。此外，滲透壓控制能力不足，老人也容易出現脫水或血鈉濃度不穩定的狀況。

🧑 腎臟老化對內分泌的影響

1. **貧血**：腎功能下降者有較高的貧血盛行率，其原因可能與腎臟分泌紅血球生成素(erythropoietin, EPO)能力下降有關。研究也顯示，對於低血紅素狀態，相較於年輕族群，老人血液中 EPO 濃度提升程度較不明顯。

2. **骨質疏鬆**：老化的腎臟將維生素 D 的先質——25-hydroxyvitamin D 轉化成 1,25-dihydroxyvitamin D 的能力較弱，導致維生素 D 的活化率降低，因此老人容易罹患骨質疏鬆症(osteoporosis)，易發生骨折意外。

3. **糖尿病與胰島素**：腎臟是排除胰島素的器官，超過 50%的胰島素經由腎臟排除，因此老化的腎臟將導致血液中胰島素濃度增加，即使如此，由於老人容易發展出胰島素抗性，且分泌胰島素的 β 細胞也因年紀而減少，故仍容易有血糖偏高的狀況。

（二）膀胱功能改變

泌尿系統在老化過程容易出現膀胱容量縮小、膀胱過動症、排尿流速下降、膀胱排空能力下降等問題。上述症狀對於生理及心理均有不良影響，會使老人的生活品質下降，進而影響健康狀態。

膀胱若長期無法完全排空，則容易有泌尿道感染的問題，或者因為頻尿或夜尿，導致老人精神狀況不好，甚至因為上下床或頻繁走動而容易跌倒及增加骨折風險；有時候因為頻繁尿失禁或難以保持個人清潔，也會使皮膚出現傷口，而且感染也不容易控制。膀胱過動症與逼尿肌無法正常放鬆有關，常見症狀包括頻尿、急尿，甚至出現尿急無法抑制而漏尿的急尿性尿失禁症狀，有些病人也會因為夜尿增加而影響睡眠。

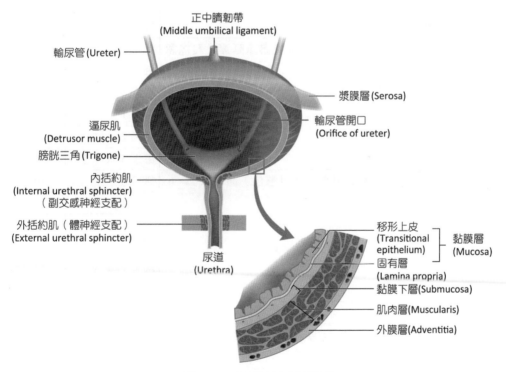

〇 圖 2-8　膀胱的解剖結構

⇒ 營養師上課囉！

　　下列為台灣尿失禁防治協會提供的膀胱過動症問卷，依據症狀出現的頻率，於□內打勾，並將分數加總，如果總分在 3~5 分，就可能是輕度膀胱過動症、6~11 分則可能是中度膀胱過動症，大於 12 分就可能是重度膀胱過動症了。

症狀	頻率	分數
1. 您早上起床後到睡前為止，大約要小便幾次？	7 次以下	□ 0
	8~14 次	□ 1
	15 次以上	□ 2
2. 您晚上就寢後到早上起床為止，大約要醒來小便幾次？	無	□ 0
	1 次	□ 1
	2 次	□ 2
	3 次以上	□ 3
3. 您多常有突然想小便，此種感覺難以延遲（難以憋住）？	無	□ 0
	每週少於 1 次	□ 1
	每週 1 次以上	□ 2
	每天 1 次左右	□ 3
	每天 2~4 次	□ 4
	每天 5 次以上	□ 5
4. 您多常有因尿急難以延遲（難以憋住）而漏尿？	無	□ 0
	每週少於 1 次	□ 1
	每週 1 次以上	□ 2
	每天 1 次左右	□ 3
	每天 2~4 次	□ 4
	每天 5 次以上	□ 5
總分		

資料來源：台灣尿失禁防治協會（無日期）．*膀胱過動症症狀評分表*。
http://www.tcs.org.tw/forum/ac_info2.asp

四、神經系統的變化

神經系統是掌控身體運作的控制中心，我們將大腦和脊髓稱為中樞神經系統，由中樞神經系統發出的命令再經過周邊神經發出訊號，控制身體的運作。因為有神經系統，生物可以感覺、運動、思考和記憶，甚至像心臟、腸胃道這類非意識控制的器官，也是需要神經系統，才能正常運作。神經系統的基本組成是神經元細胞(neuron)以及神經膠細胞(glial cells)，神經元細胞的結構包括一個膨大的細胞本體，多個樹突和一個軸突。神經元細胞的樹突可以接收到環境的刺激，並整合這些刺激轉換成電訊號，當訊號強度足夠時，神經元細胞會發出動作電位，以刺激其他的神經細胞或肌肉。

神經膠細胞在神經系統扮演輔助細胞用來支持神經元細胞的運作，神經膠細胞能供營養、保護、維護環境和輔助電訊號傳送等。沒有這些輔助細胞，神經元細胞是無法運作，甚至無法生存的。

進入老年期之後，神經系統的組成、結構會開始有明顯變化，甚至神經功能也會出現改變，這樣的狀況可稱為神經系統的老化。分為中樞（包含大腦與脊髓）與周邊神經系統來敘述：

（一）中樞神經系統功能的改變

🧠 大腦與老化

隨著年紀增加，我們可以觀察到大腦某些區域開始出現萎縮，改變初期可能尚未開始改變大腦的功能，但是當各種因素累積，就可能出現一系列不同的症狀；這些因素包括神經細胞結構或數量改變、細胞釋放神經傳遞物質能力改變、有毒化學物質或代謝廢物累積，甚至遺傳因素等，都與大腦老化有關。大腦老化的症狀，一開始通常是短期記憶減退、學習新事物障礙；進一步可能出現語言功能退化。智力

運作的退化則在相對晚期出現。由於老人容易出現相關疾病，包括憂鬱症、中風、阿茲海默症等，因此必須判別是因為疾病因素或是正常老化現象。

🧑 脊髓與老化

隨著年紀增長，脊髓神經受壓迫的相關疾病也容易發生，常見的原因包括椎間盤突出與骨刺。首先，椎間盤在老化過程中，彈性會減退，再加上地心引力的影響，椎間盤往後壓迫到神經根就會出現神經壓迫症狀；其次，脊椎骨也會因為重力影響而改變形狀，當持續變形，也很容易因為神經孔狹窄而壓迫到神經。脊髓神經壓迫的症狀包括疼痛、感覺異常、肢體僵硬麻木、肌力減退等。

（二）周邊神經系統功能的改變

與中樞神經細胞受損之後幾乎無法再生的狀況不同，周邊神經細胞雖具有修復能力，老化後的周邊神經細胞的恢復能力較差，因此神經細胞受損後可能留下周邊感覺異常、神經反射變慢，或行動能力受影響的後遺症。更甚者，老人比較容易有神經細胞損傷的可能因子，包括血糖過高、骨頭不適當增生導致神經壓迫、血管疾病影響周邊神經系統等，這些狀況都必須注意。

五、心血管系統的變化

隨著年齡增長，心臟的收縮功能會變差。正常的心臟功能包含將血液由右心房壓縮而順向流到右心室，並傳輸到肺部經由氣體擴散交換後，將富含氧氣的血液流向左心房與左心室，再由左心室收縮將血液打到全身的周邊血管以提供足量的氧氣和養分運輸。然而，隨著心血管系統功能變差，從微處的影響則是導致心室無法輸出足夠的血液供給全身細胞使用，在平靜狀態下不容易觀察出來，但在運動如爬樓

梯、跑步等需氧量大的時候，便會因缺氧而變得容易喘或上氣不接下氣，肌肉也會較難以出力，若是遇到劇烈運動或情緒激動下甚至引發休克等危險。

　　一般老人常見的心臟問題包含心室肥大、呼吸困難、心律不整、併發動脈血栓、心臟衰竭等。例如心臟結構中左心室壁變得肥厚，導致心室腔變小而讓容血量不足，造成血液輸出量變低。而導致心室壁肥厚的原因包含膠原蛋白含量增加堆積、心肌細胞變大，這些會使得心室變硬，擴張收縮功能變差。老人發現心血管有障礙經常是因為半夜或睡眠中感到呼吸困難甚至引起咳嗽而驚醒，才開始有所警覺心臟是否收縮功能變差了。另外，常出現在老人心臟問題的還有心律不整，但因為不會造成日常生活中顯著的影響，故並不容易被發現，但若累積其他的心臟疾病，如心臟瓣膜破損、部分心肌細胞壞死或上述的心室肥大，此時若加上心律不整，就會引起暈倒或休克，有致命的危險。

　　以往認為心臟衰竭都是起因於心臟收縮功能不佳所導致，現在則認為心臟擴張功能變差也會引起心臟衰竭，因為當心臟擴張功能變差時就會讓血液淤積在左心房而無法下至左心室，當左心房血液累積甚至回堵至肺部，甚至肺部的血液會比平常還多，又經肺部的血管壓縮下，血液裡的水分會被擠出至血管外而蓄積在肺部而引起肺水腫，臨床症狀會觀察到病人呼吸很喘甚至喘不過氣，這也是心臟衰竭的顯著前兆。前述提到的神經系統其實也會影響心血管系統，因為老人受到各系統調節功能降低，包含自律神經的切換，其中交感神經可以調節心搏速率、心肌收縮力等，一般而言在靜止狀態下心跳每分鐘 60~100 次都算是正常範圍，老人則為每分鐘 50~90 次。當交感神經持續興奮無法適當調節時，很可能導致血壓發生顯著改變、心跳速率過快等。

六、呼吸系統的變化

人體生存需要攝取氧氣，才能新陳代謝，維持正常的生理功能；另一方面，代謝過程產生的二氧化碳也必須順利排除。這樣的氣體交換過程，有賴於呼吸系統的正常運作。老化的過程若影響正常運作的機制，便會產生相關的症狀。

與呼吸系統相關的組織器官（圖 2-9），包括由肌肉、骨骼組成的氣道（口鼻、咽喉、氣管）、負責氣體交換的肺臟、產生氣體交換動力和傳遞動力的呼吸肌和胸腔骨骼；另外，腦幹的呼吸中樞和大腦皮質的意識和運動皮質，則是調節正常呼吸不可或缺的結構。

吸氣的過程中，呼吸肌收縮，胸廓擴張，使肋膜腔壓力減小，此時氣體可以經由有彈性且暢通的氣道，進入肺部的肺泡（圖 2-10）。因為肺泡是由薄薄的單層鱗狀上皮構成，因此氧氣只需要簡單擴散作用就可以通過肺泡細胞和微血管內皮細胞進入血液循環；而在呼氣的過程中，二氧化碳則是由血液擴散進入肺泡空腔，最後經由氣道呼出體外。

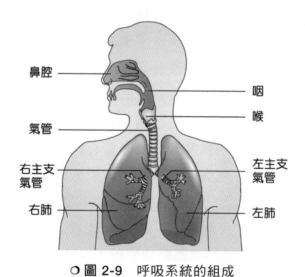

鼻腔

咽

喉

氣管

右主支氣管

左主支氣管

右肺

左肺

○ 圖 2-9　呼吸系統的組成

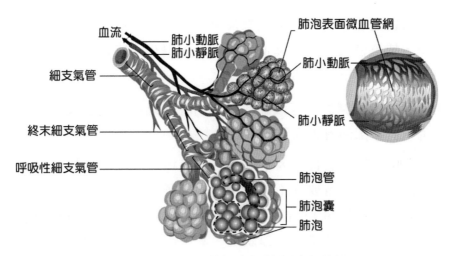

○ 圖 2-10 呼吸性細支氣管與肺泡結構

　　氣體交換過程需要神經、肌肉、骨骼系統的協調，以及結構正常的肺部。在老化過程中，許多結構功能的減退將會導致氣體交換效率下降，初期尚可應付日常活動，但在運動過程中，可能出現肌耐力不足、容易疲勞，甚至出現呼吸困難的現象。與呼吸系統老化相關的生理變化如下：

1. **骨骼型態改變**：例如肋骨厚度下降與形狀改變、胸椎弧度也可能因老化而改變，這樣的改變會阻礙胸腔的擴張和回彈，影響氣體交換。

2. **呼吸肌弱化**：例如橫膈肌弱化，會減少呼吸時的換氣量。

3. **肺部肌肉弱化、肺部彈性結締組織弱化**：導致氣道容易塌陷，阻礙氣體呼出。

4. **肺泡受損、肺泡融合**：例如肺氣腫，因為肺泡融合導致肺部過度膨脹，且不易回彈，將會影響氣體的呼出。常見於長期吸入香菸或其他有害物質的老人。

5. **神經系統退化阻礙換氣或咳嗽反射**：例如呼吸中樞退化，影響呼吸節律，使氣體交換效率降低；周邊神經退化，降低咳嗽反射，容易使有害物質累積在肺部。

6. **免疫系統機能減退**：導致肺部頻繁出現難以復原的感染，或不易排除沉積於肺部的有害物質。

　　造成呼吸系統老化的因素很多，年齡增加導致的自然老化過程只是其中之一，其他重要性不亞於年齡的因子，還包括疾病史（包括肺部疾病及系統性疾病）、生活型態（吸菸、營養狀態、運動習慣）、社會經濟地位、職業及環境暴露狀況。其中許多因子是可以避免或藉由健康促進的方式，達到預防呼吸系統老化的效果，如圖 2-11。

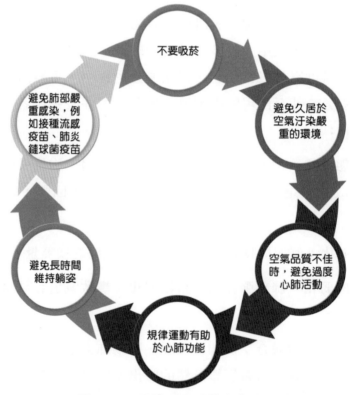

○ 圖 2-11　預防呼吸系統老化的方法

七、肌肉骨骼系統的變化

骨骼具有支撐、保持體型的功能，肌肉是負責收縮，而且在收縮過程可以產生熱能。肌肉和骨骼藉由肌腱、韌帶、軟骨等軟組織互相連結，肌肉收縮時，透過關節可以產生運動，還可以保持姿勢。同時肌肉骨骼還有保護臟器的功能。另外，骨頭還有調節血鈣的功能等。表 2-4 簡單列出本系統主要功能。

○ 表 2-4 肌肉骨骼系統相關結構與功能

結構		功能
骨骼及軟組織	1. 骨骼：長骨、扁平骨 2. 附屬軟組織：肌鍵、韌帶、軟骨、結締組織	支撐身體、保持體型；協助產生運動、保護臟器、鈣磷調節（骨骼為主）
肌肉	骨骼肌、心肌、平滑肌	產生運動動力、收縮產熱

骨骼會透過成骨細胞和蝕骨細胞不斷更新的構造，會因為生理狀態改變與環境重力影響而重塑。骨骼老化的主要表現是骨質流失（圖 2-12），常發生於停經後的婦女族群，或是缺乏運動或肌肉量減少也容易發生。長期骨質密度流失將會導致骨骼變得脆弱，而容易骨折。根據流行病學調查，50 歲以上之 50%女性及 30%男性，會遇到骨質不佳相關的骨折，其中髖關節骨折常常導致老人長期行動不良，甚至死亡率增加。

另有一些骨關節疾病也好發於老化過程，包括骨關節炎或脊椎管狹窄。在骨關節炎（也稱為退化性關節炎）方面，發生原因與關節過度磨損，導致軟骨厚度不足有關，而硬骨在嘗試修復過程中，會不正常增生導致關節邊緣出現骨刺，這些變化會導致關節發炎或因結構間缺乏緩衝而互相影響，造成疼痛和功能降低而影響生活品質。骨關節

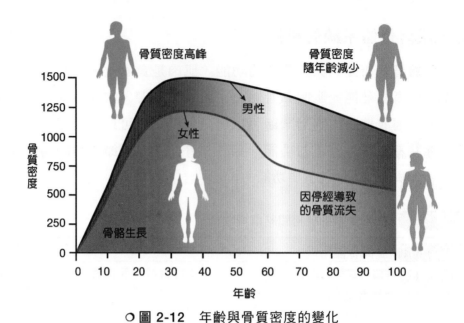

○ 圖 2-12　年齡與骨質密度的變化

(Anatomy & Physiology, Connexions Web site @Wikimedia Commons)

炎的盛行率很高，65 歲以上的人口，超過 80%有相關困擾。另一方面，顱骨及脊椎骨及相關軟組織形成的空腔可以保護中樞神經系統，包括腦和脊髓，然而在老化過程中，若骨關節退化變形或椎間盤突出等問題，導致中央管或椎間孔區域狹窄，就會出現神經被壓迫的狀況，導致肢體疼痛、無力、麻木、步態異常等症狀，甚至發生腸道或膀胱功能障礙等疾病惡化的表現。近幾年常見的肌少症則是一種多因素的疾病，包括內分泌功能降低、營養不良、缺乏運動，都可能使肌肉量流失、肌力下降，其中許多因素與老化有關。根據統計，50 歲開始每年肌力約下降 1%、70 歲以上每年肌力約下降 3%，長期肌力流失會導致日常活動能力受限，行走能力下降或容易跌倒。

　　跌倒和骨折是老人常見的意外傷害，由於平衡感變差、肌力減少、神經反射速度變慢、姿態性眩暈、睡眠障礙、夜尿及藥物影響等多重因素，導致年齡越大的族群越容易跌倒，而且由於反應變慢、骨

骼強度弱化，老人也容易因為輕微跌倒而骨折。其中，老人如果因意外導致髖骨骨折，往往因為恢復狀況不佳而無法承重，出現照護及生活品質上的問題，這樣的狀況使得髖關節骨折一年內死亡率達15~36%，因此，跌倒和骨折的預防是老人安全的重要課題。

隨著年齡增加，肌肉骨骼系統的結構或功能衰退時，就會出現老化相關症狀，這些症狀大都與日常活動有關，所以很容易察覺，老化過程常出現的重要疾病簡述如表 2-5。

○ 表 2-5 肌肉骨骼系統老化相關疾病原因及症狀

老化疾病	危險因子或機制	症狀
骨質疏鬆症	1. 雌性素分泌不足 2. 睪固酮分泌不足 3. 缺乏運動 4. 鈣質缺乏 5. 維生素 D 缺乏	容易骨折
肌少症	缺乏運動、營養不良	步行速度減慢、日常活動困難度增加、容易跌倒
骨關節炎	1. 軟骨或滑液減少 2. 大量勞力工作 3. 關節創傷史	關節發炎性疼痛、關節僵硬、活動度減少、關節活動性疼痛
脊椎管狹窄	脊椎退化性關節炎、椎間盤突出	肢體無力、肢體麻痺、肢體疼痛、步態障礙

✐ 營養師上課囉！

攝取足夠的蛋白質可以減緩肌少症的發生，以一個健康無慢性病的長者來說，每日蛋白質攝取量為每公斤體重 1.0~1.2 公克，同時建議平均分配蛋白質的份量在三餐。以營養學的定義來說，例如一位 52 公斤的老人，早午晚餐每餐各約攝取至少 21 公克的蛋白質(52×1.2/3＝20.8)，所以 1 餐需吃 2~2.5 份的肉類食物。除了蛋白質攝取之外，也需注意熱量要攝取足夠，若熱量攝取不足，為維持生理機能，則會消耗肌肉，建議每日熱量應在每公斤體重 25~28 大卡，如 60 公斤的老人，一天建議熱量為1,500~1,680 大卡（依性別、個人生理狀況、目前健康狀況、身體活動等微調）。煮菜時可加入適量油脂，好的油脂能提供熱量、必需脂肪酸及改善老人便祕情形，像是葵花油、芥菜籽油、苦茶油、亞麻籽油、橄欖油等。另外，適量的堅果也是不錯的選擇，如果是牙口困難的老人也可以將堅果磨粉灑在飯菜上方便食用。

八、內分泌系統的變化

內分泌系統的作用範圍廣泛，包含維持內環境的平衡、調節新陳代謝、生長發育、生殖。生物的生存必須因應外界環境的變化，做出適當反應，以維持身體內部環境的恆定性。神經及內分泌系統在維持恆定性的過程中，扮演協調身體各種組織的角色，調整細胞組織的新陳代謝，例如當氣溫降低時，體溫仍需維持在攝氏 36~37 度，此時除了神經系統增加肌肉顫抖產熱的反射，內分泌系統則負責提升甲狀腺素濃度，促進身體燃燒醣類或脂肪，並增加肌肉收縮產熱的效率。由此可發現，神經及內分泌系統具有維持恆定性的重要角色。因此內分泌系統老化、功能減退或功能改變後，上述生理功能就可能出現異常。

人體主要的內分泌腺包括下視丘、腦下腺、松果腺、甲狀腺、副甲狀腺、腎上腺、胰島與性腺等。這些內分泌腺產生的各種不同激素（又稱為荷爾蒙），會經過血液運送到目標細胞，調節細胞的反應。內分泌腺釋放荷爾蒙的量會受到系統性調節，分為三個層次，下視丘－腦下腺－內分泌腺，並經由刺激和負回饋機制，使血液中荷爾蒙維持在適當的濃度（表 2-6）。

○ 表 2-6 內分泌軸線之層次與功能

層次	功能
下視丘	1. 整合各種神經及荷爾蒙濃度訊息 2. 製造及分泌各種釋放及抑制激素 3. 調節腦下腺的內分泌功能
腦下腺	1. 製造、貯存、釋放各種激素 2. 激素可以刺激目標細胞或腺體
目標腺體	1. 分泌特定荷爾蒙、調節身體組織和細胞的功能 2. 荷爾蒙可以經由負回饋機制，影響下視丘和腦下腺的功能

（一）甲狀腺功能改變

甲狀腺可以分泌甲狀腺素和降鈣素，兩者的功能見表 2-7。

○ 表 2-7 甲狀腺素和降鈣素功能

項目	功能
甲狀腺素	1. 促進生長發育 2. 提升基礎代謝率，產生熱量提高體溫 3. 促進醣類和脂質的分解，提升蛋白質合成效率 4. 提升心跳速率、提高心臟收縮力，並使血管擴張降低血流阻力
降鈣素	維持血液中鈣離子的濃度

　　老化的過程中，甲狀腺分泌能力減退，但由於代謝甲狀腺素的效率也會下降，因此血液中甲狀腺素(thyroid hormones, TH)和甲狀腺刺激素(thyroid-stimulating hormone, TSH)的濃度不會明顯改變。有研究選擇健康高齡族群（其甲狀腺素濃度落在正常值 0.8~1.8 ng/dL 之間），依據甲狀腺素濃度高低進行分組，發現甲狀腺機能偏高的長者較容易出現心血管疾病、骨折及失智症，因此老化過程中，偏低的甲狀腺分泌功能，似乎對高齡者較有好處。在甲狀腺結構方面，因為濾泡細胞變小和濾泡腔中的膠質體減少，因此甲狀腺體積可能減小。另外，甲狀腺容易產生結節或其他甲狀腺疾病（表 2-8），在甲狀腺疾病方面，隨年齡上升，甲狀腺功能低下的罹患率也會增加，其中 60 歲以上族群，大約有 0.5~5%有此問題。此外，有 0.5~2.3%的老人會發生甲狀腺機能亢進的問題。

○ 表 2-8　甲狀腺常見疾病

項目	主要症狀
甲狀腺功能低下	虛弱、認知反應變慢、高膽固醇血症、皮膚乾燥
甲狀腺功能亢進	易怒、意識混淆、體重減輕、心血管疾病、心絞痛、心房纖維顫動

（二）生長激素與老化

　　生長激素(growth hormone, GH)是由腦下腺前葉所分泌的，生長激素功能包括加強蛋白質合成、刺激脂肪代謝等。在青春期，如果有充足睡眠或處在適當的低血糖等狀態下，腦下腺前葉可以釋放較多生長激素，當作用在骨骼肌和骨骺板時，身體會快速長高。然而從青春期開始，下視丘會逐漸減少生長激素釋放荷爾蒙，而老人血液中生長激素濃度更低，這種狀況會使脂肪代謝效率降低，身體會開始堆積脂肪。

另一方面，根據研究低生長激素的狀況似乎與長壽有關，甚至可能避免腦部結構及功能變化，因此老人低生長激素的狀況可能是有益的。故沒有出現疾病狀態時，不需額外補充生長激素。此外，成人生長激素如果分泌過多，會導致肢端肥大症。

（三）食慾與老化

食慾也會受內分泌系統影響；許多老人因為食慾不佳使身體處於營養不良的狀態。研究發現導致食慾不佳可能與膽囊收縮素或瘦體素活性過高有關。

（四）腎上腺皮質與老化

腎上腺皮質的結構分為三層，可分泌不同荷爾蒙，其特性簡述如表 2-9。

○ 表 2-9 腎上腺皮質主要功能

結構	分泌荷爾蒙	主要功能及特性
球狀層	醛固酮(aldosterone)	調節體內鹽分、水分平衡
束狀層	皮質醇（cortisol，又稱可體松）	具日節律性，應付壓力衝擊、抗發炎
網狀層	雄性激素前驅物	強化肌肉骨骼、強化個體應付壓力的能力、抗老化

皮質醇(cortisol)是一種抗壓力荷爾蒙，使身體得以暫時應付壓力狀態，但若長期皮質醇濃度過高，也會導致肌力流失及高血糖。其分泌量有明顯的日節律性，早上分泌量高、晚上分泌量低，此種穩定的日節律性與較佳的認知或生理機能有關。研究發現高齡者會因負回饋作用降低，導致日節律性變得不明顯，甚至失去規律性，此狀態可能與老人認知功能不佳有關。網狀層分泌的雄性激素前驅物是脫氫異雄固

酮(dehydroepiandrosterone, DHEA)，適量的脫氫異雄固酮可以強化生理機能，然而隨著年齡增加，DHEA 的生成量逐漸減少，70 歲男性族群分泌量僅為年輕成年男性的 20%，此種情況與老人生理機能退化有關。

（五）老化與骨質疏鬆症相關的內分泌因素

骨質疏鬆症是老人常見的問題，使得老人容易因為意外而骨折。老化過程與骨質疏鬆症相關的內分泌因素包含雌性素分泌不足、雄性素分泌不足、維生素 D 不足、副甲狀腺機能亢進、皮質醇濃度過高。雖然皮質醇是抗壓力荷爾蒙，但其機制包括消耗身體儲備的脂質、蛋白質等養分，並提升血糖及使骨骼中鈣離子釋出，以應付突然的壓力狀態。因此長期皮質醇濃度過高，包括不當使用類固醇，也會導致骨質疏鬆症的發生。

（六）老化與血糖恆定性

胰島素可以促進身體細胞儲存及利用血液中過高的葡萄糖，因此胰島素與血糖穩定性有關。老化過程會影響胰島素相關作用，導致血糖逐漸偏高。與胰島素作用相關的老化因素見表 2-10。

○ 表 2-10　與胰島素作用相關的老化因素

老化因素	特點
β 細胞功能退化、數量減少	1. 胰島素分泌量減少 2. 胰島素釋放速度減緩
肌肉量流失	肌肉可以將血中葡萄糖攝入細胞中，與體脂率增加、尤其是內臟脂肪增加有關
胰島素阻抗	對於胰島素的反應性減退

九、生殖系統的變化

生殖系統約在進入中年之前就開始老化。以女性為例，生殖系統由青春期開始成熟，40 歲逐漸進入更年期(menopause)，50 歲之後就失去生殖能力。這與生殖系統結構或功能的變化有關。又生殖系統的老化與內分泌系統密切相關，因此探討生殖系統的老化，還必須了解內分泌生殖軸功能變化，也就是下視丘－腦下腺－性腺。

（一）女性生殖系統功能的改變

女性的性腺是卵巢，在可生育期間，大約每個月會有成熟的濾泡排出卵子，濾泡及排卵之後的結構可以分泌雌性素及黃體素，這些荷爾蒙可以維持性器官的結構與功能，如乳房保持豐滿、乳腺功能活躍、子宮內膜厚度及結構足以接受受精卵著床、適當的陰道黏膜可以抵抗感染等。

🧓 更年期前期的生理變化

女性 45 歲左右，會因為卵巢中卵子不足及濾泡機能下降，性荷爾蒙濃度逐漸無法維持生殖系統的結構及功能，即為老化的開始，此時期稱為更年期前期。在更年期前期，雖然仍有排卵，但因為生殖系統已經開始老化，所以很難懷孕，同時也可能出現許多身心症狀，包括熱潮紅、夜間盜汗、情緒起伏、心情沮喪等。

🧓 更年期的生理變化

此時期又稱為絕經期，平均在 50 歲開始。由於已經超過一年無法排卵，因此生殖系統的結構與功能已經無法讓身體自然懷孕了。此時期性腺荷爾蒙分泌量極低，由於缺乏負回饋抑制機制，因此下視丘及腦下腺會釋放更多的濾泡刺激素和黃體生成素。在更年期會出現許多身體不適症狀，主要包括四大症狀：熱潮紅、陰道乾燥、情緒改變、睡眠障礙。

關於女性生殖系統老化相關症狀及生殖器官老化之變化見表 2-11
和表 2-12、圖 2-13。

○ 表 2-11 女性生殖系統老化相關症狀

項目	伴隨症狀	機制或特性
熱潮紅	流汗、心悸	3/4 女性會出現此症狀，可能每日都發生，甚至一日發生超過 10 次。皮膚血管擴張時出現熱潮紅，好發於臉、頸、胸部，與缺乏雌性素及濾泡生成素濃度過高有關。雌性素缺乏導致體溫調節中樞設定點不穩定
陰道乾燥	陰道組織萎縮，容易伴隨感染	陰道彈性變差、黏膜變薄及分泌物不足，因此容易受傷、出血、感染
情緒改變	焦慮、憂鬱、焦躁	情緒起伏大，可能合併記憶力變差、注意力不集中，與濾泡刺激素、雌性素、黃體素濃度不穩定有關
睡眠障礙	－	可能與熱潮紅、盜汗、情緒憂鬱或焦慮相關
骨質疏鬆	容易發生骨折	與雌性素不足有關
乳房萎縮	皮膚彈性變差	雌性素不足導致維持乳房豐滿的支持性結締組織流失

○ 表 2-12 女性生殖器官的老化變化

部位	老化的變化
輸卵管	1. 長度縮減 2. 黏膜層開始消失、纖毛擺動減退、輸送卵子及受精卵的能力減退；由於推送受精卵的能力減退，因此子宮外孕機率增加
子宮	1. 子宮內膜變薄 2. 子宮肌層的平滑肌細胞減少
子宮頸	子宮頸上皮分泌黏液的能力減退，黏液不足導致精子不易通過子宮頸，懷孕機率減低

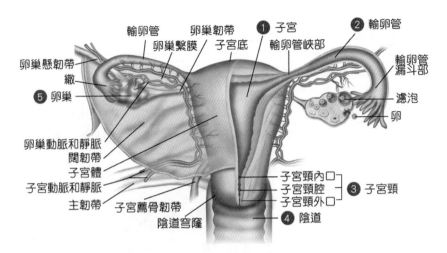

① 子宮：子宮內膜退化變薄，子宮肌肉層肌肉量減少
② 輸卵管：長度減短、黏膜及纖毛上皮退化消失
③ 子宮頸：黏液分泌能力減弱
④ 陰道：失去彈性、長度縮短、黏液分泌量減少、
　　上皮變薄變脆弱、易受傷、出血及感染
⑤ 卵巢：濾泡及卵子量減少，導致雌性素分泌量減少

○ 圖 2-13　女性生殖道老化的變化

資料來源：Knight, J., & Nigam, Y. (2017). Anatomy and physiology of ageing 8: The reproductive system. *Nursing Times, 113*(9), 44-47.

（二）男性生殖系統功能的改變

　　男性生殖系統的生理功能，與女性生殖系統在中年之後就不會再製造卵子不同，健康男性一直到老年都有製造精子的能力，男性荷爾蒙的分泌量也不會突然降低，因此男性比較不會經歷如女性在更年期時，身心狀態受荷爾蒙影響的狀況。然而男性生殖系統的構造和功能仍然會隨年齡而逐漸衰退。男性生殖器官的老化變化見表 2-13、圖 2-14。

　　另外，男性進入 30 歲之後，因為性腺開始退化，導致血液睪固酮濃度每年減少 1~1.4%，這樣的變化也會使男性容易出現下列身心症狀：身體脂肪量增加、肌肉及骨骼質量流失、勃起困難及降低性慾、記憶力衰退、憂鬱、易怒、易疲勞。

表 2-13 男性生殖器官的老化變化

部位	老化的變化
性腺（睪丸）	睪丸體積減小、睪固酮濃度減低、精子製造量降低
前列腺及貯精囊	精液分泌量減少、前列腺體積肥大，影響排尿功能
陰莖	睪固酮濃度下降會導致陰莖尺寸減小、勃起能力降低

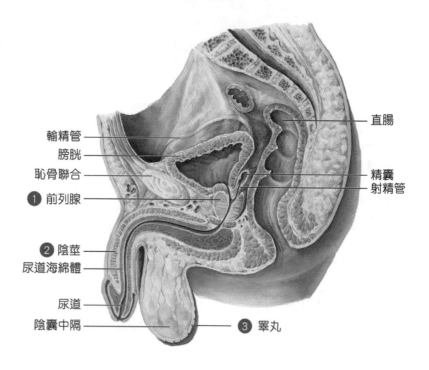

① 前列腺：前列腺液分泌量減少，使得精液體積減少，
逐漸出現前列腺肥大狀況，可能壓迫尿道，導致排尿困難
② 陰莖：尺寸減小及勃起困難
③ 睪丸：體積減小，導致精子製造量及睪固酮分泌量減少

○ 圖 2-14 男性生殖道老化的變化

資料來源：Knight, J., & Nigam, Y. (2017). Anatomy and physiology of ageing 8: The reproductive system. *Nursing Times, 113*(9), 44-47.

十、免疫系統的變化

免疫系統的基本功能是對抗有致病性的病原，包括外界的真菌、細菌、病毒等微生物，或自體細胞異常分化產生的癌細胞等，在老化過程中，身體的抵抗力變差，因此不僅容易罹患各種感染性疾病及腫瘤，包括許多慢性疾病和難以控制的慢性發炎狀態都與老化造成的免疫系統功能失調有關。

免疫系統可分為先天免疫(Innate immunity)和後天免疫(acquired immunity)。生物較早演化出先天免疫，包括皮膚、黏膜等物理性屏障、蛋白質層級的補體系統則可以輔助抗體消滅抗原，及細胞層級的吞噬細胞和各種具有毒殺作用的細胞。先天免疫系統雖然比較原始，缺乏記憶性，但它是身體應對有害物質的第一道防線，而且其中有許多機制與啟動後天免疫系統相關。生物遇到感染時大多由發炎反應開始，發炎反應時，受感染的區域或釋放大量化學因子，吸引許多吞噬細胞、毒殺細胞及補體系統到感染部位，屬於先天免疫反應，然而其中許多吞噬細胞也有抗原呈現的能力，因此後續可能啟動後天免疫系統。後天免疫系統可以分為細胞型免疫與體液型免疫，T細胞負責細胞免疫，而體液型免疫則與 B 細胞所分泌的抗體有關。後天免疫的特性包括專一性與具有記憶性，一旦曾經感染過某些病原，產生記憶性細胞之後，重複遇到此種病原，記憶性細胞可快速啟動，並迅速針對此種病原發生反應，因此可有效率地排除感染。免疫力會因老化而減低，其中先天免疫的部分影響較小，主要的原因是 T 細胞系統的退化。

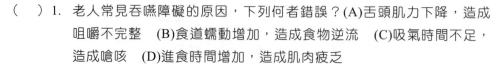

( ) 1. 老人常見吞嚥障礙的原因，下列何者錯誤？(A)舌頭肌力下降，造成咀嚼不完整　(B)食道蠕動增加，造成食物逆流　(C)吸氣時間不足，造成嗆咳　(D)進食時間增加，造成肌肉疲乏

( ) 2. 關於胃腸道特徵的敘述，下列何者正確？(A)由口腔、氣管、胃、腸至肛門的器官所組成　(B)食物消化作用在體外環境進行　(C)消化所產生的分子由血液分泌至胃腸道　(D)大腸中的有益菌進入血液可發揮保健功效

( ) 3. 腎臟對水的再吸收與下列何種離子最為相關？(A)鈉離子　(B)鉀離子　(C)磷離子　(D)氫離子

( ) 4. 老年期的飲食很難達到建議攝取量，特別需注意下列哪些營養素之攝取？(A)維生素 D、維生素 B_{12}、鈣　(B)鈣、維生素 B_{12}、菸鹼素　(C)維生素 A、維生素 C、維生素 D　(D)葉酸、纖維素、維生素 C

( ) 5. 下列胞器中，何者負責製造 ATP？(A)核醣體　(B)溶小體　(C)高爾基體　(D)粒線體

( ) 6. 人體甲狀腺激素(thyroid hormone)分泌不足時，最可能出現下列何種症狀？(A)對熱耐受性不足　(B)醣類的異化作用提升　(C)蛋白質同化作用提升　(D)心輸出量降低

( ) 7. 有關腎臟功能的敘述，下列何者錯誤？(A)調節全身水分及無機離子之平衡　(B)能進行糖質新生作用(gluconeogenesis)　(C)能分泌紅血球生成素(erythropoietin)並在此製造紅血球　(D)為維持身體酸鹼平衡之重要器官

( ) 8. 下列何者是參與鈣質恆定的組合？(A)升糖激素＋維生素 A　(B)副甲狀腺素＋維生素 D　(C)腎上腺素＋維生素 E　(D)甲狀腺素＋維生素 K

（　）9. 有關免疫系統與老化的關係，下列何者錯誤？(A)免疫系統包括先天免疫與後天免疫，老化過程中，先天免疫是最容易受到影響的部分 (B)皮膚屬於先天免疫相關的器官　(C)後天免疫包括 T 細胞主導的細胞型免疫與 B 細胞主導的體液型免疫　(D)老人容易受到微生物感染，與免疫功能失調有關

（　）10. 有關呼吸系統老化相關的生理變化，下列選項何者錯誤？(A)造成呼吸系統老化的因素很多，年齡增加的因素只是其中之一　(B)氣體交換過程除了結構正常的肺部，還需要神經、肌肉、骨骼系統的協調 (C)肺部彈性結締組織的弱化是導致呼吸系統老化的原因之一　(D)弱化的彈性結締組織，雖然會影響氧氣進入肺部，但不會阻礙二氧化碳呼出

● 解答 QR Code

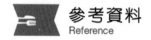

參考資料
Reference

台灣尿失禁防治協會（無日期）・*膀胱過動症症狀評分表*。
http://www.tcs.org.tw/forum/ac_info2.asp

梁家欣、程蘊菁、陳人豪(2014)・失智症之重點回顧・*內科學誌*，*25*(3)，151-157。

Afanas'ev, I. (2010). Signaling and damaging functions of free radicals in aging-free radical theory, hormesis, and TOR. *Aging and Disease, 1*(2), 75.

Clarfield, A. M. (2010). Brocklehurst's Textbook of Geriatric Medicine and Gerontology. *JAMA, 304*(17), 1956-1957.

Denic, A., Glassock, R. J., & Rule, A. D. (2016). Structural and functional changes with the aging kidney. *Advances in Chronic Kidney Disease, 23*(1), 19-28.

Hamerman, D. (1997). Aging and the musculoskeletal system. *Annals of The Rheumatic Diseases, 56*(10), 578-585.

Janssens, J. P., Pache, J. C., & Nicod, L. P. (1999). Physiological changes in respiratory function associated with ageing. *European Respiratory Journal, 13*(1), 197-205.

Karavidas, A., Lazaros, G., Tsiachris, D., & Pyrgakis, V. (2010). Aging and the cardiovascular system. *Hellenic J Cardiol, 51*(5), 421-7.

Knight, J., & Nigam, Y. (2017). Anatomy and physiology of ageing 8: The reproductive system. *Nursing Times, 113*(9), 44-47.

Montecino-Rodriguez, E., Berent-Maoz, B., & Dorshkind, K. (2013). Causes, consequences, and reversal of immune system aging. *The Journal of Clinical Investigation, 123*(3), 958-965.

Nishii, H. (2021). A review of aging and the lower urinary tract: The future of urology. *International Neurourology Journal, 25*(4), 273.

Rossi, A., Ganassini, A., Tantucci, C., & Grassi, V. (1996). Aging and the respiratory system. *Aging Clinical and Experimental Research, 8*, 143-161.

Rowe, J. W., Shock, N. W., & DeFronzo, R. A. (1976). The influence of age on the renal response to water deprivation in man. *Nephron, 17*(4), 270-278.

van den Beld, A. W., Kaufman, J. M., Zillikens, M. C., Lamberts, S. W., Egan, J. M., & van der Lely, A. J. (2018). The physiology of endocrine systems with ageing. *The Lancet Diabetes & Endocrinology, 6*(8), 647-658.

Waas, T., Schulz, A., Lotz, J., Rossmann, H., Pfeiffer, N., Beutel, M. E., Schmidtmann, I., Münzel, T., Wild, P. S., & Lackner, K. J. (2021). Distribution of estimated glomerular filtration rate and determinants of its age dependent loss in a German population-based study. *Scientific Reports, 11*(1), 1-13.

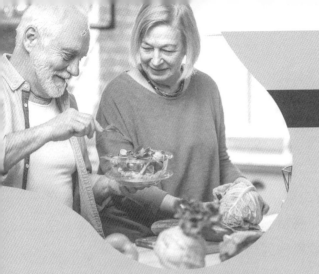

任曉晶　編著

Chapter
03

老人的營養需求

3-1　生理變化影響老人的營養狀況

3-2　營養素與老人疾病的關聯性

3-3　老人的營養需求

學習目標

1. 了解老人老化生理及營養改變。
2. 了解老人六大類食物與營養素均衡膳食份量。
3. 了解營養素與老人疾病關聯性。
4. 了解老人膳食營養素參考攝取量。
5. 了解老人每日飲食建議。

前言

內政部戶政司老人福利法定義年滿 65 歲以上者稱為老人，依據統計資料顯示，臺灣已於 1993 年 65 歲以上人口達 7%，為「高齡化社會」，2018 年達 14%，正式邁入「高齡社會」。根據 2018 年國家發展委員會中華民國人口推估（2018~2065 年），預計 2025 年我國老年人口將超過 20%，於 2050 年將與日本、南韓、新加坡及歐洲部分國家同列為「超高齡社會」。

因人口結構老化帶來的時代衝擊，國人開始重視健康及養生保健議題，國人食物中營養素攝取狀況受到社會經濟發展與生活習慣、環境之影響，2018 年衛生福利部公布我國第 7 次老人狀況調查報告，調查顯示 55 歲以上自述患有慢性疾病比率占 52.52%，其中 55~64 歲為 40.68%、65 歲以上為 64.88%。老人通常伴隨有一種或以上慢性病存在，例如心血管疾病、癌症、高血壓及糖尿病等，使老人產生不同營養問題，逐漸危害國人健康。

營養對於健康的老年生活是不可或缺的，可以降低老人慢性疾病的發生及延緩器官功能失能，為了提升高齡生活品質，採取健康飲食以預防疾病、延緩病程，協助讓高齡者能達到其最大壽命及生活品質成為重要課題。

3-1 生理變化影響老人的營養狀況

2017 年衛生福利部公布之飲食指南，以預防營養素缺乏、降低心臟血管代謝疾病及癌症風險為目標，使用實證營養學的作法，提出適合多數國人的一般飲食參考資訊，依據 2019 年中老年身心社會生活狀況長期追蹤調查顯示，高血壓、白內障、糖尿病，為臺灣老人慢性病前幾位。國民健康署 2016 年針對全國高齡友善城市 22 縣市調查，隨著年紀

增長，高齡者面臨營養問題，其中發現 10%老人有咀嚼困難，當咀嚼、吞嚥能力變差則腸胃消化功能漸弱，又因家戶居住結構改變，獨居比例增高、無人備餐及共餐等情況發生，容易衍生營養不良問題。

老人的身體會隨著年齡增長及身體老化而衍生許多生理變化，這些改變可能直接影響到老人飲食和營養的需求（衛生福利部國民健康署，2016）。

一、老化生理變化對於營養攝取的影響

老人生理的改變有外在及內在生理改變，外在生理改變涵蓋一般身體外觀的改變，例如老化產生皮膚皺紋、毛髮改變、牙齒改變、行動緩慢、身體組成改變、視覺、聽覺、嗅覺及味覺減退；內在的生理改變則包括運動、呼吸功能、循環、消化、泌尿、內分泌及生殖等系統的退化，甚至導致疾病的發生。65 歲以上老人因生理引起功能退化，進食及吸收能力也會下降，影響飲食營養狀態，以下分別針對感覺系統、消化系統、肌肉骨骼系統、心血管與呼吸系統及內分泌系統於老人之特殊生理變化來做說明。

（一）感覺系統改變對營養攝取的影響

感覺系統涵蓋視覺、聽覺、嗅覺、味覺及觸覺。視覺衰退是所有老化過程較早出現的症狀，例如老花眼或稱遠視，為老人最常見的眼睛疾病；水晶體白濁產生白內障、退化性黃斑症會造成中央視野變小、老人易出現眼壓增高，造成青光眼的症狀，可補充維生素 A、E 及葉黃素。聽覺功能因中耳鼓膜變厚及聽毛細胞數目減少，造成逐漸喪失接收高頻率聲音的能力；嗅覺神經減少和味覺也隨著年齡增長逐漸退化，會先對鹹和甜味敏感度下降，唾液分泌減少，對食物辨別能力也降低，進而影響到老人的食慾。

（二）消化系統改變對營養攝取的影響

上腸胃道

上腸胃道自口腔、食道乃至胃。老人常見到與飲食有關的口腔問題為咀嚼吞嚥困難、口腔健康不佳、食慾降低、進食量減少、口渴等（Stajkovic et al., 2011）。老人牙齒狀況不佳，例如缺牙、假牙咬合不良、琺瑯質磨損、牙齦露出、齲齒等，會造成老人無法咬碎硬質食物及對冷熱敏感，而老化所導致的味蕾數目減少及敏感度下降、嗅覺及味覺神經反應變慢，其功能改變對食物的觀感變差，使口味變重或食慾下降，食物製備調味料的使用量增加，造成過多鈉的攝取，增加高血壓風險；而唾液腺所分泌唾液減少，唾液澱粉酶量不足，影響澱粉消化作用，造成老人吞嚥困難及口腔乾燥狀況。

老人對於食物咀嚼與消化產生困難，更使得老人對營養素的攝取減少，影響到老人的營養問題，建議採用質地較軟、無刺激性的食物，並維持適當營養，定期口腔檢查洗牙維持口腔衛生。

下腸胃道

下腸胃道為小腸及大腸。消化道肌肉功能變弱，老人的腸胃道肌肉力量及食道蠕動活動度減少、胃酸分泌減少，消化功能下降，而下食道括約肌鬆弛，也會導致胃食道逆流；胃蠕動力變差，造成延遲胃排空，增加胃酸停留時間，提高胃潰瘍風險，這可能會影響其對食物的吸收和利用，降低蛋白質消化作用。

腸胃蠕動變慢，吸收維生素及礦物質的功能變差，造成腸胃不適，容易有食慾不振、消化不良、脹氣和便祕等情形；腹肌無力則增加皮下脂肪堆積及疝氣風險；大腸蠕動減少會延長糞便停留時間，導致水分吸收過多，容易產生便祕。腸胃道問題發生，對於老人更避免

過多的刺激性食物和高脂肪食物，多吃易消化的食物，如蔬菜和水果，補充維生素 A、C 及鐵質食物，避免便祕須多食用膳食纖維、多飲水、適度運動及養成定時排便習慣（李等，2016）。

（三）肌肉骨骼系統改變對營養攝取的影響

身體的活動依賴肌肉、骨骼和關節的功能，骨骼發展自出生至老年期，35 歲為骨堅固期，進入骨衰期而骨質開始流失，主要是因為活化成骨細胞數量不足；肌肉則隨著年紀增長，肌肉細胞數目減少。骨質密度降低會增加骨折的機率，而骨質逐漸流失則造成骨質疏鬆症。女性停經後因為女性激素減少，會加速骨質流失，故女性比男性骨質疏鬆及骨折比率來得高。建議老人可以多補充乳製品、鮭魚、豆腐、綠色蔬菜及維生素 D，並且多規律運動以降低骨質流失的速率。

（四）心血管和呼吸系統改變對營養攝取的影響

主要為心肺運送氧氣和營養素給身體細胞及移除代謝廢棄物的功能性逐漸衰退，心血管和呼吸系統衰退會影響到其他器官的功能性，降低對於營養素的需求。營養建議可食用含抗氧化營養素的飲食來維持體重，以及規律運動可以延緩心血管和呼吸系統老化。

（五）內分泌系統改變對營養攝取的影響

老化的過程中會引發血中荷爾蒙改變，荷爾蒙的合成、釋出及敏感度逐漸下降，例如胰島素，飯後血糖需要較長時間才能恢復正常。營養飲食可以提供荷爾蒙合成及運送各種化合物，促進內分泌的活性，維持健康體重；經常規律運動和低脂高纖維的飲食可延緩及防止胰島素敏感度下降，避免糖尿病問題。

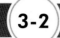

3-2 營養素與老人疾病的關聯性

一、醣類

亦稱為碳水化合物(carbohydrate)，由碳、氫和氧三種元素所組成有機化合物，以葡萄糖的形式提供身體細胞供應能量，廣存在於自然界，涵蓋有單醣、雙醣、多醣及寡醣。膳食纖維攝取可以幫助老人控制血糖、膽固醇、調整腸胃道功能、預防疾病及改善腸胃道疾病，一般老人則多半不足，建議每日 25~35 公克膳食纖維。依據國民健康署2018 年發布新版國民飲食指標，針對每日飲食中，添加糖攝取量不宜超過總熱量的 10%之建議，例如每日攝取 2,000 大卡，添加醣的攝取就應該低於 200 大卡，若糖攝取過多，除了容易蛀牙外，還會誘發胰島素抗性，增加肥胖、代謝症候群機會，並使血壓、血糖、血脂升高，增加心血管疾病風險，加速身體老化，並被懷疑可能也會增加癌症風險。

二、蛋白質

蛋白質是構成細胞中主要架構物質，基本單位為胺基酸，每人需要蛋白質的量會因體重、年紀及活動度不同而有所差異，衛生福利部建議成人每天攝取每公斤體重 1.1 公克的蛋白質，70 歲以上長者則建議每天每公斤體重攝取 1.2 公克。老人持續蛋白質攝取不足則瘦體組織降低、肌肉功能及免疫能力降低，適度增加蛋白質攝取量有助於促進肌肉蛋白質代謝，減少肌肉流失，避免肌少症及衰弱的發生。過多攝取高蛋白質會導致腎臟負荷增加及尿鈣流失，當蛋白質代謝後產生尿毒素等廢物，都是由腎臟處理後經尿液排出，老人因身體器官退化，腎功能已經變差，恐怕會增加腎臟的負擔，進而可能影響腎臟功能。蛋白質－熱量營養失調是老人最常見的營養不良型態。

三、脂質

　　脂質為能量的來源，提供必需脂肪酸來維持正常生理功能，並且能幫助脂溶性維生素的吸收。飲食中脂質 95%以上為三酸甘油酯，其他則為磷脂質及固醇類，脂肪酸分成為飽和脂肪酸、單元不飽和脂肪酸及多元不飽和脂肪酸，老人脂肪飽和脂肪限制不超過總熱量 8~10%，多元不飽和脂肪大約占 10%、單元不飽和脂肪為 10~15%，以確保老人有足夠的能量和必需脂肪酸的來源。世界衛生組織(World Health Organization, WHO)在 2018 年健康飲食建議成年人脂質總量攝取減至總量 30%，降低飽和脂肪和膽固醇的攝取有助於預防體重過重，藉由保持脂肪和醣類攝取量在建議範圍之內，可以預防心血管疾病等慢性病發生。

四、維生素與礦物質

　　老年期攝取足量的維生素和礦物質很重要，飲食當中要特別注意鈣、維生素 D、鐵、鋅、鎂、葉酸、維生素 B_6、維生素 B_{12}、維生素 E 等微量營養素。

（一）維生素

🙂 脂溶性維生素

　　包含維生素 A、D、E、K。

1. **維生素 A**：主要功能為視覺、骨骼發展及抗氧化，食物來源為類胡蘿蔔素、深色蔬菜，若缺乏則造成老化與慢性疾病有關氧化壓力。

2. **維生素 D**：主要功能為骨骼健康、預防心血管疾病，主要食物來源牛奶、高脂魚類、蛋黃等，缺乏會造成骨質疏鬆、骨折、肌肉衰弱、癌症及糖尿病。

3. **維生素 E**：具抗發炎、延緩失智症、抗氧化劑功能。主要食物來源全穀類、深綠色蔬菜、堅果及種籽，主要缺乏症狀為老化與慢性疾病有關氧化壓力。

4. **維生素 K**：主要功能為血液凝固及骨骼形成，食物主要來源為深綠色蔬菜，缺乏造成骨質疏鬆。

💀 水溶性維生素

涵蓋維生素 C 及維生素 B 群。維生素 C 為抗氧化劑，在結締組織、荷爾蒙及神經訊息傳導物質為重要，攝取足量的抗氧化營養素，如維生素 C 及維生素 E 可以保護人體免於自由基的破壞。老年期攝取葉酸、B_6、B_{12} 為之重要，功能為可清除血液中的同半胱胺酸，若血液中同半胱胺酸升高容易導致老人心血管疾病及中風、神經退化等問題；而補充維生素 B_{12} 可避免吸收不良所造成的惡性貧血。

（二）礦物質

老人隨著老化，胃酸製造量減少，更造成鋅吸收量下降，鋅缺乏會造成味覺喪失；鎂缺乏造成骨骼強度不足、肌肉虛弱和心智混亂，也會間接影響心血管疾病及糖尿病；充足的鉀才能夠維持體液的平衡，神經傳導及肌肉收縮才能維持血壓正常。可多攝取蔬菜、水果、全穀類或豆類。

五、水

水約占成人體重的 60~70%，水在體內的功能包含保持體溫正常、維持體液平衡、潤滑和緩衝關節、保護脊髓、降低腎臟負荷和其他敏感的組織，以及透過排尿、出汗和排便排除體內廢物。美國膳食協會(American Dietetic Association, ADA)建議，可依照年齡及體重簡單估算個人每日基本飲水需求，可滿足每天身體透過呼吸、汗液、尿液、糞

便所排出的水分，作為飲水量參考。老人的身體會隨著年齡增長及老化而衍生許多生理變化，身體組成瘦體組織、身體水分含量及骨質含量都隨著年齡增長而逐年遞減，水分組成下降，故更應攝取足夠水分。55~65 歲成年人飲水需求為每公斤 30 毫升、65 歲以上老人每公斤 25 毫升，故老年人每日水分建議需要量至少 1,500 毫升。老人如果攝取不足，會有便祕、脫水、體溫升高、高血壓等問題發生，嚴重還會導致休克。

3-3 老人的營養需求

一、營養需求基準

　　國家為了要維護國人健康，制訂國民飲食營養需求基準。一開始於 1956 年由內政部公布「暫訂國人每日營養素需要量」第一版，於 1970 年依據全國防疫暨國民營養會議決定組成修訂小組，參考國人體位及最新營養知識修正「暫訂國人每日營養素需要量」，於 1972 年由行政院衛生署（現為衛生福利部）完成建議國人每日營養素攝取量第二版，參考聯合國糧食暨農業組織／世界衛生組織、美國、英國、日本之標準，增添相關營養素之建議，接續 1979 年進行國人每日營養素攝取量第三版修正，1986 年進行每日營養素建議攝取量修正第四版，當時制訂每五年修訂一次建議攝取量，我國於 1993 年成為高齡化國家（65 歲以上人口達總人口之 7%），期間國家經濟持續發展，國民生活型態、飲食習慣顯著變化，飲食營養建議需要因應調整，歷經几次故修正第五版。

　　2003 年制訂「國人膳食營養素參考攝取量（第六版）」，以往進行營養素建議量主要為避免國人因缺乏營養素而產生疾病，此版將預防性疾病及過量社區的風險發生因素和相關實證資料納入考量之中。2010 年為了符合現代保健營養需求，行政院衛生署（現為衛生福利部）邀請專家學者修正國人膳食營養素參考攝取量（第七版），於2018~2022 年由衛生福利部修正國人膳食營養素參考攝取量，我國於2018 年成為高齡國家，為維護與促進高齡社會民眾健康的營養需求，2022 年修正為第八版。

　　國人膳食營養素參考攝取量(dietary reference intakes, DRIs)，包含平均需要量(estimated average requirement, EAR)、建議攝取量(recommended dietary allowance, RDA)、足夠攝取量(adequate intakes, AI)、上限攝取量(tolerable upper intake levels, UL)、巨量營養素可接受範圍(acceptable macronutrient distribution ranges, AMDR)及慢性疾病風險降低攝取量(chronic disease risk reduction intake, CDRR)等，上述各項目之說明見表 3-1。

○ 表 3-1　國人膳食營養素參考攝取量相關名詞說明

項目	說明
國人膳食營養素參考攝取量 (dietary reference intakes, DRIs)	包含 EAR、RDA、AI、UL、AMDR 及 CDRR
平均需要量 (estimated average requirement, EAR)	估計平均需要量值為滿足健康人群中半數的人所需要的營養素量
建議攝取量 (recommended dietary allowance, RDA)	建議攝取量值是可滿足 97~98%的健康人群每天所需要的營養素量，公式如下： RDA＝EAR＋2SD（2 個標準差）

○ 表 3-1　國人膳食營養素參考攝取量相關名詞說明（續）

項目	說明
足夠攝取量(adequate intakes, AI)	當數據不足無法訂出 RDA 值時，以健康者實際攝取量的數據衍算出來之營養素量
上限攝取量 (tolerable upper intake levels, UL)	對於絕大多數人不會引發危害風險的營養素攝取最高限量 NOAEL or LOAEL／不確定因子
巨量營養素可接受範圍 (acceptable macronutrient distribution ranges, AMDR)	碳水化合物、脂質及蛋白質等熱量營養素，可確保必需營養素攝取充足，且能維持健康與降低慢性疾病風險的適宜攝取量範圍
慢性疾病風險降低攝取量 (chronic disease risk reduction intake, CDRR)	基於實證醫學中等強度以上的證據，以預防慢性疾病風險為目標，所建立的必需營養素每日建議攝取量

資料來源：衛生福利部國民健康署(2022)．*國人膳食營養素參考攝取量及其說明第八版*．衛生福利部國民健康署。

二、老人營養指標

　　老人老化的過程中，以體位測量、體重、身高、身體質量指數、臂中圍可以做為人體熱量與蛋白質儲存的指標，反應出人體的瘦體組織與脂肪變化，可作為老人營養不良的指標，而小腿圍＜31 公分則表示老人有營養不良的情況，可預測未來老年慢性疾病、失能及死亡率等風險。身體質量指數(body mass index, BMI)廣泛用於評估營養狀況，診斷肥胖或蛋白質熱量不足，預測身體功能和行動力。WHO 建議以 BMI 值來衡量肥胖程度，BMI 其計算公式為體重（公斤）除以身高（公尺）的平方(kg/m^2)，依據 WHO 的定義，BMI 值在 $25 \leq BMI < 30$ 為體重過重、BMI＞30 以上為肥胖，而我國衛生福利部於 2002 年制定

體重正常為 18.5≦BMI＜24、24≦BMI＜27 為體重過重、BMI≧27 以上為肥胖。國人 BMI 值 27 之平均腰圍，在女性為 80 公分、男性為 90 公分，因此亦建議以此數值訂為國人中央肥胖之切點。老年人如果體重過輕會增加死亡風險，過高的 BMI 值會影響老人的健康，造成老人失能及影響身體功能，造成生活品質不佳，且肥胖亦會增加老人罹患慢性疾病，如心血管疾病、糖尿病、關節炎及癌症的機率；過低的 BMI 值會反應在其體重過輕，將增加死亡風險。

三、老人飲食指南

（一）老人飲食原則

1. **多元化飲食、均衡飲食**：高齡族群的營養飲食觀念建議攝取足夠六大營養素均衡飲食，調整烹調方式及食物質地，可選擇較軟食材，添加天然調味料等增添料理風味，協助高齡者容易吞咬，以強化老人的飲食品質和營養狀態。運用少量多餐方式達到 1 日所需熱量與營養，透過家人、親友陪伴用餐，提升老年人在飲食上的動機。患有高脂血症、糖尿病或腎臟病，會有一些飲食的限制，但在營養師的協助下，飲食仍可是多變的。

2. **適度的曝曬陽光**，身體會產生維生素 D，幫助鈣質的吸收；減少使用含咖啡因高的食物，避免食物中的鈣質流失，多吃鈣質豐富食物（乳品類、高鈣豆製品、深綠色蔬菜）等，避免骨質疏鬆。

3. **多吃富含膳食纖維的食物**：例如蔬菜、水果、全穀雜糧（糙米、全麥饅頭），可使排便更順暢。膳食纖維可以增加糞便的體積，刺激大腸引起便意，加速糞便通過腸道的時間，因此帶走身體中有害物質。膳食纖維也可吸收水分，使糞便較柔軟，較易排便。

4. **選用加碘鹽及適量攝取含碘食物**：如海帶、紫菜等海藻類食物。建議老人應選擇添加碘之碘鹽取代一般鹽，並適量攝取含碘食物，額外補充身體所需之碘量。但如有甲狀腺機能亢進、甲狀腺炎、甲狀腺腫瘤等疾病，應依醫師建議量食用。

5. **攝取均衡足夠的熱量及優質蛋白質**：如魚肉、雞蛋、雞肉、牛肉、豬肉、黃豆製品、乳品類等，搭配充足日曬與規律運動可以預防和改善衰弱症及肌少症。

（二）老人六大類食物建議食用量

身體熱量來源自六大類食物，如全穀雜糧類、豆魚蛋肉類、乳品類、蔬菜類、水果類、油脂與堅果種子類，但根據生活型態差異所需要的熱量會有所不同。依據 2020 年衛生福利部國民健康署老年期營養資源手冊，建議同一類食物中可以變換食物種類，更能夠有效攝取到各種所需營養素。六大類營養素包含醣類（每公克可以產生 4 大卡熱量）、蛋白質（每公克可以產生 4 大卡熱量）、脂質（每公克可以產生 9 大卡熱量）、維生素、礦物質及水。老人要攝取到足夠的營養素，必須注意均衡飲食及建議食用量，其一份食物所提供熱量及主要營養素的量，以及各食物提供營養成分見表 3-2、表 3-3。

○ 表 3-2　老人六大類食物、營養素及建議食用量

類別	主要營養成分	次要營養成分	份數	食物示例
全穀雜糧類	醣類	精製米、麵：蛋白質、脂肪、磷；未精製之穀類：蛋白質、脂肪、維生素 B_1、維生素 B_2、膳食纖維	2~3.5 碗（1 碗為一般家用飯碗、重量為可食重量）	=糙米飯 1 碗或雜糧飯 1 碗或米飯 1 碗 =熟麵條 2 碗或小米稀飯 2 碗或燕麥粥 2 碗 =米、大麥、小麥、蕎麥、燕麥、麥粉、麥片 80 公克 =中型芋頭 4/5 個（220 公克）或小番薯 2 個（220 公克） =玉米 2 又 2/3 根（340 公克）或馬鈴薯 2 個（360 公克） =全麥饅頭 1 又 1/3 個（120 公克）或全麥吐司 2 片（120 公克）
乳品類	蛋白質、鈣、維生素 B_1、維生素 B_2	維生素 B_{12}、維生素 A、磷	1.5 杯（1 杯=240 毫升全脂、脫脂或低脂奶=1 份）	=鮮奶、保久乳、優酪乳 1 杯（240 毫升） =全脂奶粉 4 湯匙（30 公克） =低脂奶粉 3 湯匙（25 公克） =脫脂奶粉 2.5 湯匙（20 公克） =乳酪（起司）2 片（45 公克） =優格 210 公克
豆魚蛋肉類	蛋白質、維生素 B_1、維生素 B_2	黃豆及其製品：脂肪、維生素 E、葉酸、鈣、鐵、磷；魚：維生素 B_2；蛋：維生素 A、維生素 B_{12}、磷；肉（家畜及家禽肉）：脂肪、維生素 B_6、維生素 B_{12}、菸鹼素、維生素 A（內臟類）、葉酸（內臟類）、磷、鐵	4~6 份（豆魚蛋肉類 1 份重量為可食部分生重）	=黃豆（20 公克）或毛豆（50 公克）或黑豆（25 公克） =無糖豆漿 1 杯 =傳統豆腐 3 格（80 公克）或嫩豆腐半盒（140 公克）或小方豆干 1 又 1/4 片（40 公克） =魚（35 公克）或蝦仁（50 公克）

○ 表 3-2　老人六大類食物、營養素及建議食用量（續）

類別	主要營養成分	次要營養成分	份數	食物示例
豆魚蛋肉類（續）	同上		4~6 份（豆魚蛋肉類 1 份重量為可食部分生重）	＝牡蠣（65 公克）或文蛤（160 公克）或白海參（100 公克） ＝雞蛋 1 個 ＝去皮雞胸肉（30 公克）或鴨肉、豬小里肌肉、羊肉、牛腱（35 公克）
蔬菜類	維生素 C、膳食纖維	深綠及深黃紅色蔬菜：維生素 A、維生素 E、葉酸、鈣、鐵、鉀、鎂　淺色蔬菜：鈣、鉀、鎂	3~4 份（1 份為可食部分生重 100 公克）	＝生菜沙拉（不含醬料）100 公克 ＝煮熟後相當於直徑 15 公分盤 1 碟或約大半碗 ＝收縮率較高的蔬菜，如莧菜、地瓜葉等，煮熟後約占半碗 ＝收縮率較低的蔬菜，如芥蘭菜、青花菜等，煮熟後約占 2/3 碗
水果類	水分、維生素 C	維生素 A、鉀、膳食纖維	2~3.5 份（1 份為切塊水果約大半碗~1 碗）	＝可食重量估計約等於 100 公克（80~120 公克） ＝香蕉（大）半根 70 公克 ＝榴槤 45 公克
油脂與堅果種子類	脂肪	植物油類：維生素 E　核果及種子類：維生素 B$_1$、鉀、鎂、磷、鐵	油脂 3~5 茶匙及堅果種子類 1 份（1 份重量為可食重量）	＝芥花油、沙拉油等各種烹調用油 1 茶匙（5 公克） ＝杏仁果、核桃仁（7 公克）或開心果、南瓜子、葵花子、黑（白）芝麻、腰果（10 公克）或各式花生仁（13 公克）或瓜子（15 公克） ＝沙拉醬 2 茶匙（10 公克）或蛋黃醬 1 茶匙（8 公克）

資料來源：衛生福利部國民健康署 (2020)，老年期營養資源手冊，衛生福利部國民健康署。

○ 表 3-3　六大類食物熱量及三大營養素含量

六大類食物	熱量及三大營養素含量			
	熱量（大卡）	蛋白質（克）	脂肪（克）	醣類（克）
全穀雜糧類	70	2	+	15
乳品類	150	8	8	12
豆魚蛋肉類	75	7	5	+
蔬菜類	25	1	－	5
水果類	60	+	－	15
油脂與堅果種子類	45	－	5	－

註：“＋”表微量。

資料來源：衛生福利部國民健康署(2020)．*老年期營養資源手冊*．衛生福利部國民健康署。

（三）老人均衡膳食建議

依據 2017~2020 年國民營養健康狀況變遷調查顯示，65~74 歲以上男性及女性平均攝取熱量為 1,821 大卡（蛋白質占熱量 16.7%、脂肪熱量占 29.1%、醣類總熱量占 55.5%），中老年後隨著年齡增加而攝取下降，且基礎代謝率下降及活動量減少，致每日需求總熱量減少，老人蛋白質攝取不足，會使得瘦體組織降低、肌肉量減少，容易罹患肌少症及骨質疏鬆症，若再加上活動量減少，熱量需求會更降低，故老人應選擇各樣的食物以建構身體基礎營養素，來獲取足夠的營養，提升對抗疾病能力。

老人需要均衡攝取六大類食物以預防慢性病罹患率上升，包括心臟病、癌症、糖尿病及高血脂症等。均衡飲食的目的，即是為了減少微量營養素缺乏的問題，依據國民健康署建議如下：

1. **每天早晚一杯奶**：每天早晚各喝一杯 240 毫升的乳品，或是用起司、無糖優酪乳等方式增加乳品類食物之攝取。

2. **每餐水果拳頭大**：1 份水果約 1 個拳頭大；切塊水果約大半碗～1 碗，1 天應至少攝取 2 份水果，並選擇在地、當季、多樣化。

3. **菜比水果多一點**：青菜攝取量應足夠，體積需比水果多，並選擇當季且深色蔬菜需達 1/3 以上（包括深綠和黃橙紅色）。

4. **飯跟蔬菜一樣多**：全穀雜糧類之份量約與蔬菜量相同。

5. **豆魚蛋肉一掌心**：蛋白質食物 1 掌心約可提供豆魚蛋肉類 1.5~2 份，但應避免加工肉品。

6. **堅果種子一茶匙**：每天應攝取 1 份堅果種子類。1 份堅果種子約 1 湯匙量或三茶匙（約杏仁果 5 粒、花生 10 粒、腰果 5 粒）。

　　衛生福利部國民健康署建議均衡飲食三大營養素之攝取量占比，醣類占 50~60%、蛋白質占 10~20%、脂質占 20~30%，並依據不同生活活動強度（低、稍高、適度或高）做調整。日常生活活動量可以區分為四種強度，低強度（靜態活動、睡覺、靜臥或悠閒坐著）、稍低強度（站立活動，身體活動度較低、熱量較少）、適度強度（身體活動為正常速度、熱量消耗較少）及高強度（身體活動程度較正常速度快或激烈、熱量消耗較多）。65 歲以上老人活動強度與每日飲食建議攝取量如表 3-4。

○ 表 3-4 65 歲以上老人活動強度與每日飲食建議攝取量

生活活動強度	低		稍低		適度	
性別	男	女	男	女	男	女
熱量建議（大卡）	1,650~1,700	1,300~1,400	1,900~1,950	1,500~1,600	2,150~2,250	1,700~1,800
全穀雜糧類（份）	10	8	12	10	12~14	10~12
乳品類（份）	1.5	1.5	1.5	1.5	1.5	1.5
豆魚蛋肉類（份）	4.5~5	3~4	6	4~4.5	6	5
蔬菜類（份）	3	3	4	3	4	3
水果類（份）	2	2	2	2	3.5	2
油脂與堅果種子類（份）	4~5	4	5	4	6	5
油脂類（茶匙）	3~4	3	4	3	5	4
堅果種子類（份）	1	1	1	1	1	1

註： 1. 六大類食物的份數定義：(1)全穀雜糧類：每15公克醣類為1份；(2)乳品類：每8公克蛋白質為1份；(3)豆魚蛋肉類：每7公克蛋白質為1份；(4)蔬菜類：每25大卡熱量為1份；(5)水果類：每60大卡熱量為1份；(6)油脂類：每5公克脂肪為1份。

　　 2. 熱量建議為參考國人膳食營養素參考攝取量第七版；六大類食物建議標準為參考2018年的每日飲食指南手冊及衛生福利部國民健康署2017~2020年國民營養健康狀況變遷調查。

（四）老人膳食營養素參考攝取量

🐮 巨量營養素參考攝取量

1. **醣類**：巨量營養素涵蓋碳水化合物、脂質及蛋白質，可提供身體所需要能量的營養素，但隨著時代進步飲食西化，國人碳水化合物攝取量降低，逐漸以脂肪和蛋白質取代。國人碳水化合物大多來自於穀類，穀類含澱粉類植物性食品；碳水化合物每日建議攝取量若以巨量營養素可接受範圍(AMDR)為依據，則建議攝取的範圍為每日總熱量 50~65%。當碳水化合物 AMDR 大於總熱量 65%會增加罹患冠心病之發生率，低於總熱量 45%會增加肥胖的發生率，故依據國人膳食營養素參考攝取量，51~70 歲成人及 70 歲以上的老人碳水化合物平均需要量(EAR)為每日 100 公克、建議攝取量(RDA)為每天 130克，如表 3-5。

○ 表 3-5 51 歲以上碳水化合物的膳食營養素參考攝取量

營養素	項目	膳食營養素參考攝取量
碳水化合物	AMDR	每日總熱量 50~65%
	EAR	100 g/day
	RDA	130 g/day

資料來源：衛生福利部國民健康署(2022)．*國人膳食營養素參考攝取量及其說明第八版*．衛生福利部國民健康署。

2. **膳食纖維**：研究顯示，攝取膳食纖維可降低慢性疾病發生的風險，其與攝取食物有關。國家膳食纖維建議攝取量主要以預防心血管疾病來制定，建議膳食纖維足夠攝取量(AI)訂定為每 1,000 大卡熱量攝取 14 公克膳食纖維，依據 51 歲以上不同性別及年齡層每日熱量建議攝取量，以不同活動強度來設定膳食纖維 AI 值，如表 3-6。

○ 表 3-6　國人膳食纖維參考攝取量

項目	膳食纖維參考攝取量(g)								AI (g/1,000 kcal)
活動強度	低		稍低		適度		高		
性別	男	女	男	女	男	女	男	女	14
31~50 歲	25	20	29	23	34	27	37	29	
51~70 歲	24	20	27	22	32	25	35	28	
71 歲以上	23	18	27	21	30	24	—	—	

3. **蛋白質**：建議攝取量依據 2002 年美國醫學研究所食物與營養委員會的建議，蛋白質 AMDR 可占總熱量 10~35%。蛋白質建議攝取量設計主要是避免體內氮流失所需要的低蛋白質攝取量，國人膳食營養素參考攝取量第八版蛋白質建議量成人為 1.1 g/kg bw/day，70 歲以上老人建議蛋白質攝取量需大於 1.2 g/kg bw/day，以維持老人肌肉功能。參考體重（男：58~64 公斤、女：50~52 公斤）換算蛋白質攝取量，51 歲以上建議男性 70 g/day、女性 60 g/day，如表 3-7，可以預防肌少症及衰弱症風險。

○ 表 3-7　51 歲以上蛋白質的膳食營養素參考攝取量

營養素	項目	膳食營養素參考攝取量
蛋白質	AMDR	每日總熱量 10~35%
	RDA	男：70 g/day
		女：60 g/day

資料來源：衛生福利部國民健康署(2022)．*國人膳食營養素參考攝取量及其說明第八版*．衛生福利部國民健康署。

4. **脂質**：總量 AMDR 建議為總熱量 20~30%，針對 51 歲以上長者飽和脂肪酸(SFA)之 AMDR 建議訂為少於總熱量的 10%，因研究顯示飽和脂肪酸雖然比不飽和脂肪酸穩定，但會造成心血管疾病發生，健

康飲食要避免攝入反式脂肪，ω-6 多元不飽和脂肪酸（亞麻油酸）AMDR 為總熱量 4~8%，ω-3 多元不飽和脂肪酸（包含次亞麻油酸、EPA、DHA）AMDR 為總熱量 0.6~1.2%。反式脂肪酸的建議量少於總熱量 1%，因證據尚不充足，故不建議設定膽固醇之建議量，惟血脂代謝異常者還是要注意適量攝取，如表 3-8。

○ 表 3-8 51 歲以上脂質的膳食營養素參考攝取量

營養素	項目	膳食營養素參考攝取量
脂質	AMDR	每日總熱量 20~30%
飽和脂肪酸	AMDR	每日總熱量＜10%
ω-6 多元不飽和脂肪酸（亞麻油酸）	AMDR	每日總熱量 4~8%
ω-3 多元不飽和脂肪酸（次亞麻油酸、EPA、DHA）	AMDR	每日總熱量 0.6~1.2%
反式脂肪酸	AMDR	每日總熱量＜1%

資料來源：衛生福利部國民健康署(2022)．*國人膳食營養素參考攝取量及其說明第八版*．衛生福利部國民健康署。

微量營養素參考攝取量

微量營養素涵蓋維生素和礦物質，其攝食評估對照國人膳食營養素參考攝取量第八版（表 3-9、表 3-10），主要是針對不同年齡找出營養素建議量。

1. **維生素**：

    (1) **維生素 C**：老人的建議量為每日 100 mg，但吸菸會增加維生素 C 的代謝速率，因此吸菸者應多補充維生素 C，上限攝取量為 2,000 mg。

(2) **維生素 D**：健康的人皮膚在最低日照及鈣充足的條件下，具備有自製維生素 D 的功能，血清 25-羥基維生素 D（25-hydroxyvitamin D, 25-(OH)D）目標濃度為 50 nmol/L，無日照及飲食鈣充足的情況下，0~50 歲國人每日攝取 10 μg 維生素 D (AI)，可以維持充足的血清維生素 D 濃度。老化過程中，血清維生素 D 濃度會降低，老人皮膚製造維生素 D 的能力降低（研究指出 65 歲老人維生素 D 製造能力約為年輕者之 20%），故針對 51 歲以上成人和一般成人維生素 D 由每日 10 μg/day 提高到 15 μg/day (AI)。

(3) **維生素 K**：考量維生素 K 與慢性疾病預防之關係，國人膳食營養素參考攝取量增列維生素 K 之建議攝取量，如 70 歲以上男性為 120 μg、女性為 90 μg。

(4) **維生素 B_1、B_2、菸鹼素**：參與能量的代謝，但隨年齡增加，建議量因熱量降低而減少。維生素 B_1 以男性 1.2 mg、女性 0.9 mg、維生素 B_2 以男性 1.3 mg、女性 1.0 mg、菸鹼素以男性 16 mg N.E./1,000 kcal、女性 14 mg N.E./1,000 kcal 計。

(5) **維生素 B_6**：參與蛋白質代謝，是轉胺酶的輔因子，需求量依蛋白質的攝取量而定，每日建議攝取量約 1.6 mg。

(6) **維生素 B_{12}**：老人的建議攝取量為 2.4 μg；老人若因腸道吸收不良，引起血清維生素 B_{12} 濃度下降，並非攝食不足引起，應注射維生素 B_{12} 而非提高建議量。

(7) **葉酸**：我國對老人的葉酸建議攝取量為 400 μg，上限攝取量訂為 1,000 μg。

○ 表 3-9 51 歲以上國人維生素膳食營養素參考攝取量

脂溶性維生素

項目	維生素 A (µg R.E.)		維生素 D (µg)	維生素 E (mg α-T.E.)	維生素 K (µg)	
性別	男	女	15	12	男	女
51~70 歲	600	500			120	90
71 歲以上						

水溶性維生素

項目	維生素 C (mg)	維生素 B₁ (mg)		維生素 B₂ (mg)		菸鹼素 (mg NE)		維生素 B₆ (mg)	維生素 B₁₂ (µg)	葉酸 (µg)
性別	100	男	女	男	女	男	女	1.6	2.4	400
51~70 歲		1.2	0.9	1.3	1.0	16	14			
71 歲以上										

註： 1. R.E. (retinol equivalent)：即視網醇當量。1 µg R.E.=1 µg視網醇(retinol)=6 µg β-胡蘿蔔素(β-carotene)。
2. 維生素D 1 µg=40 I.U.維生素D。
3. α-T.E. (α-tocopherol equivalent)：即α-生 育醇當量。1 mg α-T.E.=1 mg α-tocopherol。
4. N.E. (niacin equivalent)：即菸鹼素當量，菸鹼素包括菸鹼酸及菸鹼醯胺，以菸鹼素當量表示之。

資料來源：衛生福利部國民健康署(2022)．*國人膳食營養素參考攝取量及其說明第八版*．衛生福利部國民健康署。

2. 礦物質：

(1) **鈣**：為成長和骨骼健康必需礦物質，幫助調節生理機能。老化和更年期、停經婦女性荷爾蒙減少，骨質流失女性年齡更早於男性，骨密度下降嚴重會引起骨質疏鬆症，我國 51~70 歲及 71 歲以上鈣需要量分別為 290 mg/day 及 282 mg/day，EAR 估計值約為 800 mg/day，AI 值為 1,000 mg/day，上限攝取量為 2,000 mg/day。

(2) **鈉**：過去國人膳食營養素建議量並沒有訂出鈉，國人膳食營養素參考攝取量第八版為了預防慢性疾病，故訂定鈉攝取建議之 AI 及慢性疾病風險降低攝取量(CDRR)，訂定 19~70 歲健康成人鈉 CDRR 為 2,300 mg（約 6 公克鹽）。

(3) **鎂**：一般正常飲食下鎂較不會缺乏，而鈣、磷、鎂與維生素 D 同為維持骨骼健康所必需的營養素，依據臺灣歷年國民營養健康狀況變遷調查顯示，國人鎂攝取量偏低，51~70 歲男性 RDA 為 360 mg/day、女性 310 mg/day；71 歲以上男性 RDA 為 350 mg/day、女性 300 mg/day，上限攝取量為 700 mg。

(4) **鐵**：有貧血症狀的老人，應多食用富含血紅素鐵質的內臟、瘦肉等食物。國人膳食營養素參考攝取量對成年男性的鐵建議量為 10 mg、生育年齡婦女為 15 mg，而停經後之婦女，因無經血流失，建議降低鐵攝取量至 10 mg，鐵的上限攝取量為 40 mg。

(5) **鋅**：與味覺的功能有關，許多老人有食慾不振的現象，可能是缺乏鋅。還有缺乏鋅時會造成免疫力下降，所以平時要注意含鋅食物的攝取。富含鋅的食物有牡蠣、雞蛋等。鋅建議攝取量男性為 15 mg、女性為 12 mg。

(6) **鉀**：攝取增加可能有助於減少心血管疾病的風險及降低血壓。經國民營養健康狀況變遷調查結果發現，國人鉀平均攝取量每天皆不到 3,000 mg，老人雖然比成年人消耗較少的熱量，但因為年齡增長，高血壓風險升高，對鉀的需求量增加，故設定健康成年人 AI 男性為 2,800 mg、女性 2,500 mg。然而腎臟疾病、糖尿病、心臟衰竭、腎上腺功能不全，或患有會損害鉀排泄之疾病較不適用，在中老年人更需要特別注意。

(7) **碘、硒、氟**：為人體必需的微量元素，成年人與老人的碘建議量不分男女同為 150 μg，上限攝取量為 1,000 μg。硒建議量為 55 μg，上限攝取量為 400 μg。

○ 表 3-10 51 歲以上國人礦物質膳食營養素參考攝取量

項目	鈣 (mg)	磷 (mg)	鈉 (mg)	鎂 (mg)		鐵 (mg)	鋅 (mg)		鉀 (mg)		碘 (μg)	硒 (μg)	氟 (mg)
性別				男	女		男	女	男	女			
51~70 歲	1,000	800	2,300	360	310	10	15	12	2,800	2,500	150	55	3.0
71 歲以上				350	300								

資料來源：衛生福利部國民健康署(2022)．*國人膳食營養素參考攝取量及其說明第八版*．衛生福利部國民健康署。

課後練習
Review Activities

( ) 1. 依據國民健康署 2018 年發布新版國民飲食指標，針對每日飲食中，添加糖攝取量不宜超過總熱量的？(A) 10%　(B) 20%　(C) 30%　(D) 40%

( ) 2. 老人常見到與飲食有關的咀嚼吞嚥困難問題，是哪一個特殊生理系統導致？(A)感覺系統　(B)內分泌系統　(C)消化系統　(D)生殖系統

( ) 3. 骨質疏鬆是哪一種維生素缺乏？(A)維生素 A　(B)維生素 D　(C)維生素 E　(D)維生素 K

( ) 4. 基於實證醫學中等強度以上的證據，以預防慢性疾病風險為目標，所建立的必需營養素每日建議攝取量稱之為？(A)平均需要量　(B)建議攝取量　(C)慢性疾病風險降低攝取量　(D)上限攝取量

( ) 5. 碳水化合物每日建議攝取量以巨量營養素可接受範圍 AMDR，建議攝取的範圍為每日總熱量的？(A) 50~65%　(B) 20~35%　(C) 45~80%　(D) 10%

( ) 6. 國人膳食營養素參考攝取量涵蓋下列何者為非？(A)平均需要量　(B)建議攝取量　(C)足夠攝取量　(D)限制量

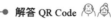 解答 QR Code

參考資料
Reference

行政院國家發展委員會(2018)・*中華民國人口推估（2018 至 2065 年）報告*。
　　https://www.ndc.gov.tw/Content_List.aspx?n=84223C65B6F94D72

李仁鳳、林士民、金蘭馨、戴瑄、業湘裕、林美芳、楊筑雅、吳淑如、錢桂玉、陳素
　　萍(2016)・*高齡營養學*（二版）・華格那。

胡月娟、蕭仔伶、何瓊芳、詹婉卿、彭巧珍、巫曉玲(2021)・*老人護理學*・新文京。

陳慧君、黃素華、鄭金寶、楊榮森(2015)・年老衰弱症的營養處置・*臺灣醫學，19*(5)，
　　534-541。

趙振瑞、蘭淑貞、駱菲莉、張佳琪、陳巧明、張美鈴、葉兆雲、李明芬、陳曉鈴、莊
　　正宏、詹吟菁、趙哲毅、鄭瑋宜、楊素卿(2011)・*老人營養學*・禾楓書局。

衛生福利部國民健康署(2012)・*國人膳食營養素參考攝取量及其說明第七版*・衛生福利
　　部國民健康署。

衛生福利部國民健康署(2016)・*高齡友善城市調查*。
　　https://www.hpa.gov.tw/Pages/Detail.aspx?nodeid=3856&pid=11059

衛生福利部國民健康署(2018a)・「*1999~2000 年國民營養健康狀況變遷調查*」。
　　https://www.hpa.gov.tw/Pages/List.aspx?nodeid=1782

衛生福利部國民健康署(2018b)・「*2005~2008 年國民營養健康狀況變遷調查*」。
　　https://www.hpa.gov.tw/Pages/List.aspx?nodeid=1767

衛生福利部國民健康署(2018c)・*BMI 指數測試*。
　　https://health99.hpa.gov.tw/OnlinkHealth/Onlink_BMI.aspx

衛生福利部國民健康署(2018d)・*我的餐盤聰明吃營養跟著來*。
　　http://www.hpa.gov.tw/Home/Index.aspx

衛生福利部國民健康署(2018e)・*每日飲食指南手冊*・衛生福利部國民健康署。

衛生福利部國民健康署(2019)・「*2013~2016 年國民營養健康狀況變遷調查*」。
　　https://www.hpa.gov.tw/Pages/Detail.aspx?nodeid=3999&pid=11145

衛生福利部國民健康署(2020)・*老年期營養資源手冊*・衛生福利部國民健康署。

衛生福利部國民健康署(2022)・*國人膳食營養素參考攝取量及其說明第八版*・衛生福利
　　部國民健康署。

衛生福利部國民健康署(2022)・「*2017~2020 年國民營養健康狀況變遷調查成果報告*」。
　　https://www.hpa.gov.tw/Pages/List.aspx?nodeid=3998

衛生福利部統計處(2017)・*老人狀況調查報告*。https://dep.mohw.gov.tw/DOS/lp-1767-
　　113.html

蕭寧馨(2016)・*生命期營養*・藝軒。

C, Byrd-Bredbenner., Jacqueline, B., Danita, K., Jaclyn, M, A. (2022)・*機能營養學前瞻*
　　（蕭寧馨譯；二版）・藝軒。（原著出版於 2021）

Barbagallo, M., & Dominguez, L. J. (2010). Magnesium and aging. *Current Pharmaceutical
　　Design, 16*(7), 832-839.

Campbell, S. (2004). Dietary reference intakes: Water, potassium, sodium, chloride, and sulfate. *Clinical Nutrition Insight, 30*(6), 1-4.

Hida, Y., Nishida, T., Taniguchi, C., & Sakakibara, H. (2021). Association between swallowing function and oral bacterial flora in independent community-dwelling elderly. *Aging Clinical and Experimental Research, 33*, 157-163.

Holick, M., Matsuoka, L., & Wortsman, J. (1989). Age, vitamin D, and solar ultraviolet. *The Lancet, 334*(8671), 1104-1105.

Jacka, F. N., Overland, S., Stewart, R., Tell, G. S., Bjelland, I., & Mykletun, A. (2009). Association between magnesium intake and depression and anxiety in community-dwelling adults: The hordaland health study. *Australian & New Zealand Journal of Psychiatry, 43*(1), 45-52.

Jeruszka-Bielak, M., Kollajtis-Dolowy, A., Santoro, A., Ostan, R., Berendsen, A. A., Jennings, A., ... & Pietruszka, B. (2018). Are nutrition-related knowledge and attitudes reflected in lifestyle and health among elderly people? A study across five European countries. *Frontiers in Physiology, 9*, 994.

Lang, T., Cauley, J. A., Tylavsky, F., Bauer, D., Cummings, S., & Harris, T. B. (2010). Computed tomographic measurements of thigh muscle cross-sectional area and attenuation coefficient predict hip fracture: the health, aging, and body composition study. *Journal of Bone and Mineral Research, 25*(3), 513-519.

MacLaughlin, J., & Holick, M. F. (1985). Aging decreases the capacity of human skin to produce vitamin D3. *The Journal of Clinical Investigation, 76*(4), 1536-1538.

Need, A. G., Morris, H. A., Horowitz, M., & Nordin, C. (1993). Effects of skin thickness, age, body fat, and sunlight on serum 25-hydroxyvitamin D. *The American Journal of Clinical Nutrition, 58*(6), 882-885.

Nielsen, F. H. (2010). Magnesium, inflammation, and obesity in chronic disease. *Nutrition Reviews, 68*(6), 333-340.

Ohira, T., Peacock, J. M., Iso, H., Chambless, L. E., Rosamond, W. D., & Folsom, A. R. (2009). Serum and dietary magnesium and risk of ischemic stroke: The atherosclerosis risk in communities study. *American Journal of Epidemiology, 169*(12), 1437-1444.

Stajkovic, S., Aitken, E. M., & Holroyd-Leduc, J. (2011). Unintentional weight loss in older adults. *Canadian Medical Association Journal, 183*(4), 443-449

Trumbo, P., Schlicker, S., Yates, A. A., & Poos, M. (2002). Dietary reference intakes for energy, carbohydrate, fiber, fat, fatty acids, cholesterol, protein and amino acids.(Commentary). *Journal of the American Dietetic Association, 102*(11), 1621-1631.

Yin, Z., Brasher, M. S., Kraus, V. B., Lv, Y., Shi, X., & Zeng, Y. (2019). Dietary diversity was positively associated with psychological resilience among elders: A population-based study. *Nutrients, 11*(3), 650.

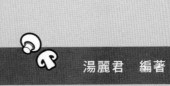

湯麗君　編著

老人的營養評估

Chapter

04

4-1　營養評估項目
4-2　心理及認知評估
4-3　功能性評估

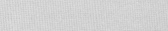

　　正常老化或是疾病所帶來的身心靈各種變化，都可能影響老人對各類營養素攝取及需求。本章將針對各種面相所造成的改變如何影響營養素進行評估說明，包含營養指標、認知層面、生理層面、心理層面以及社會層面。例如透過營養指標和生化數值等來評估老人的營養需求是否改變；認知層面則以簡易心智／認知狀態評分表(mini-mental state examination, MMSE)和譫妄的混亂評估(confusion assessment method, CAM)作為老人失智或輕度認知障礙的評估工具；以衰弱量表(frail scale, FS)作為老人身體功能或衰弱症候群的評估工具，當中生理變化包括五官感受、心血管系統、口腔吞嚥、腸胃吸收、排泄系統、肌肉骨骼及造血免疫等；以老人憂鬱量表(geriatric depression scale short-form, GDSSF)作為老人的家庭支持、焦慮憂鬱程度或參與支持的心理變化作為對營養的評估工具。另外還有其他多種評量工具量表作為多層面的評估工具（圖 4-1）。由於衰老為多面向因子所導致，應以周全性老年評估工具來評量因老化及疾病可能帶來的變化，及對老人營養吸收的影響，或以臨床及居家簡易指標作為營養評估及介入與衛教的依據。

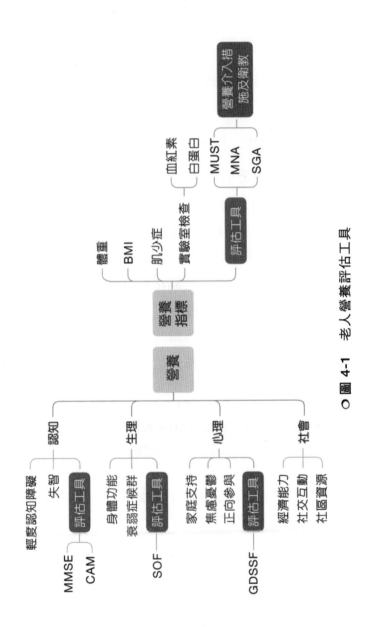

○ 圖 4-1　老人營養評估工具

4-1 營養評估項目

一、基本營養評估因子

　　包含體位測量、生化檢驗項目、臨床表徵以及營養飲食評估等項目，分述如下：

（一）老人體位測量及評估

1. **姿勢和步態評估**：了解老人的基本姿勢和步態是體位評估的起點。觀察其站立、行走和坐下的方式，檢測是否存在明顯不正常姿勢、不穩定步態或平衡問題。具體的項目如下：

   (1) 身高測量：共有兩種測量方法，可採直接測量，亦即站立測量，正常應無駝背、脊椎側彎，若無法站立則採平躺測量，測量時其肩膀及臀部應在同一線上，膝伸直；另一種測量身高的方法為間接測量，以手臂估測法測量指胸骨中線至中指之距離，此距離之兩倍長度即身高。或是測量膝長並帶入公式推估，公式如下：

   > 男性：$85.1 + 1.73 \times$ 膝長(cm) $- 0.11 \times$ 年齡 ＝身高(cm)
   > 女性：$91.45 + 1.53 \times$ 膝長(cm) $- 0.16 \times$ 年齡 ＝身高(cm)
   > 單手評估法：　身高(cm) ＝單手平開與肩齊，中指指尖至鎖骨中心的長度$\times 2$
   > 雙手評估法：　身高(cm) ＝雙手平開與肩齊，一手中指指尖至另一手中指指尖

   (2) 體重的改變：世界衛生組織建議以體質量指數(Body Mass Index, BMI)來衡量肥胖程度，其計算公式是以體重(kg)／身高^2 (m^2)。一般 BMI 值正常為 18.5~24.9，18.5 以下為體重不足，大於 24.9 則表示過度肥胖(Kornusky & Holle, 2017)；對老人而言，BMI 小

於 22 屬於正常偏瘦，介於 22~24 為正常，24~27 則為過重。而體重下降的公式則為：

$$體重下降百分比＝（平常體重－目前體重）／平常體重 × 100\%。$$

體重下降與危險程度如表 4-1。

○ 表 4-1　體重下降與危險程度

危險程度	體重變化	
高危險性	過去 1 星期	體重下降 > 1~2%
	過去 1 個月	體重下降 > 5%
	過去 3 個月	體重下降 > 7.5%
	過去 6 個月	體重下降 10%
中危險性	過去 1~6 個月	體重下降 > 5~10%
低危險性	過去 6 個月以上	體重下降 > 5~10%

2. **平衡評估**：包括單腳站立、轉身測試和走路時的平衡表現，以確保老人能夠安全地進行各種日常活動。

3. **座位高度和姿勢評估**：檢查座位的高度是否適當，這對於防止壓力性損傷和提高老人的舒適度特別重要。評估坐姿是否正確，避免過度彎曲或不當的姿勢，有助於減少肌肉和關節的不適。

4. **轉移能力評估**：評估老人的轉移能力，包括站立起來、坐下和轉身等動作。這有助於了解是否需要輔助設備或特殊的動作技巧，以確保他們能夠獨立完成這些基本動作。

5. **骨骼和關節柔軟度評估**：老人可能面臨骨質疏鬆和關節僵硬的問題。透過測試關節的活動範圍和柔軟度，可以評估是否需要進行相應的伸展和運動計畫，以維持關節的靈活性。

6. **肌肉力量評估**：良好的肌肉力量有助於支撐身體、保持平衡和預防跌倒。可測試不同部位的抓握力、下肢力量和核心肌肉力量等方式評估。

　　總體來說，老人體位測量和評估是一個多層次的過程，不只是常見的身高和體重，更應涵蓋平衡等全面評估項目以了解其身體結構和功能，可用於制定個人化的康復計畫、改善體位、增加活動能力、提高生活質量，並減少跌倒和受傷的風險。

（二）老人的生化檢驗項目

　　老人經常性生化檢驗項目主要為蛋白質狀況指標（例如包含白蛋白、球蛋白、尿酸、尿素氮），健康老人之血清白蛋白值建議應大於 4.0 g/dL，若低於 3.2 g/dL，則為死亡率較高之危險數值；球蛋白在感染、肝病、腎臟病、自體免疫疾病及癌症時均可能發生增減，建議值 2.5~3.5 g/dL，且白蛋白比球蛋白的正常比值應大於 1。尿酸是體內普林(purine)的代謝物，若老人罹患糖尿病、痛風、腎炎、鉛中毒、或副甲狀腺機能亢進等尿酸會偏高；若腎小管異常、先天性酵素缺乏則尿酸值會偏低。而尿素氮為腎臟代謝之最終產物，當老人發生腎功能障礙時，產物無法適當排出，此時血清中之尿素氮數值會升高。但此數值極易受藥物劑量影響，必須配合其他檢查數值一起診斷。若尿素氮值偏高：可能發生尿毒症、攝護腺腫大、心臟代償失調。若尿素氮值低：可能發生肝硬化、腎炎、肌餓、或老人營養不良。血清膽固醇值應控制於 160~200 mg/dL 之間，若小於 160 mg/dL 則為營養不良，可能

有較高的死亡率，如急性疾病引起發炎細胞激素的分泌增加，會導致老人有較低之膽固醇值。血紅素(Hb)亦為營養指標之一，標準值會隨年齡增長而下降，60~64 歲為 5.95 gm%、65~69 歲 6.7 gm%、70~74 歲 6.58 gm%和 75~79 歲 6.87 gm% (Raisinghani et al., 2019)。

（三）老化的臨床表徵

老人身體各系統因年齡增長漸漸退化，可由各種體位或生理表徵的改變進行觀察。

🦴 骨折或骨頭疼痛

隨著年齡增長，胃的蠕動力與排泄功能下降，小腸的老化會影響某些養分的吸收（如鈣質、鐵質、乳糖及維生素 D），並使維生素 D 接受器減少，致維生素 D 與鈣的吸收下降，導致老人臨床表徵出現營養不良及骨質疏鬆症，甚至骨折。

🦴 水分調節和體溫

喝水量減少、鹽分攝取過低或水分不足，會造成低血鈉、脫水及尿液比重濃縮，老人非自主性漏尿或頻尿問題，常以減少飲水量來減緩症狀，但飲水量過少會引起脫水及嚴重的電解質不平衡問題。在排汗方面，正常體溫為 36.6~37.5℃，老人因飲水量過少而不易藉由排汗散熱、調節體溫，使老人易中暑或體溫過高的臨床表徵。

🦴 眼睛乾燥、口唇病變、口角炎

缺乏維生素 B_2、菸鹼酸、鐵質、維生素 B_6，都可能造成口角裂開、口角炎、紅腫、發炎、潰瘍等問題。而舌頭疼痛、味蕾萎縮及味覺改變，口腔紅腫現象，可能與菸鹼酸、葉酸、維生素 B_2、B_6、B_{12}、色胺酸或鐵質的缺乏有關。另外，淚腺功能因退化而造成眼睛乾燥問題，加上淚液排出緩慢，使老人容易流眼淚、眼瞼內翻或外翻；眼睛

構造的老化造成對顏色、圖像、色彩對比、光線強弱適應和視野的改變，老年性白內障(cataract)及視網膜黃斑部變性(age-related macular degeneration, AMD)便是常見之眼睛老化問題。

肌肉骨骼系統

下肢肌肉萎縮、肌力減弱、關節退化或病變、中樞神經反應時間變慢，造成老人走路時步態改變，需以較多的步伐來調整其身體姿勢，或將身體前傾，這也容易導致老人跌倒。脊椎堅硬度減低造成脊柱受壓或彎曲，易發生駝背及身體前傾情形，使平衡感失調而跌倒。婦女在更年期後，因女性荷爾蒙分泌減少、維生素 D 合成減少，導致鈣質吸收降低、營養不良，加上其他因素，如生活型態的改變、運動頻率和量減少，女性骨質流失速度約為每年 3~5%，約在 65~70 歲間漸趨緩和，骨質流失使得骨折時骨頭的癒合能力下降。老化的關節彈性減少，軟骨強度變差，影響伸展及柔軟度，加上身體骨骼架構較不穩定、步態改變走路時前傾，或因為關節疼痛而活動不能等問題，更容易出現疲勞衰竭。

研究發現「肌肉量(skeletal muscle mass)」為影響老人死亡風險的重要關鍵之一，肌肉量較低的老人（最低的 25%）會增加 1 倍的死亡風險。肌肉的質量與能力會隨著年齡緩慢下降，特別是在超過 50 歲後，肌肉的退化會越來越明顯。建議老人一定要長期且規律進行肌力或阻抗性訓練的運動。適當的肌力訓練，可以有效維持或增加身體的肌肉量。飲食方面，建議要重視六大類食物的均衡攝取，特別要確保有足夠且優質的蛋白質作為肌肉生成的原料以及充足的蔬果攝取，以減緩慢性發炎現象，幫助蛋白質的運用，若沒有良好營養配合，將會使肌肉生成受限。

🩸 造血及免疫系統

造血系統功能退化，血比容、血色素、葉酸稍微下降，易有貧血現象。免疫系統老化，也易使老人罹患傳染病與惡性腫瘤。

（四）老人的營養飲食評估

老人的飲食評估是確保其營養需求得到滿足，促進健康的重要一環。飲食評估的目的是了解老人的飲食習慣、營養攝入和可能存在的問題，以制定適當的營養計畫。以下是老人飲食評估的主要方面：

1. **進食頻率和飲食種類**：包含 24 小時回憶法、食物攝取頻率問卷、食物日記或記錄、食物攝取觀察法，以了解老人的進食頻率和飲食種類對於評估其營養攝入至關重要。評估項目包括每日進食的次數、飲食的多樣性以及是否有喜好或特殊飲食限制，例如考量牙口功能或味覺功能低下等問題。

2. **個人化飲食記錄**：可幫老人製作一份飲食記錄，紀錄在一段時間內攝取的所有食物和飲料，這有助於評估老人營養攝入的總量和品質。

3. **營養素攝取**：分析老人的六大類營養素攝取是否足夠，包含蛋白質、碳水化合物、脂肪、維生素和礦物質以及水等的攝取量。特別關注一些對老人健康至關重要的營養素，如鈣、維生素 D 和蛋白質。

4. **體重變化**：老人的體重變化是評估其營養狀態的一個指標。老人體重下降可能與疾病、食慾不振或生活變化有關；而體重過重或肥胖亦可能導致其他健康問題。

5. **飲水狀況**：水分攝取也是飲食評估的重要方面。水分對於身體各種功能至關重要，老人可能因生理變化或藥物影響而出現脫水或水腫，評估水分攝取有助於確保他們保持適當的水合狀態。

6. **特殊飲食需求**：對於有口腔咀嚼及吞嚥問題、牙口問題、飲食不耐受或特殊醫學治療需要的老人，評估時應考慮其特殊飲食需求，以確保營養計畫的制定符合個案實際情況。

7. **口味和食慾**：口味和食慾的變化可能影響老人的飲食習慣。評估他們對不同風味和食物的喜好，以及食慾的變化，有助於制定更具吸引力的營養計畫。

二、各種營養篩檢評估表

營養篩檢工具包括迷你營養評估(Mini Nutritional Assessment, MNA)及營養不良篩檢工具(Malnutrition Universal Screening Tool, MUST)和主觀性營養評估(Subjective Global Assessment, SGA)。分述如下：

1. **迷你營養評估(Mini Nutritional Assessment, MNA)**：是一針對老人的營養評估工具，用於測量整體性的營養評估，包括飲食問卷及主觀性評估等，總共有 18 個問題，滿分為 30 分。介於 24~30 分為營養良好；17~23.5 分表示有營養不良的風險；若低於 17 分表示營養不良（表 4-2）。而簡式迷你營養評估(Mini Nutritional Assessment Short-Form, MNA-SF)則縮短為七個問題，滿分 14 分，12~14 分為營養良好；6~11 分有營養不良之危險；0~7 分為營養不良（表 4-3）。

○ 表 4-2　迷你營養評估(MNA)

姓名：＿＿＿＿＿＿　　性別：＿＿＿＿＿＿　　出生日期：＿＿＿年＿＿＿月＿＿＿日

體重（公斤）：＿＿＿＿　身高（公分）：＿＿＿＿　　日　　期：＿＿＿年＿＿＿月＿＿＿日

營養篩檢	分數	一般評估	分數
1. 過去三個月之中，是否因食慾不佳、消化問題、咀嚼或吞嚥困難以致進食量越來越少？ 0 分＝嚴重食慾不佳 1 分＝進食量明顯減少 2 分＝進食量無變化	☐	11. 蛋白質攝取量 ・ 每天至少攝取一份乳製品（牛奶、乳酪、優酪乳） 　是☐　　否☐ ・ 每週攝取兩份以上的豆類或蛋類 　是☐　　否☐ ・ 每天均吃些肉、魚、雞鴨類 　是☐　　否☐ 0.0 分＝0 或 1 個是 0.5 分＝2 個是 1.0 分＝3 個是	☐.☐
2. 近三個月體重變化 0 分＝體重減輕＞3 公斤 1 分＝不知道 2 分＝體重減輕 1~3 公斤 3 分＝體重無改變	☐		
3. 行動力 0 分＝臥床或輪椅 1 分＝可以下床活動或離開輪椅但無法自由走動 2 分＝可以自由走動	☐	12. 每天至少攝取二份或二份以上的蔬菜或水果 0 分＝否 1 分＝是	☐
4. 過去三個月內曾有精神性壓力或急性疾病發作 0 分＝是 2 分＝否	☐	13. 每天攝取多少液體（包括開水、果汁、咖啡、茶、牛奶）（一杯＝240 c.c.） 0.0 分＝少於 3 杯 0.5 分＝3~5 杯 1.0 分＝大於 5 杯	☐.☐
5. 神經精神問題 0 分＝嚴重失智或抑鬱 1 分＝輕度失智 2 分＝無精神問題	☐	14. 進食的形式？ 0 分＝無人協助則無法進食 1 分＝可以自己進食但較吃力 2 分＝可以自己進食	☐
6. 身體質量指數(BMI)體重（公斤）／身高（公尺）^{2} 0 分＝BMI≦19 1 分＝19≦BMI＜21 2 分＝21≦BMI＜23 3 分＝BMI≧23	☐	15. 他們覺得自己營養方面有沒有問題？ 0 分＝營養非常不好 1 分＝不太清楚或營養不太好 2 分＝沒有什麼問題	☐

○ **表 4-2** 迷你營養評估(MNA)（續）

營養篩檢	分數	一般評估	分數
篩檢分數（小計滿分 14 分） □ 大於或等於 12 分：表示正常（無營養不良危險性），不需完成完整評估 □ 小於或等於 11 分：表示可能營養不良，請繼續完成下列評估表	□.□	16. 與其他同年齡的人比較，他們認為自己的健康狀況如何？ 0.0 分＝不如同年齡的人 0.5 分＝不知道 1.0 分＝和同年齡的人差不多 2.0 分＝比同年齡的人好	□.□
7. 可以獨立生活（非住在護理之家或醫院）0 分＝否；1 分＝是	□	17. 上臂圍（MAC，公分） 0.0 分＝MAC＜21 0.5 分＝21＜MAC＜21.9 1.0 分＝MAC≧22	□.□
8. 每天需服用三種以上的處方藥物 0 分＝是；1 分＝否	□		
9. 壓傷或皮膚潰瘍 0 分＝是；1 分＝否	□	18. 小腿圍（CC，公分） 0 分＝CC＜31 1 分＝CC≧31	□
		一般評估（滿分 16 分）	□□.□
		篩檢分數（小計滿分 14 分）	□□.□
10. 一天中可以吃幾餐完整的餐食 0 分＝1 餐；1 分＝2 餐；2 分＝3 餐	□	MNA 合計分數（滿分 30 分）	□□.□
		營養不良指標分數 □24~30 分：表示正常營養狀況 □17~23.5 分：表示有營養不良的風險 □＜17 分：表示營養不良	

資料來源：臺灣雀巢股份有限公司（無日期）・*雀巢迷你營養評估量表*。https://www.mna-elderly.com/forms/MNA_chinese.pdf

○ 表 4-3　簡式迷你營養評估

姓名：＿＿＿＿＿＿＿　性別：＿＿＿＿＿＿　出生日期：＿＿＿年＿＿月＿＿日

體重（公斤）：＿＿＿＿　身高（公分）：＿＿＿＿　日　　期：＿＿＿年＿＿月＿＿日

請於方格內填上適當的分數，將分數加總以得出最後篩選分數

篩檢	分數	篩檢	分數
A. 過去三個月之中，是否因食慾不佳消化問題、咀嚼或吞嚥困難以致進食量越來越少？ 0 分＝嚴重食慾不佳 1 分＝中度食慾不佳 2 分＝食慾無變化		E. 精神心理問題 　0 分＝嚴重失智或抑鬱 　1 分＝輕度失智 　2 分＝無精神心理問題	
B. 近三個月體重變化 0 分＝體重減輕＞3 公斤 1 分＝不知道 2 分＝體重減輕 1~3 公斤 3 分＝體重無改變		F1.身體質量指數(BMI)（公斤／公尺^2） 　0 分＝BMI＜19 　1 分＝19≦BMI＜21 　2 分＝21≦BMI＜23 　3 分＝BMI≧23	
C. 活動能力 　0 分＝臥床或輪椅 　1 分＝可下床活動或離開輪椅，但無法自由走動 　2 分＝可自由走動		若不能取得身體質量指數(BMI)，請以問題 F2 代替 F1。如已完成問題 F1，請不要回答問題 F2	
D. 過去三個月內曾有精神性壓力或急性疾病發作 　0 分＝是 　2 分＝否		F2 小腿圍(CC)（公分） 　0 分＝CC＜31 　1 分＝CC≧31	

篩檢分數（滿分 14 分）

　　12~14 分：表示正常營養狀況

　　8~11 分：有營養不良風險

　　0~7 分：營養不良

資料來源：雀巢營養機構Société des Produits Nestlé S.A. (2004)

2. **營養不良篩檢工具**(Malnutrition Universal Screening Tool, MUST)：主要評估 BMI、體重變化、急性疾病影響、營養不良的整體性風險(Kornusky & Holle, 2017)。評估老人營養之前，必須要先了解其身體成分變化，例如是否有肌少症的產生？脂肪組織是否增加？及體力的改變、礦物質密度的改變、代謝的改變等(Kornusky & Holle, 2017)（表 4-4）。

○ 表 4-4　營養不良篩檢工具(MUST)

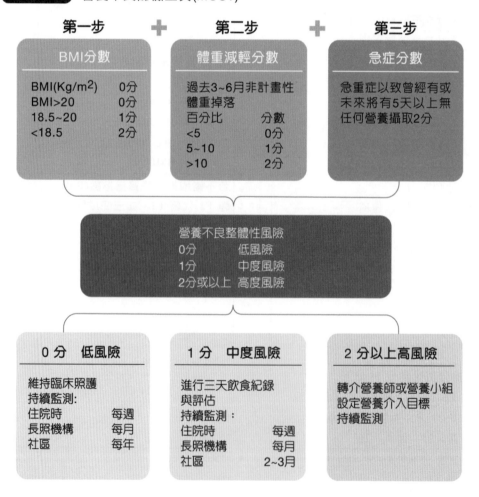

3. **主觀性營養評估**(Subjective Global Assessment, SGA)：依據病史紀錄及體位紀錄進行評估。由有經驗的評估者以主觀的方式為個案營養狀況進行分類，經常性用於評估住院病人、癌症病人、長期照護機構住民等，由於 SGA 在判定個案營養狀況與觀察所得的資料較缺乏直接關聯，只仰賴訓練良好的評估者的主觀判斷，這也是其缺點之一。SGA 等級分為營養良好、中度營養不良、及嚴重嚴養不良（表4-5）。

○ **表 4-5** 　**主觀性營養評估(SGA)**

評估項目	
A. 病史	B. 身體檢查
1. 體重變化 過去 6 個月體重總減輕量：_____kg； 減輕百分比＝_____% 過去 2 週的體重變化： □增加　□沒變化　□減少 2. 飲食攝入量變化（相對於過去常態） □沒變化 □有改變　　□持續時間：_____週 飲食型態：□半流質飲食　□全流質飲食 　　　　　□低熱量液體　□飢餓 3. 胃腸道症狀（持續＞2 週） □無　□噁心　□嘔吐　□腹瀉　□厭食 4. 身體功能 □無功能障礙 □功能障礙　　□持續時間；_____週 類型：□功能下降　□可行走　□臥床 5. 疾病及其與營養需求的關係 初步診斷（特定）：_____ 代謝需求（壓力）： □無代謝壓力　　□低代謝壓力 □中等代謝壓力　□高代謝壓力	（每項特徵：0＝正常，1＝輕度，2＝中度，3＝嚴重） _____皮下脂肪流失（肱三頭肌，胸部） _____肌肉消瘦（股四頭肌，三角肌） _____踝部水腫 _____薦骨水腫 _____腹水 C. SGA 等級（單選） □A＝營養良好 □B＝中度（或疑似）營養不良 □C＝嚴重營養不良

資料來源：Desky (1987)

4-2 心理及認知評估

　　心理及認知狀態會直接或間接影響進食及營養攝取的程度，本節介紹老人憂鬱量表、各種簡易心智狀態的問卷調查表等，以作為老人心理評估的工具。

一、老人憂鬱量表(GDSSF)

　　老人普遍性出現憂鬱症診斷不足的狀態，臨床表現出體重減輕或增加，或者疲勞、悲傷、空虛、絕望、低價值或無價值感、生氣和焦慮等症狀，嚴重者亦可能被診斷為憂鬱症，而有食慾增加或減少、失眠、哭鬧、注意力不集中、對原本有興趣的事物失去了興趣、無法解釋的疼痛、自殺或自傷意念、功能性的衰退、意識模糊及認知障礙等症狀(Boling & Smith, 2021)。

　　當老人呈現出情緒障礙或憂鬱時會影響食慾導致飲食攝入的不足、體重減輕、營養不良等狀況，根據研究指出阿茲海默症個案大約5~21%有焦慮症候群、8~71%可能有焦慮的症狀、20~30%有憂鬱的傾向。顯示憂鬱症是影響進食的主要原因之一，且通常合併被診斷出阿茲海默症，因此，營養不良與憂鬱傾向有關(Boling & Smith, 2021)。特定的營養缺乏會導致個案嗜睡、憂鬱症狀，或因食物攝入量的改變（如減少攝入）而導致營養狀況下降(Marcel & March, 2018)。

　　隨時觀察老人情緒變化若發現憂鬱傾向並治療，則有助於延緩及避免失智患者出現營養不良的症狀(Marcel & March, 2018)。實證資料顯示，心理介入，例如認知行為治療、人際治療及諮商等，都可以降低個案憂鬱及焦慮的症狀。臨床上可運用老人憂鬱量表(Geriatric Depression Scale short-form, GDSSF)來評估老人長期憂鬱傾向，該量表

總共有 15 個題項，是一個高信效度的評估量表(Russell & Karakashian, 2018)（表 4-6）。

○ 表 4-6　老人憂鬱量表(GDSSF)

題　目	得　分	
	1	0
1. 您對目前的生活滿意嗎？	否	是
2. 您對日常生活或活動是否已不感興趣？	是	否
3. 您是否覺得生活空虛？	是	否
4. 您是否常感到無聊？	是	否
5. 您大部分時間都覺得精神很好？	否	是
6. 您是否會害怕不好的事情會發生在您的身上？	是	否
7. 您大部分的時間都會覺得很快樂嗎？	否	是
8. 您是否經常會感覺到很無助？	是	否
9. 您是否比較喜歡帶在家裡而不願外出嘗試一些新的事務？	是	否
10. 您是否覺得記性比別人差？	是	否
11. 您是否認為活著是一件美好的事？	否	是
12. 您是否覺得自己很沒有價值？	是	否
13. 您是否覺得自己充滿活力？	否	是
14. 您是否覺得自己處境沒有希望？	是	否
15. 您是否覺得大部分的人都過得比你好？	是	否

結果：0~4 分是正常，5~9 分輕度憂鬱症，10~15 分重度憂鬱症

二、簡易心智／認知狀態評分表(MMSE)

　　失智症個案大約 5~21%有焦慮症候群、8~71%可能有焦慮的症狀、20~30%有憂鬱的傾向。許多失智患者在失去獨立進食的能力，或者住進長期照顧機構後，呈現出情緒障礙、憂鬱，都會導致飲食攝入的不足、體重減輕、營養不良等狀況(Marcel & March, 2018)。

　　Folstein 等人所提簡易心智／認知狀態評分表(Mini-Mental State Examination, MMSE)，可以用來評量認知狀態，如個案對於人、時、地的定向感、注意力、計算、回憶以及語言等功能(Russell & Karakashian, 2018)。這也經常用於失智症或是阿茲海默症的老人評估（表 4-6）。

　　失智症是一種進行性、退化性的神經系統疾病，主要症狀為認知功能喪失、情緒及行為改變、功能下降，通常為無法復原。失智症的危險因子則包括基因遺傳、憂鬱情緒、教育程度、認知功能、社交隔離等因素。短期記憶喪失為失智症前期最常見的臨床表徵，研究發現，失語、無法執行日常活動、個性改變、行為異常、情緒浮動、判斷力變差、混亂或定向感不好等，也都是失智症前期的臨床表徵(Schub & Walsh, 2021)。我們可以使用 MMSE 初步評估大腦的功能以及記憶力是否衰退，也是最常使用的認知功能評估工具，總共評估 11 面項，包含時間辨認、地點辨認、短時間記憶、最近事務的記憶、注意力和計算、重複別人的話語、物體名稱、了解別人說話內容、看懂圖文的意思、寫出句子以及畫出圖形，測量時間約在 10 分鐘內進行完成，且檢查時必須要有家屬陪同以了解病人真實的日常生活及社交能力（表 4-7）。

○ 表 4-7　簡易心智／認知狀態評分表

分數	評分項目
一、定向感(10)	
	1. 時間(5)：幾年？幾月？幾日？星期幾？什麼季節？
	2. 地方(5)：縣市？醫院？病房？床號？樓層？
二、注意力及定向能力(8)	
	1. 訊息登錄(3)：說出三項名詞（如：房子、汽車、蘋果）：一秒說一項，說完之後，請個案記住，等一項再請他說出這三項名詞，說對一項給一分

○ 表 4-7 簡易心智／認知狀態評分表（續）

分數	評分項目
	2. 系列減 7 (5)：由 100 持續減 7，連續減 5 次(93、86、79、72、65)，答對一個給一分 如果個案不會算術，則請其倒著念「臺南火車站」或「家和萬事興」等 5 個不連續的文字
三、記憶力(3)	
	請個案說出剛剛所提的三項名詞
四、語言(5)	
	1. 命名(2)：對筆及錶命名。如：拿出手錶，問「這是什麼？」
	2. 複誦(1)：請個案複誦：「白紙真正寫黑字」或「有錢能使鬼推磨」
	3. 理解(1)：給個案看一張上面印著「閉上眼睛」大字的紙，讀出來且照著做
	4. 書寫造句(1)：請個案自己寫一句話
五、口語理解及行為能力(3)	
	給個案一張空白的紙，並說「用你的右手拿紙(1)，對摺(1)，然後放在地板上（或再交給我）(1)。」一次說完這三個步驟之後再請個案照著做
六、建構力(1)	
	圖形抄繪(1)：請個案將下列交疊的五角形描繪到一張白紙上

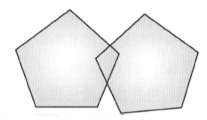

答對一題得一分，答錯不扣分，滿分為 30 分

24~30 分為認知功能完整

18~23 分為輕度認知功能障礙

0~17 分為重度認知功能障礙

資料來源：Folstein, M. F., Folstein, S. E., & Mchugh, P. R. (1975). Mini-mental state. *Journal of Psychiatry Research, 12*, 189-98.

三、譫妄的混亂評估(Confusion Assessment Methods, CAM)

營養及功能狀況不佳，或者有共病多重疾病的老人，容易出現譫妄的症狀。譫妄的定義為突發性的認知退化、注意力功能下降，通常發生在幾個小時到幾天之內，特別的是，此症會隨著時間而有明顯的症狀波動，尤其在傍晚時呈現明顯的認知功能退化，稱為日落症候群。認知功能異常包括思緒混亂、語無倫次、定向感、五官感覺變化（如出現視幻覺或聽幻覺）。患者可能會出現煩躁或活動力下降等表現。CAM 包含四項特徵：時程起伏遽變（常為數小時至數日）、認知能力變化（記憶力缺損或語言障礙）、思考混亂、意識障礙（注意力持續下降）。65 歲以上老人發生譫妄的機率，在急診中有 10~31%、住院有 6~56%、長期照護機構有 70% (Cabrera & Kornusky, 2018)。85 歲以上老人甚至有 13%發生譫妄的可能，其中急診約 5~10%；入院時無譫妄症狀的住院老人，在住院期間約 15~21%可能發生譫妄；術後譫妄約 10~15%；加護病房約 70~87%。老人出現譫妄可能導致其活動獨立性喪失，死亡率、發病率增加，延後恢復及住院時間，後續住進長期照顧之家的機率亦上升(Cabrera & Kornusky, 2018)。

導致譫妄的因素包括疼痛控制不良、創傷、缺氧、血糖控制不佳、體液電解質不平衡等問題。在手術後加護病房中，大約有 75%的老人會出現譫妄；營養不足則可能增加 4 倍譫妄風險；脫水及異常腎臟功能也會增加譫妄的可能性。發生譫妄的危險因子有許多（高雄榮總，2023），如下：

1. 年齡大於 65 歲、衰弱 、多重共病、代謝異常。

2. 脫水（電解質異常）、感染、中風、失智等疾病史。

3. 視力及聽力障礙。

4. 營養不良、低白蛋白血症。

5. 便祕、尿滯留、管路留置。

6. 多重藥物、藥物濫用。

7. 疼痛。

8. 睡眠障礙。

　　針對譫妄的混亂評估(Confusion Assessment Method, CAM)提供一個短並且可信度高的評量工具（表 4-8）。CAM 分為長版及短版兩種，長版包括 9 個題項，短版包括 4 個題項。長版 CAM 可以評估整體性認知障礙，短版 CAM 能協助臨床分快速辨識視譫妄、失智症及其他認知障礙症，常運用在非精神疾患。臨床工作者運用迷你認知量表(Mini-Cog)，Mini-Cog 由「三項物品記憶」及「畫時鐘」兩部分組成的測驗，結合短期記憶、空間概念及執行能力的表現，判斷接受測驗者是否有失智狀況，再運用 CAM 長版或短版進一步評估是否有譫妄情形(Woten & Balderrama, 2017)。

○ 表 4-8　譫妄混亂評估(CAM)

特徵	項目	分數	
1. 精神狀態急性發作或改變	(1) 與平常相比，是否有任何正舉顯示病人的精神狀態產生急性變化？	是	否
	(2) 這些不正常的行為是否在 24 小時內有變動？即嚴重程度的增加或減少	是	否
2. 注意力不集中	注意力集中是否有困難？如易分心或無法接續剛剛的話題	是	否
3. 沒有組織的思考	思考方式是否沒有組織或不連貫？如說話雜亂無章、答非所問、不合邏輯的想法、主題跳躍等	是	否
4. 意識狀態改變	是否處於警戒、嗜睡、木僵或昏迷狀態	是	否
診斷標準	要有特徵 1＋2＋3 或 1＋2＋4 為「是」，才能確定有譫妄		

四、周全性老年評估(CGA)

老人生長維持不良是常見但容易被忽略的徵候，此症通常由多因子所引發，同時受到生理上的衰弱、失能、神經精神功能受損三個面向的交互作用（鄭、楊，2020），若沒有妥善處理，最終可能導致死亡。

衰弱(frailty)是一種因老化而造成的各個器官系統保留(reserve)能力減少、多重病理及生理功能減退，導致身體易受外在環境壓力危害與內在能力減少的互相影響（如住院或急診等）。衰弱的危險因子(risk factors)包括：年紀大、功能減退、營養不良、體重減輕、多重用藥、貧窮、孤獨、醫療及精神疾病上的多重共病症(comorbidity)。衰弱通常源自於多重導因，以致營養不良或活動減少，並產生惡性循環，例如營養不良經常由胃口或牙口功能不好、慢性發炎、多重疾病、多重用藥、憂鬱、獨居或經濟問題等所引起（陳，2021）。因此，需要利用周全性老年評估(CGA)為工具來協助，以發現體重減輕、食慾下降、營養不良、憂鬱情緒，並找出處理方法並持續後續的照護（鄭、楊，2020）。

「周全性老年評估」(Comprehensive Geriatric Assessment, CGA)是整合多專業之診斷及處置工具，適合接受 CGA 評估的老人包括：80 歲以上、近期功能下降、已有老年病症候群 (geriatric syndrome)、有多重慢性疾病、多重用藥、精神層面或支持系統問題、多次住院或頻繁使用醫療資源者。不適合接受 CGA 評估者包括：健康老人、疾病末期病人、重症加護病人、嚴重失智病人、活動功能完全依賴及需長期住護理之家者。

藉由周全性評估來擬定照護計畫，可改善高齡衰弱者之身體、心理、社會等功能問題（林、陸，2019）。心理社會支持系統的降低或失

去伴侶，容易呈現較為孤獨、憂鬱、絕望等心理改變，也會導致食慾不振及自我忽視等問題(Kornusky & Holle, 2017)。無足夠的營養攝入，對失智症患者的影響非常關鍵，因為患者的遊走行為可能消耗大量熱量、造成脫水，因此當老人體重下降或偶爾體重上升，可能代表的是失智症的一個進展。相關研究也顯示阿茲海默症老人肌肉質量減少，可能增加個案營養不良的風險，因此增加運動及社交活動促進食慾有助於失智老人營養狀態的維護(Marcel & March, 2018)。

五、衰弱評估(SOF)

衰弱(Frailty)是與年齡相關的改變，相關的臨床表徵主要是表現在功能上的退化，特別是生理機能，包括荷爾蒙的失調、肌少症（主要表現在肌肉質量及力量喪失），或者免疫系統的改變，例如促進發炎細胞因子(inflammatory cytokine)增加，可能與內在及外在壓力有關，會容易導致傷害。大約 5~17%的老人可能有衰弱狀況，長照機構住民衰弱比率甚至超過 53% (Key & Woten, 2021)。衰弱症的確切病理機轉並不清楚，但有一些因素可能會引發老人發生衰弱症，例如緊急突發事件、慢性病末期、長期制動、營養不良、疾病高壓、正常老化相關的改變、心理疾病等，其所帶來的失落、隔絕，隨著年齡增長、功能性依賴增加，最後導致衰弱症。然而並非所有的老人都會出現衰弱症，但衰弱症的發生機率會隨著年齡越長增加機率(Barous, 2018)。發生衰弱的可能危險因子包括年老、女性、吸菸、喝酒、長期不動者、肥胖、營養不良、憂鬱傾向、共病、某些民族，或低教育水平及低社經地位者(Key & Woten, 2021)。

老人生理層面的改變可能發生在多重系統疾病，在衰弱症及正常老化之間的區辨方面，衰弱症可以被預防及治療，而老化的過程無法治療。衰弱症的症狀表現主要包括性的虛弱、無力、走路緩慢、平衡

不佳、肌力與運動的活動性下降、認知的改變、體重的下降（特別是在衰弱的晚期），其中關鍵症狀為食慾下降、慢性營養不良、肌少症、代謝率下降、活動力下降。虛弱是衰弱症初期的表現，也是肌少症的其中一個症狀，會造成個案無法起身、無法站立、無法走動、無法獨立完成日常生活活動(Barous, 2018)，導致其生活品質下降及孤獨感，並增加跌倒、失能及住院的機率以及長期照護需求，甚至死亡(Key & Woten, 2021)。

因此，衰弱症治療的目標是透過加強肌肉的訓練、改善營養、適當的生活及疾病管理、防止肌少症的發生。並且規律的監測執行日常生活活動的能力、預防感染（如定期注射流感疫苗及肺炎疫苗）、識別生活當中壓力的來源、注重營養。衰弱症患者經常呈現瘦弱的體態，無法從坐姿到站之和行走、行走速度緩慢且呈現不穩定、無法獨立執行日常生活活動、經常感覺很累沒有能量或情緒低落低獨立性等。故治療目標是盡可能維持其最佳的生理狀態，避免併發症產生，經常性的評估生命徵象及疼痛狀況、按時服藥並且避免感染、疫苗接種及體重監測、肌力評估、跌倒風險評估、安全行走評、每日日常活動的能力評估等(Barous, 2018)。國際的研討會研究指引建議，臨床健康照護者應定期篩檢老人是否有衰弱症，使用可信度高的評估工具，建議以骨質疏鬆性骨折指數(Study of Osteoporotic Fractures，SOF)作為衰弱評估量表（表4-9）(Key & Woten, 2021)。

○ 表 4-9　衰弱評估(SOF)

指標	衰弱評估詢問內容		評　分／轉　介
體重減輕	1. 非刻意減重狀況下，過去一年體重減少 3 公斤或 5%以上？ （先問個案體重和一年相較差不多還是減少？如果減少再問大約減少幾公斤？）	□是（1 分） □否（0 分）	任 1 項「是」者為衰弱前期，若第 2 及第 3 部分評估為否，則轉介預防長者衰弱前期健康促進服務計畫 任 1 項「是」者，若第 2 或第 3 部分評估為「是」或任 2 項以上「是」者為衰弱期，請轉介至地方政府之長期照顧管理中心，進一步評估與安排至特約單位接受衛生福利部長期照顧十年計畫 2.0 之「預防及延緩失能照護服務」
下肢功能	2. 無法在不用手支撐的情況下，從椅子上站起來五次	□是（1 分） □否（0 分）	
精力降低	3. 過去一週內，是否覺得提不起勁來做事？（一個禮拜三天以上有這個感覺）	□是（1 分） □否（0 分）	

註：衰弱評估（SOF法）第2題之注意事項：

1. 設施：約40公分高之直靠背椅子，並建議將椅子靠牆擺放。
2. 施測者指引：先詢問受試者對於進行此題是否有困難，若有困難者則該題由施測者直接選「是」，另，讓受測者靠著椅背坐下，並請受測者站起，施測期間站起算一次，並請數出聲音來。當受試者於第5次起立時結束測試。
3. 受測者指引：盡所能連續、不間斷的五次起立並站直、坐下，期間請保持兩手抱胸之姿式。
4. 施測過程應隨時注意受試者之狀況。
5. 建議5次起坐時間15秒內完成，如超過15秒未完成者，則該題為異常，請勾選「是」。

資料來源：Ensrud, K. E., Ewing, S. K., Cawthon, P. M., Fink, H. A., Taylor, B. C., Cauley, J. A., Dam, T. Marshall, L. M., Orwoll, E. S., Cummings, S. R., & Osteoporotic Fractures in Men Research Group (2009). A comparison of frailty indexes for the prediction of falls, disability, fractures, and mortality in older men. *Journal of the American Geriatrics Society, 57*(3), 492-498. doi: 10.1111/j.1532-5415.2009.02137.x.
長期照顧十年計畫 2.0（106~115 年）

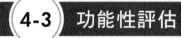

4-3 功能性評估

老人功能性評估強調綜合性的因素評估，包括物理、生化、醫學、心理、社會、經濟等等層面。功能性能力的下降，如是否擁有足夠的支持系統、是否具備獨立生活的能力、是否能夠獨立購買雜貨及準備膳食等，都會影響到老人營養狀況，因此評估時應考量其心理、社會及經濟層面狀態(Kornusky & Holle, 2017)。

老人功能性評估包含多個具體項目，如牙口咀嚼能力功能（包含牙口問題、吞嚥問題）、認知功能障礙等。本節介紹如何使用巴氏量表(Barthel index)以及工具性日常生活活動量表(Instrumental Activities of Daily Living Scale, IADLs)進行老人功能性評估。最後介紹營養介入措施及各式飲食質地的分類。

一、牙口咀嚼功能

（一）牙口咀嚼能力

65~74 歲約有 22%的老人、75 歲以上約有 29%的老人沒有任何自己的牙齒。老人牙口不好會導致進食量減少，特別是蔬菜，因此老人經常吃入過多脂肪及醣類食物，造成營養不均衡或營養不良狀況。在進行評估其狀況後，可以透過策略來改善這種情形，例如提供他們熟悉或喜歡的食物、小量飲食或者隨手可吃的食物、能夠自己進食的食物、方便使用的器具（例如把手設計容易使力），或食物添加全脂牛奶或者蛋白質的補充劑，並且在適當的狀況下鼓勵高熱量飲食，在舒適溫度下供應食物，用餐區安靜及有充足的照明，提供老人一致性的進餐時間表、座位表，使進餐時間在熟悉的環境當中進行，亦可鼓勵老人進行身體活動，以刺激食慾跟血液的循環(Marcel & March, 2018)。

（二）吞嚥能力

　　進食的 4 個階段，包括口腔準備期、口腔期、咽喉期、食道期。吞嚥困難常見的症狀包括嗆咳、流口水、食物必須要分很多次才能吞得下去、無法順利進食等。吞嚥困難的併發症包括脫水、體重減輕、營養不良、甚至吸入性肺炎等，因此吞嚥困難的評估可說是非常重要，其評估方法有儀器評估以及個人評估兩種。儀器評估部分包括影像透視吞嚥檢查以及吞嚥內視鏡檢查；個人評估包括個人病史、認知及溝通能力，如個案的意識狀態、認知狀態、定向感、聽從指令的能力、溝通表達的語言能力、個案的齒型、個人對於飲食的喜好、進食時的擺位、進食的方式、用餐的環境、用餐的時間以及輔具的應用等。可能導致吞嚥困難的因素包括口腔殘餘、咀嚼閉合能力、液體及食團的吞嚥能力、舌頭運動能力、自主咳嗽能力及感覺等，都必須要詳細逐一評估（圖 4-2）。

二、認知功能

　　生理層面部分，年紀越長認知障礙機率越高，而失智症是一種腦部功能退化，導致認知功能障礙、記憶障礙、思考障礙、解讀判斷障礙、定向感障礙、語言情緒控制的障礙、社交行為的障礙等。失智症除了認知功能下降之外，其食慾、飲食模式、準備食物能力及消耗食物的能力都會有所改變(Marcel & March, 2018)。不只疾病本身因素，經濟狀況不佳、社會支持不足、自給自足困難等狀況，都會減弱老人購買營養品的慾望，因而造成老人營養問題。營養不良時亦會導致記憶力減退、定向感喪失、徘徊、語言障礙、溝通障礙、無法辨識自己所熟悉的人事物、無法學習、無法理解推理、體重改變、情緒波動、性格改變、行為改變，如懷疑、激動、攻擊性、出現失眠、幻覺、妄想、無法執行日常生活活動、失去了獨立性（無法出門購物或準備食

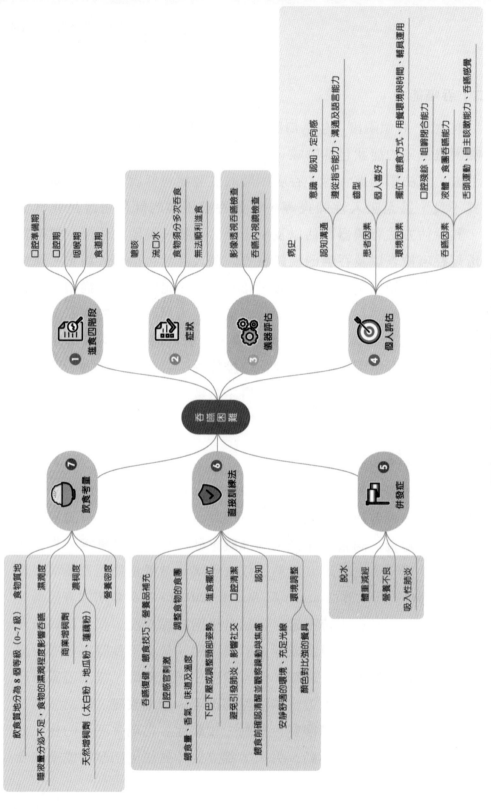

○ 圖 4-2　吞嚥困難的評估面向

吞嚥困難

1　進食四階段
- 口腔準備期
- 口腔期
- 咽喉期
- 食道期

2　症狀
- 嗆咳
- 流口水
- 食物須分多次吞食
- 無法順利進食

3　儀器評估
- 影像透視吞嚥檢查
- 吞嚥內視鏡檢查

4　個人評估
- 病史
- 認知溝通
  - 意識、認知、定向感
  - 遵從指令能力、溝通及語言能力
- 患者因素
  - 齒型
  - 個人喜好
- 環境因素
  - 擺位、餵食方式、咀嚼閉合能力、輔具運用
  - 用餐環境與時間
- 吞嚥因素
  - 口腔殘餘、食團吞嚥能力
  - 液體、食團吞嚥能力
  - 舌頭運動、自主咳嗽能力、吞嚥感覺

5　併發症
- 脫水
- 體重減輕
- 營養不良
- 吸入性肺炎

6　直接訓練法
- 吞嚥保健、餵食技巧、營養品補充
- 口腔感官刺激
  - 調整食物的質感
- 餵食量、香氣、味道及溫度
  - 進食擺位
- 下巴下壓或調整頭部姿勢
  - 口腔清潔
- 避免引發肺炎、影響社交
  - 認知
- 餵食前確認清醒並觀察躁動與焦慮
  - 環境調整
- 安靜舒適的環境、充足光線
  - 顏色對比強的餐具

7　飲食考量
- 飲食質地分為 8 個等級（0～7 級）、食物質地
- 唾液量分泌不足、食物的濕潤程度影響吞嚥　濕潤度
  - 稠稠度
- 商業增稠劑
- 天然增稠劑（太白粉、地瓜粉、蓮藕粉）　濃稠度
  - 營養密度

132

物）等認知及行為功能障礙(Marcel & March, 2018)。因此，認知障礙
對飲食的影響，還必須加上多重慢性疾病及多重藥物等，引發的營養
交互作用(Kornusky & Holle, 2017)。

三、營養介入措施及衛教

高齡營養介入措施及衛
教考量主要評估牙口問題，
如牙齦及假牙；吞嚥問題如
口腔肌肉及唾液分泌；營養
素缺乏，如維生素群及水分
攝取等（圖 4-3）。此外，個
案認知狀況及心理情緒狀態
也要定期評估。對於吞嚥困
難的個案，可以運用直接訓
練的方式，如由語言治療師
吞嚥評估後，再進行吞嚥復
健計畫，計畫包括照顧者餵

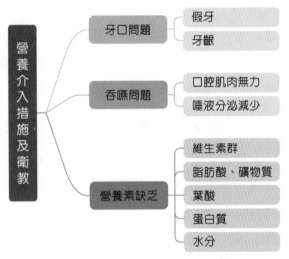

○ 圖 4-3　吞嚥困難評估與訓練

食的技巧評估及教導、營養品的補充、適當的使用輔具、調整食物的
食團質地濕潤度、口腔感官的刺激、餵食的量、食物的香氣味道溫度
等。另一方面，照顧者對於個案進食時的擺位也很重要，如下巴下壓
或者調整坐姿及頸部的姿勢。口腔清潔必須要徹底，以避免引發肺
炎、影響到社交；進食環境的調整方面，著重在提供安靜舒適用餐環
境、充足光線、使用顏色對比強的餐具等，餵食前要先確認個案意識
狀態、認知狀態，觀察是否有躁動不安焦慮的狀態。

四、國際飲食質地標準

在臨床上面必須要考量飲食的準備，包括食物的質地，食物質地分為 8 個等級，依照國際吞嚥障礙飲食標準(IDDSI Framework)分為八個連續等級，以 0~7 級代表，每個等級均以數字、文字描述及顏色作為區別（見第 5 章圖 5-2）。濕潤度也會影響到吞嚥，唾液的分泌狀況會隨著年紀越大而不足，因此食物的準備必須考量食物的濕潤度及濃稠度。食物的濃稠度可以運用商業增稠劑或天然增稠劑（如太白粉、地瓜粉、蓮藕粉等）來調整。

五、日常生活活動和工具性日常生活活動量表

日常生活活動量表(Activities of Daily Living Scale, ADLs)以是否能表現日常生活活動，來測量個人的基本自我照護功能狀態(Russell & Karakashian, 2018)。巴氏量表(Barthel index)常作為日常生活活動的評估工具（表 4-10），用於評估慢性病患者、一般老人、失能者的日常生活中普遍會進行的各種活動，包含自我照顧（如自己進食、沐浴、更衣、整理儀容）、工作、家庭雜務及休閒娛樂的任何日常活動。

工具性日常生活活動量表(Instrumental Activities of Daily Living Scal, IADLs)用於評估工具性日常生活活動，這些技能不是基本功能所必需，但透過此量表可檢視老人是否能夠在社區中獨立生活，內容分為使用電話、購物、備餐、處理家務、洗衣服、外出、服用藥物、處理財務的能力等八項（表 4-11）。

○ 表 4-10 巴氏量表

項目	分數	內容
一、進食	10	· 自己在合理的時間內（約 10 秒鐘吃一口）可用筷子取食眼前的食物。若需進食輔具時，應會自行穿脫
	5	· 需別人幫忙穿脫輔具或只會用湯匙進食
	0	· 無法自行取食或耗費時間過長
二、個人衛生	5	· 可獨立完成洗臉、洗手、刷牙及梳頭髮
	0	· 需要別人幫忙
三、上廁所	10	· 可自行進出廁所、穿脫衣服、不弄髒衣物。使用便盆者，可自行清理便盆
	5	· 需要協助保持姿勢的平衡、整理衣物或使用衛生紙。使用便盆者，可自行取放便盆，但需他人清理
	0	· 需他人幫忙
四、洗澡	5	· 可獨立完成（不論是盆浴或沐浴）
	0	· 需他人協助
五、穿脫衣服	10	· 可自行穿脫衣服、鞋子及輔具
	5	· 在他人協助下，可自行完成一半以上的動作
	0	· 需他人協助
六、大便控制	10	· 不會失禁，並可自行使用塞劑
	5	· 偶爾失禁（每週不超過一次）或需他人協助使用塞劑
	0	· 需別人處理
七、小便控制	10	· 日夜皆無尿失禁
	5	· 偶爾尿失禁（每週不超過一次）或尿急（無法等待便盆或無法即時趕到廁所）或需要他人協助處理
	0	· 需他人處理
八、平地行動	15	· 使用或不使用輔具皆可獨立行走 50 公尺以上
	10	· 需稍微扶持或口頭指導方可行走 50 公尺以上
	5	· 雖無法行走，但可獨立操縱輪椅（包括轉彎、進門及接近桌子、床沿）並可推行輪椅 50 公尺以上
	0	· 需他人協助

○ 表 4-10 巴氏量表（續）

項目	分數	內容
九、上下樓梯	10	・ 可自行上下樓梯（允許抓扶手、用拐杖）
	5	・ 需要稍微幫忙或口頭指導
	0	・ 無法上下樓梯
十、移位	15	・ 可獨立完成，包括輪椅的煞車及移開腳踏板
	10	・ 需要稍微協助或口頭指導
	5	・ 可自行從床上坐起，但移位時需要他人協助
	0	・ 需他人協助方可坐起或移位
總　分	（　　　　　　　）分	

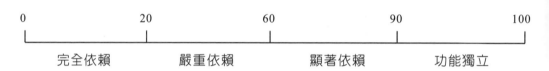

資料來源：衛生福利部(2021)．*巴氏量表*。http://www.mohw.gov.tw/cp-189-208-1.html

○ 表 4-11 工具性日常生活活動量表(IADLs)

項目	計分	情況描述
使用 電話		問法：請問當您需要聯絡他人時，能不能自己打電話？
	1分	□1. 獨立使用電話，含查電話簿、撥號等
	1分	□2. 僅能撥熟悉的電話號碼
		・ 只能撥少於 5 組的常用電話
	1分	□3. 僅能接電話，但不能撥電話
		・ 只能接聽電話，並聽懂內容
	0分	□4. 完全不能使用電話

○ 表 4-11 工具性日常生活活動量表(IADLs)（續）

項 目	計 分	情況描述
購物		問法：請問您能不能自己一個人購物（買東西）？
	1分	☐1. 能獨立完成所有購物需求
		・ 可以獨立購買任何想要的物品
	0分	☐2. 只能獨立購買日常生活用品
		・ 僅能獨自在附近商店購買簡單日常必需品，較複雜的品項需要有人陪
	0分	☐3. 每一次上街購物都需要有人陪
		・ 個案只要有人陪伴，就能完成購物
	0分	☐4. 完全不能獨自購物
		・ 因身體、精神或智能因素完全無法購物，如長期臥床或心智功能障礙
備餐		問法：請問您能不能自己一個人準備餐食？
	1分	☐1. 能獨立計畫、準備食材及佐料、烹煮和擺設一頓飯菜
	0分	☐2. 如果準備好一切佐料，能做一頓飯菜
	0分	☐3. 能將已做好的飯菜加熱
	0分	☐4. 需要別人把飯菜煮好、擺好
處理家務		問法：請問您能不能自己一個人做家事？
	1分	☐1. 能單獨處理家事或偶爾需要協助較繁重的家事（如搬動家具）
	1分	☐2. 能做較簡單的家事，如洗碗、擦桌子
	1分	☐3. 能做較簡單的家事，但不能達到可被接受的清潔程度
	1分	☐4. 所有的家事都需要別人協助方能完成
	0分	☐5. 完全不能做家事
洗衣服		問法：請問您能不能自己一個人洗衣服（含晾曬衣服）？
	1分	☐1. 自己清洗所有衣物
		・ 不論個案用什麼工具洗衣服（洗衣機或手洗），可以洗（晾曬）所有的衣服，且可自行完成
	1分	☐2. 只清洗小件衣物（如需協助晾曬衣物或洗滌厚重衣物）
		・ 只能洗內衣褲或襪子等貼身衣物（僅需泡水，沖一沖即可），或僅能洗
	0分	☐3. 完全依賴他人洗衣服
		・ 所有衣服需要完全由別人協助及晾曬

○ 表 4-11　工具性日常生活活動量表(IADLs)（續）

項 目	計 分	情況描述
外出		問法：請問您能不能自己一個人外出活動？
	1分	□1. 能夠自己開車、騎車或搭乘大眾運輸工具
	1分	□2. 能夠自己搭乘計程車，但不能搭乘大眾運輸工具
	1分	□3. 有人陪同時，可搭乘大眾運輸工具
	0分	□4. 只能在有人協助或陪同時可搭乘計程車或自用車
	0分	□5. 完全不能出門
服用藥物		問法：請問您能不能自己一個人服用藥物？
	1分	□1. 能自己負責在正確的時間用正確的藥物（含正確藥量）
	0分	□2. 如果事先準備好服用的藥物份量，可自行服用
		・個案有時會忘記吃藥，需提醒時間或份量，或需他人準備好份量，依時間排好放進藥盒，或需在藥包上做記號，個案再自行服用
	0分	□3. 不能自己服用藥物
		・包含亂吃、拒吃、藏藥
處理財務的能力		問法：請問您能不能自己一個人處理財務？
	1分	□1. 可獨立處理財務
		・指到郵局（銀行）提存款、支付房租、帳單、給錢、找錢等
	1分	□2. 可以處理日常的購買，但需要別人的協助與銀行的往來或大宗買賣
		・只能處理日常購買（給錢、找錢），無法處理與銀行或金額較大的財務往來
	0分	□3. 不能處理錢財

資料來源：衛生福利部(2021)．*工具性日常生活活動量表*。https://reurl.cc/9XlVda

課後練習
Review Activities

( ) 1. 請問用來評估老人是否能進行個體在社區環境中獨立生活的功能性量表為何？(A) IDDSI　(B) IADLs　(C) SOF　(D) MNSE

( ) 2. 有關主觀性整體營養評估(subjective global assessment, SGA)，下列敘述何者錯誤？(A)需了解個案近期食慾變化　(B)需了解個案腸胃症狀　(C)需了解體重變化情形　(D)需測量肌酸酐濃度

( ) 3. 下列有關迷你營養評估(Mini Nutritional Assessment, MNA)之敘述，何者錯誤？(A)適用於判斷老人營養狀況　(B)評估項目無分數配置，由評估者了解狀況後予以判斷　(C)適用於評估有病的老人　(D)包含營養篩檢與一般評估

( ) 4. 下列何者是周全性老年評估(comprehensive geriatric assessment)的對象？(A) 65 歲以上老人　(B)急性功能減退的老人　(C)長期照護機構臥床老人　(D)接受重症治療中的老人

( ) 5. 關於飲食評估方法之敘述，下列何者錯誤？(A)食物頻率法可評估個人日常攝食狀況　(B)食物盤存法無法得知個人正確的攝食量　(C)國民營養調查使用飲食紀錄法評估國人營養素攝取量　(D) 24 小時飲食回憶可評估個人每日熱量和營養素攝取量

● 解答 QR Code ●

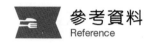

參考資料
Reference

李雅萍、蔡兆勳、陳慶餘(2016)‧肌少症簡介‧*長期照護雜誌，20*(2)，105-114。doi: 10.6317/LTC.20.105

林乃玉、劉建良(2020)‧重度與末期失智症者進食方式選擇－以臺北市區域醫院經驗為例‧*長期照護雜誌，24*(1)，23-32。doi:10.6317/LTC.202004_24(1).0003

林孟屏、陸鳳屏(2019)‧住院中周全性老年評估之應用與實證‧*內科學誌，30*(1)，2-6。https://doi.org/10.6314/JIMT.201902_30(1).02

郭雅婷、陳慧君(2018)‧吞嚥困難者之備餐‧*長期照護雜誌，22*(3)，235-244。doi: 10.6317/LTC.201812_22(3).0002

高雄榮民總醫院(2023)‧*高雄榮民總醫院護理部護理指導單張：認識譫妄症*。https://org.vghks.gov.tw/HE/pdf/7G50006_1.pdf

陳冠誠、郭明哲、鄭穎、王亭貴(2020)‧失智症吞嚥照顧評估及治療‧*長期照護雜誌，24*(1)，1-14。doi: 10.6317/LTC.202004_24(1).0001

陳晶瑩(2021)‧衰弱的評估與處置‧*臺灣老年醫學暨老年學會雜誌，16*(4)，263-277。https://doi.org/10.29461/TGGa.202111_16(4).0001

雀巢營養機構 Société des Produits Nestlé S.A. (2004)

臺灣雀巢股份有限公司（無日期）‧*雀巢迷你營養評估量表*。https://www.mna-elderly.com/forms/MNA_chinese.pdf

歐陽鍾美(2016)‧高齡者肌少症之營養防治與照護‧*長期照護雜誌，20*(2)，137-147。doi: 10.6317/LTC.20.137

蔡淑鳳、陳時中、范家瑪(2017)‧長照的前瞻觀點：預防照護計畫‧*長期照護雜誌，21*(3)，183-189。doi: 10.6317/LTC.21.183

衛生福利部(2015)‧*老人胖一點，還是瘦一點好? 爭議不休 「肌肉多」才是降低死亡風險的關鍵！*。https://mohw.gov.tw/cp-2645-20437-1.html

衛生福利部(2021)‧*工具性日常生活活動量表*。https://reurl.cc/9XlVda

衛生福利部(2021)‧*巴氏量表*。http://www.mohw.gov.tw/cp-189-208-1.html

鄭千惠(2020)‧失智症吞嚥困難患者的營養照護‧*長期照護雜誌，24*(1)，15-22。doi:10.6317/LTC.202004_24(1).0002

鄭翔如、楊登棋(2020)‧周全性老年評估個案報告：運用於老年生長維持不良的評估與處置‧*臺灣老年醫學暨老年學會雜誌，15*(4)，283-293。https://doi.org/10.29461/TGGa.202011_15(4).0004

Barous, T. R. M. F. (2018). Frailty syndrome. *CINAHL Nursing Guide.*

Boling, B. R. D. C.-C., & Smith, N. R. M. C. (2021). Depression: An Overview. *CINAHL Nursing Guide.*

Cabrera, G., & Kornusky, J. R. M. (2018). Delirium in older patients. *CINAHL Nursing Guide.*

Caple, C. R. B. M., & Kornusky, J. R. M. (2020). Physical assessment in older adults: Performing. *CINAHL Nursing Guide.*

Folstein, M. F., Folstein, S. E., & Mchugh, P. R. (1975). Mini-mental state. *Journal of Psychiatry Research, 12*, 189-98.

Geriatric Depression Scale (GDS) (2000). *CINAHL Nursing Guide.*

Key, M. A.-C. A. A. C., & Woten, M. R. B. (2021). Case management: Frail older adults. *CINAHL Nursing Guide.*

Kornusky, J. R. M., & Holle, M. R. B. O. (2017). Nutritional assessments: Performing in older adults. *CINAHL Nursing Guide.*

Marcel, C. B., & March, P. P. (2018). Dementia and nutrition. *CINAHL Nursing Guide.*

Marcel, C. B., & Schwartz, S. R. M. F.-B. (2021). Nutrition in Menopause. *CINAHL Nursing Guide.*

Raisinghani, N., Kumar, S., Acharya, S., Gadegone, A., & Pai, V. (2019). Does aging have an impact on hemoglobin? Study in elderly population at rural teaching hospital. *Journal of Family Medicine And Primary Care, 8*(10), 3345-3349. https://doi.org/10.4103/jfmpc.jfmpc_668_19

Russell, T., & Karakashian, A. R. B. (2018). Alzheimer's Disease. *CINAHL. Nursing Guide.*

Schub, T. B. (2018). Peptic Ulcer in Older Adults. *CINAHL Nursing Guide.*

Schub, T. B., & Pilgrim, J. R. B. M. (2017). Spiritual care: Providing to older adults. *CINAHL Nursing Guide.*

Schub, T. B., & Walsh, K. R. M. C. (2021). case management: The patient with dementia. *CINAHL Nursing Guide.*

Smith, N. R. M. C., & Schub, T. B. (2018). Depression and nutrition: An overview. *CINAHL Nursing Guide.*

Uribe, L. P. M., & Schub, T. B. (2018). Delirium: Screening - Confusion Assessment Method (CAM). *CINAHL Nursing Guide.*

Woten, M. R. B., & Balderrama, D. R. M. (2017). Confusion Assessment Method (CAM) of screening test for delirium: Using. *CINAIIL Nursing Guide.*

MEMO

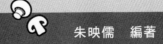
朱映儒　編著

老人的飲食型態

學習目標

1. 認識不同的飲食型態。
2. 了解如何挑選適當的飲食質地。
3. 熟悉增加老人飲食攝取策略。
4. 了解老人食物製備技巧。

臺灣已於 2018 年邁入「高齡社會」，老年人口占總人口比率為 14.56%，而據 2021 年統計成長至 16.85%，推估在 2025 年老年人口占總人口比率可能會達 20%，成為超高齡社會。

社會不得不重視銀髮族的健康照護。隨著長照服務的發展，銀髮族的照護越來越受重視，因消化、呼吸、心血管、泌尿、內分泌及免疫系統皆會因年齡功能改變，許多疾病盛行率隨著年齡增長而增加。根據 2017~2020 年國民營養健康狀況變遷調查，高齡者的過重及肥胖盛行率分別為 33.3% 及 25.6%，血壓異常（含高血壓及高血壓前期）的比例高達 80%，肌少症盛行率高達 34.1%（男性 31.9%、女性 36.1%）、衰弱等，而近幾年備受矚目的這些疾病皆與飲食習慣息息相關，使專家們研究不同飲食型態對高齡者的影響，以地中海飲食及得舒飲食原則為基底來設計膳食，視為對高齡者健康有益的飲食型態。

根據 2017~2020 年國民營養健康狀況變遷調查成果報告可以發現，臺灣老人在六大類食物中容易攝取不足的種類為乳品類、蔬菜類、油脂與堅果種子類，其中 75 歲以上的老人甚至連豆魚蛋肉類及水果類都有攝取不足之情況（表 1-1），營養素則以維生素 D、鈣、膳食纖維、維生素 E、鋅攝取偏低（表 5-1），因此，在膳食設計上需特別留意攝取不足盛行率最高的前三名，分別為乳品類、蔬菜類食物、油脂與堅果種子類，善用製備技巧或是入菜餚等方式增加攝取以促進營養均衡。

○ 表 5-1 2017~2020 年 65 歲以上全體國人每人一日營養素攝取狀況

	65~74 歲(n=1,747)[1]				75 歲以上(n=933)[1]			
	平均值	中位數	標準誤	RDA/AI%[2]	平均值	中位數	標準誤	RDA/AI%[2]
熱量(Kcal)	1,821	1,734	26	92%[3] / 104%[4]	1,580	1,468	39	83%[3] / 94%[4]
蛋白質(g)	75.9	68.9	1.4	143%	65.5	59.4	1.9	120%
脂肪(g)	60.5	52.5	1.2	─	51.2	42.9	1.7	─
醣類(g)	241.5	229.9	3.6	─	214.7	196.9	5.8	─
維生素 C (mg)	181.7	139.3	5.3	182%	148.3	110.7	8.1	148%
維生素 B_1 (mg)	1.3	1.2	0.0	128%	1.2	1.0	0.0	115%
維生素 B_2 (mg)	1.2	1.1	0.0	109%	1.2	1.0	0.0	103%
菸鹼酸(mg)	16.5	14.5	0.4	110%	13.8	11.9	0.4	93%
維生素 B_6 (mg)	2.0	1.8	0.0	125%	1.7	1.6	0.0	108%
維生素 B_{12} (mg)	4.3	2.8	0.2	178%	4.2	2.5	0.3	175%
維生素 A (µg R.E.)	997	674	36.6	184%	960	621	52.2	179%
維生素 D (µg)	7.2	4.3	0.4	48%[5]	6.7	4.6	0.4	45%[5]
維生素 E (mg α-T.E.)	9.1	7.7	0.2	76%	7.9	6.9	0.3	66%
鈣(mg)	577	466	13	58%[5]	554	442	18	55%[5]
磷(mg)	1,154	1,075	21	144%	1,017	905	25	127%
鐵(mg)	14.7	12.8	0.3	147%	12.9	11.4	0.3	129%
鎂(mg)	323.8	289.0	6.5	98%	271.0	241.5	6.5	84%
鋅(mg)	11.6	10.7	0.2	86%	10.4	9.2	0.4	79%
鈉(mg)	2,650	2,342	47	─	2,351	2,027	80	─
鉀(mg)	2,842	2,586	53	─	2,386	2,157	64	─
膳食纖維(g)	19.5	17.2	0.4	71%[5] / 81%[6]	15.6	13.7	0.5	59%[5] / 66%[6]
膽固醇(mg)	282.9	237.7	7.1	─	236.2	188.8	11.4	─
P/M/S[7]	1.1/1.3/1				1/1.2/1			

註：1. 65歲以上資料為國民營養健康狀況變遷調查與高齡營養監測資料共同分析，後者屬前者取樣架構
　　　內，可視為一完整調查一併分析。
　　2. 各營養素攝取量達國人膳食營養素參考攝取量第七版之RDA或AI建議量百分比。
　　3. 攝取熱量達國人膳食營養素參考攝取量第七版其對應年齡且適度活動量之RDA建議量百分比。
　　4. 攝取熱量達國人膳食營養素參考攝取量第七版其對應年齡且稍低活動量之RDA建議量百分比。
　　5. 維生素D、鈣質及膳食纖維攝取量達國人膳食營養素參考攝取量第八版其對應年齡且適度活動量之
　　　AI建議量百分比。
　　6. 膳食纖維攝取量達國人膳食營養素參考攝取量第八版其對應年齡且稍低活動量之AI建議量百分比。
　　7. P/M/S：多元不飽和脂肪酸攝取平均值／單元不飽和脂肪酸攝取平均值／飽和脂肪酸攝取平均值。
資料來源：衛生福利部國民健康署(2022)．「*2017~2020 年國民營養健康狀況變遷調查成果報告*」。
　　　　　https://www.hpa.gov.tw/Pages/List.aspx?nodeid=3998

5-1 普通飲食

一、定義

符合一般高齡者營養需求的均衡飲食。

二、適用對象

咀嚼吞嚥功能正常、無代謝相關慢性病者。

三、一般原則

（一）控制體重

對於過輕及病態性肥胖高齡者而言，死亡風險增加，由此可知體重控制仍是需要管理的一部分。理想體重以身體質量指數(BMI)計算，一般 19 歲以上成人的 BMI 值(kg/m^2)的切點定義為：(1)過輕：BMI＜18.5；(2)正常：18.5≦BMI＜24；(3)過重：24≦BMI＜27；(4)肥胖：27≦BMI。

即使在體重和 BMI 指數沒有變化的情況下，隨著年齡增長，也會觀察到身體組成的改變，例如脂肪量增加和肌肉量減少，而老人的 BMI 與全因死亡率之間的關係是否與年輕人相同尚不清楚，曾有薈萃分析(meta-analysis)顯示老人 BMI 的適當範圍，發現 BMI＜25 kg/m^2 及＞35 kg/m^2 時，與較高的死亡率有相關性(Winter et al., 2014; McKee & John, 2021)，但仍需更多研究證實，因此高齡者的體重與肥胖相關指標的解釋應更謹慎。能確定的是，對於功能受限或代謝併發症的老人應建議減重，可能因體重減輕而改善其相關症狀。雖然有研究顯示高齡族群中 BMI 與心血管疾病的相關性比年輕人更低，然而部分研究指出心血管疾病的風險因子，如高血壓和血脂異常以及某些癌症的風險因子則是在腰圍較高的老人中更為常見；而代謝症候群及第 2 型糖尿病

則是不論年輕或高齡族群，都與肥胖指數呈正相關(Kim, 2018)。然而鑑於 BMI 可能低估高齡者的體脂量，且脂肪通常是沉積在腹部，測量腰圍亦可能是一種更好的方式(McKee & John, 2021)。而理想腰圍的定義為男性≦90 公分及女性≦80 公分。

（二）均衡攝取六大類食物

依據國民健康署 2018 年公告之每日飲食指南建議，合宜的三大營養素攝取量占總熱量之比例為蛋白質 10~20%、脂肪 20~30%、醣類50~60%，建議蛋白質攝入量應大於 1.2 g/kg BW/d（假設腎功能正常）。可參考表 3-4 依不同活動強度及性別給予六大類食物份數建議，然而個別狀況仍須依照個人病況、病史、體位、營養指標、活動量等因素進行調整。而最新營養調查中顯示容易不足的乳品類、蔬菜類和堅果種子類，則可善用製備技巧調整質地（參考章節 5-2、5-3 飲食型態）或是以牛奶、起司、腰果湯等入菜餚方式增加攝取。

（三）三餐以五穀為主食，低 GI 食物為主

升糖指數(Glycemic index,GI)是指食物對增加血糖快慢的影響力，GI 值越高，血糖波動越大，則血糖上升速度越快；GI 值越低，血糖波動越小，血糖上升速度越慢。老人內分泌功能退化，影響胰島素分泌減少，使其對葡萄糖耐量降低，因此應優先選擇低 GI 的食物，以米穀類舉例，GI 值由高到低排序如下：長糯米＞圓糯米＞粳米（蓬萊米）＞秈米（在來米）＞五穀燕麥。

增加膳食纖維攝取也可改善身體對於血糖波動的變化情形，建議每日至少 1/3 為未精製全穀雜糧類，例如用糙米飯或五穀飯取代白米飯、全麥土司取代白土司、白飯中添加南瓜、玉米、番薯等食材去烹煮。

（四）優先選擇高營養密度的食材

　　因消化系統退化、慢性病藥物副作用、沮喪等原因都可能導致老人攝食量減少，但根據國人膳食營養素參考攝取量，65 歲以上老人熱量需求雖比成人稍低，其營養素需求量並沒有下降，因此挑選高營養密度之食物來源非常重要。市售食品因加工往往添加過多的食品添加物，或是復熱食品因復熱容易出水，而需更多調味導致鈉含量較高，食品也常因加熱製程可能有營養素流失，原型食物的攝取比加工過的食品營養素的密度更高，更適合老人。

　　曾有研究計算各類食物的整體營養質量指數(overall nutritional quality index, ONQI)，微量營養素分別於分子或分母中加總，再與蛋白質品質、脂肪品質、熱量密度(energy density)、升糖負荷(glycemic load, GL)等巨量營養素因子相乘去計算分數，所有營養素項目均根據其對相關疾病流行率、相關疾病嚴重程度，以及營養素與相關疾病之間關聯強度的健康影響進行加權，統計出 1~100 的分數，分數越高者代表營養素濃度越高，整體的營養價值越高（表 5-2）。分子的營養素包括膳食纖維、葉酸、維生素 A、維生素 C、維生素 D、維生素 E、維生素 B_6、維生素 B_{12}、鉀、鈣、鋅、鎂、鐵、ω-3 脂肪酸、生物類黃酮總量、類胡蘿蔔素總量、鎂、鐵，即代表食物富含以上營養素則分數越高；分母的營養素為飽和脂肪酸、反式脂肪酸、鈉（不包含天然植物性食物的含鈉量）、糖（不包含天然水果的糖）、膽固醇，含量越多則分數越低。表 5-2 中可看出各類食物營養素密度由高到低為：蔬果類＞海鮮類＞乳品類＞肉類＞加工食品，可提供給高齡飲食製備者參考挑選高營養素密度之食材(Katz et al., 2010)。

○ 表 5-2　**整體營養質量指數(ONQI)**

食物名稱	ONQI	食物名稱	ONQI	食物名稱	ONQI
青花菜	100	吳郭魚	82	羊排	28
藍莓	100	牡蠣	81	羊腿	28
秋葵	100	旗魚	81	火腿	27
柳橙	100	明蝦	75	葡萄乾	26
四季豆	100	蝦子	75	綠橄欖	24
鳳梨	99	蛤蜊	71	貝果	23
蘿蔔	99	安康魚	64	花生醬	23
櫛瓜	98	全脂牛奶	52	奶油花椰菜濃湯罐	21
蘋果	96	扇貝	51	鹽烤花生	21
高麗菜	96	義大利麵	50	荷包蛋	18
番茄	96	豌豆罐頭	49	瑞士起司	17
柑橘	94	去皮火雞胸	48	零卡碳酸飲料	15
西瓜	94	黑棗	45	培根	13
芒果	93	去骨雞胸肉	39	鹽脆餅棒	11
紅洋蔥	93	柳橙汁	39	黑巧克力	10
新鮮無花果	91	龍蝦	36	白麵包	9
葡萄	91	豬里肌	35	義式臘腸	7
香蕉	91	腹側牛排	34	熱狗	5
脫脂牛奶	91	火雞胸肉	31	起司泡芙	4
酪梨	89	小牛排	31	牛奶巧克力	3
麥片	88	小牛腿排	31	蘋果派	2
鮭魚	87	菲力牛排	30	餅乾	2
比目魚	82	雞腿	30	碳酸飲料	1
鯰魚片	82	去骨豬排	28	冰棒	1
鱈魚片	82	雞翅	28		

現在市售出現很多適合銀髮族的商業營養品，依照各年齡層營養素需求設計出來的特殊營養食品，亦屬於高營養素密度食品，標榜營養均衡完整口服配方，一般適用健康老人，可作為一般食物攝取不足時的膳食補充。即使是作為部分熱量補充，選購時仍應特別留意是否有衛生福利部特殊營養品的核准字號，勿聽信謠言或不實推銷，以避免來路不明的營養補充品，若有慢性病或特殊疾病的老人需要補充口服營養品，均須經營養師指導使用，避免因誤選不符使用的特殊疾病配方，導致影響身體之生化代謝。

（五）增加膳食纖維攝取

每日膳食纖維建議每 1,000 大卡含 14 公克纖維。老人因咀嚼功能隨年齡增長退化，導致膳食纖維攝取不足比例增加，每日蔬菜類建議攝取須達 3 份，每份蔬菜約生重 100 公克。蔬菜類除富含膳食纖維外，深綠、深黃及紅色蔬菜還富含維生素 A、維生素 E、葉酸、鈣、鐵、鉀、鎂等營養素。膳食纖維除可延緩餐後澱粉消化，以減緩血糖波動外，還可與腸道中的膽鹽結合，減少膽鹽在腸肝循環再吸收，促使體內膽固醇分解成膽鹽，達降低血膽固醇之效果，可減少心血管疾病、代謝症候群之發生率。老人消化道功能退化，大腸蠕動減少進而增加糞便滯留時間，產生便祕情形，足夠的膳食纖維可促進腸胃蠕動，減少憩室炎、腸阻塞等腸胃道疾病發生。

（六）少鹽、少糖、增加堅果種子攝取

2017~2020 年國民營養健康狀況變遷調查發現，65 歲以上族群男性攝取鈉量皆超過以往的建議量（2,400 毫克／天），女性方面則皆未達建議量；在 65~74 歲族群的平均攝取量（2,650 毫克／天）仍超過建議量。19~64 歲成人在三大營養素的攝取範圍為蛋白質提供熱量

16~17%、脂肪 32~35%、醣類 48~52%；高齡長者則為蛋白質提供熱量 16~17%、脂肪 28~29%、醣類 54~56%，其中各性別、年齡別的蛋白質占熱量百分比都很穩定，維持在 16%上下，唯隨著年齡上升，脂肪攝取量逐漸減少，醣類攝取量則稍微增加；65 歲以上老年人不論男女都僅達維生素 E 建議攝取量 62~79%。

🧑 少鹽

65~74 歲以上族群約有 14%鋅攝取不足，鋅於人體的功能包含味覺的維持，老化會使味蕾數目減少，加上鋅的缺乏，老人可能因此不自覺加重調味料或是喪失食慾，因此確保鋅攝取達建議量有可能利於控制鈉攝取量。而鹽分攝取與高血壓、腎臟病等慢性病有關，2022 年衛生福利部公告國人膳食營養素參考攝取量第八版，新增鈉的慢性疾病風險降低攝取量(CDRR)，65 歲以上老人與成人的鈉 CDRR 相同，為 2,300 毫克／天（約 6 公克鹽／天），希望藉此宣導應適當的攝取鈉。

🧑 少糖

對於老人生活中最容易唾手可得的食物大部分為全穀雜糧類，其富含碳水化合物外，部分調理食品（例如麵包、即沖麥片、餅乾）含有隱形的糖。食品中添加的「糖」比我們想像中多更多，然而老化影響胰島素敏感性降低，除了會使血糖波動更大之外，高糖食品會使得整日營養素密度降低，造成營養素攝取不足，故建議每日精製糖不宜超過總熱量的 10%，例如每日需求為 1,500 大卡的老人，糖上限攝取量為 37.5 公克，而 1 杯 700 毫升的全糖珍珠奶茶之含糖量近 62 公克（參考食品藥物管理署食品營養成分資料庫），一天一杯甚至超出精製糖上限量 1.5 倍，應多加注意。

🧑 增加堅果種子攝取

每日建議食用一湯匙的堅果，與我的餐盤建議「每餐堅果種子一茶匙」相同。75 歲以上老人堅果種子攝取不足，可能與咀嚼不良有關，純研磨的芝麻粉、核桃粉、堅果粉可解決因咀嚼不良攝取不足的問題。老人維生素 E 攝取不足，而維生素 E 的主要食物來源就是油脂與堅果種子類，其次則為部分深綠色蔬菜（如小松菜）、黑豆、綠豆、紅豆，國人膳食營養素參考攝取量第八版亦新增脂質類之巨量營養素可接受範圍(AMDR)供參考。

油脂應選擇不會造成血管負擔的植物性油脂，以利達 ω-6 多元不飽和脂肪酸 4~8%、ω-3 多元不飽和脂肪酸 0.6~1.2%，而飽和脂肪酸需控制在總熱量 10%以內，反式脂肪則為 1%以內，減少餅乾、麵包等食物的攝取，可減少攝取飽和脂肪及反式脂肪酸。另外，在肉類選擇上因紅肉的飽和脂肪高，建議每週攝取紅肉（豬、牛、羊）應小於四份、加工肉品最多兩份（兩份肉類約一掌心）、白肉約兩份，富含不飽和脂肪酸的海鮮及 ω-3 的魚類，則每週應至少攝取兩份。

（七）多攝取富含鈣質及維生素 D 的食物

鈣為國人攝取狀況最差的礦物質，隨著年齡增長，肌力下降，骨質流失速度會加快，而老人骨質疏鬆及肌少症是長久以來常見的好發疾病，研究亦指出 65 歲以上老人補充維生素 D 劑量 ≥ 800 IU/day，可能有利於預防髖骨骨折與各種非脊椎性骨折(Jackson et al., 2006)，可見鈣及維生素 D 攝取尤其重要，且從 2017~2020 年國民營養健康狀況變遷調查可發現鈣攝取僅達建議量 52~60%，65 歲以上的維生素 D 攝取甚至僅達建議量 38~57%，而老化會使血清維生素 D 濃度降低，最新公告的國人膳食營養素參考攝取量第八版修訂了 50 歲以上的建議量，提高至 15 μg/day (AI)，相當於 600 IU/day，鈣則維持 1,000 mg/day。

　　鈣質主要食物來源為牛奶及其製品，每杯 240 mL 的牛奶約含 250 mg，每日建議量 1.5 杯，即可達近四成的建議攝取量；小魚乾、豆干、黃豆及深綠色蔬菜也含相當高的鈣質，但植酸或草酸會抑制鈣吸收，例如富含草酸的菠菜雖鈣含量高，但吸收率只有 5.1% (Heaney et al., 1988)，選擇草酸或植酸含量低的食物，其鈣吸收率可接近或超過牛奶鈣的吸收率 27.6%，例如花椰菜、青花菜、白菜、抱子甘藍、芥藍等之鈣吸收率都較牛奶鈣高，亦可作為補充鈣的食物來源。若攝取乳糖出現腹瀉等症狀，可採取漸進式地增加奶類攝取量，以誘導腸道增加乳糖酶的分泌，初期建議可從優格、優酪乳開始嘗試。

　　維生素 D 主要來源為皮膚經陽光照射後合成，UVB 光進入皮膚後，可將 7-去氫膽固醇(7-dehydrocholesterol)光解成維生素 D，維生素 D 可透過肝轉換成 25-(OH)D，再由腎臟轉換成 1,25-(OH)$_2$D；其次則為食物來源，含量較高的食物有魚肝油、營養補充品、雞蛋、牛奶、旗魚、鮭魚、鯖魚、乾香菇等。維生素 D 可增加鈣、磷吸收率，活化型維生素 D 可刺激腸道對鈣與磷的吸收，調控血清鈣、磷濃度於恆定範圍內，維持骨骼及牙齒生長、神經及肌肉生理正常。老年人因皮膚合成維生素 D 減少、陽光照射減少、體脂增加及腎功能下降，降低了維生素 D 轉成活化形式(Raymond & Morrow, 2020)而缺乏的風險增加，因此加強補充維生素 D 對於高齡者亦不可少，65 歲以上每日建議量為 15 微克。

（八）攝取適當水分

　　水是重要營養素，可做為體內大部分反應的媒介，以及負責養分與代謝廢物的運送、調節體溫、維持電解質平衡及促進腸胃蠕動進而預防便祕。人體約有 50~60%重量是由水所組成，肌肉組織含水量較脂肪組織高，隨年齡增加，人體水含量比例會因體脂肪含量增加而減

少，因此老人要注意隨時補充水分，建議每天攝取 6~8 杯（每杯 240 毫升，包括豆漿、鮮奶、優酪乳、果汁、湯、咖啡、茶等），亦可用 30 c.c./kg BW 計算。老人不應該感覺口渴時才補充水分，應於白天少量多次補充，晚餐後則減少攝取水分，以避免夜間上廁所而影響睡眠。尿液顏色能協助判斷體內水分是否足夠，如黃色、烏龍茶色，則表示需要持續補充水分、透明黃色表示水分充足，可正常補充水分。有心臟、腎臟疾病等特殊疾病者，水分攝取量應詢問醫師後加以調整。

⇒ 營養師上課囉！

維生素 D 與肌少症

　　研究指出營養介入加上身體活動可以減少老人衰弱（證據等級中級）(Racey et al., 2021)，以及近期越來越多人重視適當的復健治療改善老人肌少症。而前述提及維生素 D 攝取不足，皮膚經陽光照射之合成是人類主要的維生素 D 來源，包含目前普遍提倡使用防曬乳來預防皮膚癌或是皮膚老化，SPF15 的防曬乳可減少 95%皮膚合成維生素 D (Raymond & Morrow, 2020)。此外膚色（淺色比深色皮膚需要時間較短）、居住緯度（距離赤道 35 度以內，可合成最多維生素 D）、季節（冬天需要日曬時間較長）及年齡皆會影響維生素 D 合成減少(Holick, 2014)。雖然亦能從食物補充維生素 D，但日曬仍是主要來源，走出室外活動筋骨除了可減少肌少症的風險，也會是能補充身體所需維生素 D 的好選擇，建議每週 3~4 次日曬超過 15 分鐘。

5-2　調整質地的飲食

一、軟質飲食

（一）定義

　　軟質飲食是指給予質地柔軟，使用牙齒咀嚼食物容易咬斷的程度的食物，避免堅硬表面使消化不良的食物。

（二）適用對象

　　有牙齒但咀嚼功能稍差，但仍可由口進食得到足夠營養者，或是消化功能稍差者。

（三）一般原則

1. 均衡攝取六大類食物，食物選擇以質地柔軟為原則，且不得含有不可食的部分（如骨頭、果核）及軟骨、堅果等堅硬成分（表 5-3）。

2. 避免大塊、堅硬、過老的食物。

3. 避免油煎、油炸之烹調方式。

○ 表 5-3　軟質食物的選擇

項目	可食	忌食
全穀雜糧類	除含堅果種子之全穀雜糧製品均可	含堅果種子之雜糧食品
豆魚蛋肉類	除煎、炸烹調之豆魚蛋肉類	煎、炸烹調之豆魚蛋肉類、小魚乾、帶骨雞爪
乳品類	均可	無
蔬菜類	煮熟、煮軟之蔬菜均可	無
水果類	去果核之水果	含果核之水果，如釋迦
油脂與堅果種子類	油脂類均可；芝麻粉、杏仁粉等碾細之堅果粉或堅果醬	所有未碾細之堅果

二、半流質飲食

（一）定義

　　將固體食材經剁碎、攪細處理後加入飲料或湯汁，製成稍加咀嚼即可吞嚥的飲食，營養均衡，若有需要時可長期使用。

（二）適用對象

1. 咀嚼或吞嚥固體食物稍有困難，但仍可由口進食得到足夠營養者。

2. 消化不良或腸胃稍微不適。

3. 飲食自全流質進展至正常飲食過渡期。

（三）一般原則

1. 少量多餐，每日至少 4 餐以上，目前以 6 餐／天最為普遍。

2. 食物選擇以質地細、好消化為原則。固體食物先以剁碎或細切前處理後，再烹煮；不適合烹調前切細的食材，例如瓜類，則煮熟後利用調理機或果汁機將食物攪細供應。過老或含筋不易咀嚼的肉類、纖維過粗的蔬菜、堅硬的水果及堅果、油炸食物皆不適合。

3. 增加菜式類型的變化，例如粥品及麵食類交替，調味及烹調上也應追求變化，有助於提高食慾。

🍲 半流質飲食膳食設計範例

○ 表 5-4 半流質飲食 1,800 大卡膳食設計

分類	份數	蛋白質(g)	脂肪(g)	醣類(g)	熱量(大卡)	早餐	早點	午餐	午點	晚餐	晚點
乳品類	1.5	12	12	18	225						1.5
蔬菜類	3	3		15	75	0.5		1.5		1	
水果類	2			30	120		1				1
全穀雜糧類	12	24		180	840	3	1	3	2	3	
豆魚蛋肉類(低脂)	1.3	9.1	3.9		71.5	1		0.3			
豆魚蛋肉類(中脂)	3.7	25.9	18.5		277.5			1.7		2	
脂肪	5		25		225	1		2		2	
總計		74(16.1%)	59.4(29.1%)	243(53.0%)	1,834(98.3%)						
菜單											

1. 早餐：鮮魚番薯粥（稀飯 250 克＋地瓜小丁 55 克＋切碎青江菜 50 克＋魚肉 35 克＋橄欖油 5 克）

2. 早點：鳳梨西米露（西谷米 15 克＋鳳梨 EP 110 克）

3. 午餐：香菇米粉湯（乾米粉 60 克＋切碎茼蒿 90 克＋切碎香菇 50 克＋芹菜 10 克 ＋蝦米 5 克＋細切豬梅花 60 克＋橄欖油 10 克）

4. 午點：紅豆燕麥湯（紅豆 20 克＋燕麥 20 克）

5. 晚餐：芋頭肉末粥（稀飯 250 克＋芋頭 55 克＋花椰菜 100 克＋豬絞肉 70 克＋橄欖油 10 克）

6. 晚點：香蕉牛奶一杯（鮮奶 240 mL＋小香蕉一根 70 克）

註：EP為可食重量(edible portion)。

三、全流質飲食

（一）定義

在室溫下為液態，可流動的流體食物；營養均衡，若有需要時可長期使用。

（二）適用對象

1. 無法咀嚼或吞嚥固體食物，但仍可由口進食得到足夠營養。

2. 消化不良或腸胃不適。

3. 飲食自清流質進展至正常飲食過渡期。

（三）一般原則

1. 少量多餐，每日至少 4 餐以上，目前以 6 餐／天最為普遍。

2. 食物選擇以質地細、好消化為原則。固體食物則利用調理機或果汁機將食物攪打成流體供應。

3. 需善用熱量及營養密度高的食材（例如綜合維生素、奶粉、油等），否則會有維生素、礦物質缺乏等問題。

4. 食物製備後呈現之型態為液體，因看不出原型食材的模樣可能會影響食用者之食慾，可使用不同顏色之全穀雜糧類及蔬果去入菜，例如南瓜、地瓜、胡蘿蔔可凸顯橘紅色；地瓜葉、菠菜凸顯綠色，以及富有香氣的食材，例如櫻花蝦、蛤蠣、麻油、堅果粉、芹菜、洋蔥、檸檬、蘋果、香椿、八角、薑黃、月桂葉等。透過「色香味」的變化性有助於增加攝取量。

5. 若飲食攝取體積受限，則應考慮選用高熱量、高蛋白商業營養品配方，穿插於餐間做為點心，以利達整日熱量需求。

6. 部分高齡者會因退化的牙口狀況，需要長期接受全流飲食，除遵循上述原則製備外，用漂亮的容器盛裝餐食（圖 5-1）、供餐的溫度、家人陪伴共食的溫馨氣氛都有助於提振食慾。

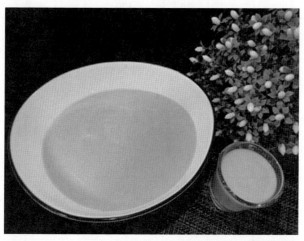

○ 圖 5-1　全流質飲食使用精緻餐具可以提振食慾

全流質飲食膳食設計範例

○ 表 5-5　全流質飲食 1,800 大卡膳食設計（飲食攝取體積不受限）

分類	份數	蛋白質(g)	脂肪(g)	醣類(g)	熱量（大卡）	早餐	早點	午餐	午點	晚餐	晚點
乳品類	1.5	12	12	18	225						1.5
蔬菜類	2	2		10	50	0.5		1		0.5	
水果類	2			30	120		1		1		
全穀雜糧類	10	20		150	700	3		4		3	
豆魚蛋肉類（低脂）	4	28	12		220	2				2	
豆魚蛋肉類（中脂）	2	14	10		150			2			
脂肪	6		30		270	2		2		2	
均衡配方（罐）											
蛋白粉（份）											
糖飴(g)	30		0.03	28.5	115.5	15				15	
總計		76 (16.4%)	64.03 (31.1%)	236.5 (51.1%)	1,851 (98.7%)						

菜單

1. 早餐：南瓜蔬菜糊（稀飯 250 克＋南瓜 85 克＋小白菜 50 克＋毛豆 50 克＋橄欖油 10 克＋糖飴 15 克）＋豆漿 190 mL

2. 早點：蘋果汁（蘋果 EP 125 克）

3. 午餐：鮭魚菠菜糊（稀飯 500 克＋菠菜 100 克＋鮭魚 70 克＋橄欖油 10 克）

4. 午點：西瓜汁（西瓜 EP 180 克）

5. 晚餐：麻油雞肉糊（稀飯 250 克＋玉米粒 85 克＋高麗菜 50 克＋雞肉 60 克＋橄欖油 5 克＋麻油 5 克＋糖飴 15 克）

6. 晚點：熱牛奶（全脂奶粉 45 克）

　　若長期進食量不足，應考慮縮小餐食體積，舉例如下：

○ 表 5-6　全流質飲食 1,800 大卡膳食設計（飲食攝取體積受限）

分類	份數	蛋白質(g)	脂肪(g)	醣類(g)	熱量（大卡）	早餐	早點	午餐	午點	晚餐	晚點
乳品類	1.5	12	12	18	225				1.5		
蔬菜類	1.5	1.5		7.5	37.5	0.5		0.5		0.5	
水果類	1			15	60				1		
全穀雜糧類	6	12		90	420	2		2		2	
豆魚蛋肉類（低脂）	2	14	6		110	1				1	
豆魚蛋肉類（中脂）	1	7	5		75				1		
脂肪	4		20		180	1		1		2	
均衡配方（罐）	2	18.2	17.8	69.6	512		1				1
蛋白粉（份）	2	16	1.6	2	86	1		1			
糖飴(g)	30		0.03	28.5	115.5	15				15	
總計		80.7 (17.7%)	62.43 (30.9%)	230.6 (50.7%)	1,821 (99.2%)						

菜單

1. 早餐：南瓜蔬菜糊（稀飯 125 克＋南瓜 85 克＋小白菜 50 克＋毛豆 50 克＋商業蛋白粉 10 克＋橄欖油 10 克＋糖飴 15 克）
2. 早點：商業營養品 1 罐 250 mL
3. 午餐：鮭魚菠菜糊（稀飯 250 克＋菠菜 50 克＋鮭魚 35 克＋商業蛋白粉 10 克＋橄欖油 10 克）
4. 午點：木瓜牛奶（木瓜 EP 150 克＋全脂鮮奶 360 mL 或全脂奶粉 45 克）
5. 晚餐：麻油雞肉糊（稀飯 125 克＋玉米粒 85 克＋高麗菜 50 克＋雞肉 30 克＋橄欖油 5 克＋麻油 5 克＋糖飴 15 克）
6. 晚點：商業營養品 1 罐 250 mL

由以上可以看出，食量限制下，有使用熱量及營養素密度較高的商業營養品作為點心，三餐的粥糊需要攪打的固體食物明顯減少了30~50%，可幫助減少整份餐點的體積，而三餐點心的量並沒有因熱量提高而提高，使食量沒那麼大的老人也可以獲得足夠營養。

⇌ 營養師上課囉！

糖和糖飴一樣嗎？

糖是蔗糖，即為一般我們口中說的精製糖，而衛生福利部對於精製糖的建議攝取量為總熱量 10%以下。精製糖攝取過多可能導致胰島素阻抗，而老化已經導致胰島素敏感性降低，若精製糖量攝取超過建議量，對血糖波動影響巨大，進而影響身體新陳代謝，因此不一定適合利用來增加高齡者的熱量；糖飴為商業營養品之一，主要成分為麥芽糊精及多種維生素，被分類為單素配方，沒有添加蔗糖及乳糖，因此有血糖或是乳糖不耐症問題的人皆可食用，主要用途是增加熱量，常用於各種流質飲食，易溶於水，添加在果汁、牛奶或粥品類不會影響原本食物的風味，又可使需求者飲食攝取達熱量需求。

四、清流質飲食

（一）定義

食物完全無渣，不會刺激腸胃道或產氣；在室溫下為清澈液體的流質飲食。僅提供水分、部分電解質及少量熱量，不適合長期使用，常為使腸胃道恢復進食時的過渡期飲食。

（二）適用對象

1. 禁食後恢復腸道進食時的第一階段飲食。

2. 腸胃道需要清空以利檢查或手術者。

3. 腸胃道對所有食物感到噁心、嘔吐、腹脹、消化不良等不適應之情形者。

（三）一般原則

1. 此種飲食無法提供整日完整的營養需求，若因病情或消化情況需要使用超過 2 天，應搭配靜脈營養。

2. 食物選擇包括無渣果汁、運動飲料、無油清湯、米湯、蜂蜜水、清果凍、鹽、糖、綜合維生素發泡錠、商業清流質配方。

3. 常為禁食後恢復腸道進食時的第一階段飲食，應少量多次，每小時約 30~50 mL，使腸胃道耐受性漸進增加，不宜一次大量液體攝入。

菜單
1. 早餐：米湯一碗（可適量增加糖飴增加熱量）
2. 早點：舒跑一瓶
3. 午餐：蛤蜊清湯一碗
4. 午點：無渣柳橙汁一杯
5. 晚餐：無油肉湯一碗、無渣蘋果汁一瓶
6. 晚點：蜂蜜水一碗

五、管灌飲食

（一）定義

　　將流質食物（天然攪打配方）或商業配方倒入餵食管內，經鼻胃管、鼻十二指腸管、鼻空腸管、胃造口或空腸造口等途徑進入消化道內的飲食。

（二）適用對象

1. 經口攝食不足導致營養不良，但腸胃道功能正常者，例如厭食症。

2. 吞嚥能力尚可，惟喝白開水時會產生嗆咳，其餘液體皆不會產生嗆咳者。

3. 吞嚥能力稍差，喝所有液體會產生嗆咳者。

4. 吞嚥能力差，吃細碎食物或含水量高的食物時會產生嗆咳者。

5. 中風後意識不清或吞嚥功能不良者。

6. 癌症末期病人。

7. 因消化道手術導致無法咀嚼及吞嚥者，例如口腔癌、食道癌。

（三）一般原則

1. 濃度一般以 1 Kcal/mL 為宜，若需限水或採濃縮配方時，濃度最高可達 2 Kcal/mL。

2. 熱量及三大營養素比例依個人病況、營養評估、腸胃道功能及灌食途徑對應之營養需求給予灌食配方，並需定期追蹤血液生化數值、相關營養指標、水分輸入／排出量(I/O)，做適當飲食調整。

3. 須留意總水分攝取，一般建議約 30~35 mL/kg 體重，若配方奶總液體未達需求量，需增加餐間水的給予，以免脫水。

4. 若消化功能不如預期或在腸道營養恢復初期，調整適當的灌食方式及灌食速度（例如連續性灌食、間歇重力灌食、批式灌食）都有助於營養素攝取。

5. 一般聚合配方滲透壓約在 300~500 mOsm/kgH$_2$O，提供完整營養素。有一般均衡配方、高纖配方、高蛋白配方及商業天然食物配方等。

6. 濃縮配方滲透壓約 500~920 mOsm/kgH$_2$O，目前濃度範圍約 1.2~2.0 Kcal/mL，可依個人限水需求及腸胃道耐受性調整給予不同濃度配方。

7. 單體配方主要提供小分子的營養素，例如水解蛋白質、游離胺基酸、中鏈脂肪酸、葡萄糖、麥芽糊精等，適用於腸胃道消化吸收障礙者。單體配方包含預解配方及元素配方，預解配方之蛋白質為 100% 水解乳清胜肽或水解蛋白，滲透壓約在 350~395 mOsm/kgH$_2$O，而元素配方提供的分子更小，為 100%游離胺基酸，滲透壓約在 600~650 mOsm/kgH$_2$O，若配方為等滲透壓，無須再加水避免增加配方汙染；若有腸胃道耐受性問題，應適時調整灌食方式及灌食速率；調整時，方式、速度及配方之濃度應先擇一調整，以免調整過快致食用者腸胃不適應。

8. 若有需要調整個別化的管灌配方，可利用單素配方（例如蛋白粉、纖維粉、中鏈脂肪酸、特殊胺基酸等）加入聚合配方。單素配方不宜單獨使用，避免營養素未達需求。

9. 製備經濟實惠的天然攪打配方時，因製程費時，可一次性製備整日份量，但須依餐次分裝後冷藏保存，餐前回溫後灌食，且要特別注意攪打不均質、顆粒過大等問題，稠度過高造成塞管、熱量濃度過低造成攝取不足、營養是否均衡充足，應適時使用粉狀食材（例如奶粉、黃豆粉等）或單素配方增加天然攪打配方的濃度；若經濟許可，市售也有天然食材管灌配方可選擇，除使用方便、安全衛生外，商業配方濃度均勻，在無專業人士指導下，使用者較不會產生塞管或營養不良等問題。

10. 灌食配方的溫度應接近體溫最適當，若有尚未灌食完畢的液態配方，需置放冷藏保存並於 24 小時內灌食完畢，灌食前應隔水回溫至接近體溫再行灌食。

11. 粉狀配方於沖泡後應於 4 小時內灌食完畢，避免細菌滋生導致食用者腹瀉。

12. 製備過程應確保灌食器具的乾淨及照顧者的手部衛生，確保食品衛生安全，以排除食用者若出現腹瀉症狀之可能變因。

13. 除醫師醫囑外，勿將藥物攪拌於配方奶中，除預防食物與藥物交互作用外，也應避免當腸胃道功能改變，導致配方奶未灌食完畢而影響藥物的給予劑量。

○ 表 5-7　調整質地的飲食比較

項目	軟質飲食	半流質飲食	全流質飲食	清流質飲食	管灌飲食
腸胃道消化功能	對堅硬食物稍差	腸胃稍微不適	消化不良或腸胃不適	對所有固體食物不適應	－
咀嚼能力	稍差	－	－	－	－
吞嚥能力	正常	吞嚥固體食物稍有困難	無法吞嚥固體食物	－	吞嚥障礙
可由口進食或足夠營養	✓	✓	✓	－	✗
可長期使用	✓	✓	✓	✗	✓
脫離鼻胃管飲食進展	管灌飲食→清流質飲食→全流質飲食→半流質飲食→軟質飲食				

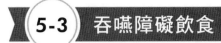

5-3 吞嚥障礙飲食

一、國際吞嚥障礙飲食標準

　　越來越多人在進食、咀嚼或吞嚥時面臨問題，部分食物或飲品會錯過食道誤入氣管導致嗆咳危險，國際吞嚥障礙飲食標準化創辦組織(The International Dysphagia Diet Standardisation Initiative, IDDSI)訂定出國際吞嚥障礙飲食標準(IDDSI Framework)，從 0 到 7 級，共分為八個連續等級（圖 5-2），食物及飲品各有五種分級，0~4 級為飲品分級（圖 5-2 之正三角形），3~7 級為食物分級（圖 5-2 之倒三角形），描述

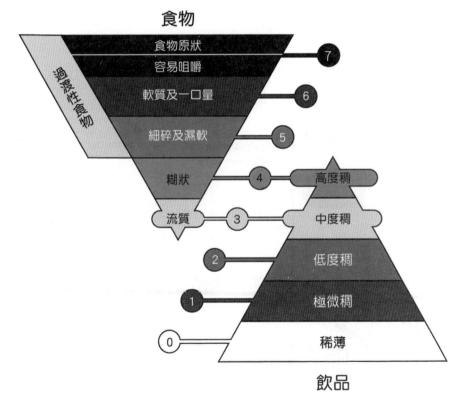

○ 圖 5-2　國際吞嚥障礙飲食標準(IDDSI Framework)

不同程度吞嚥障礙對應的安全食物或液體，也提供簡易的流動測試或餐具測試方法，供製備者或食用者確認不同分級之食物或飲品的濃稠等級是否適合進食。

二、臺灣飲食質地製備分類

衛生福利部參考 IDDSI 訂定最新臺灣飲食質地製備分類（圖 5-3），共分為 8 級，1~4 級為液體食物調整，數字增加則表示液體越濃稠；固體食物調整分為 4~7 級，數字增加則表示固體越硬。液體食物

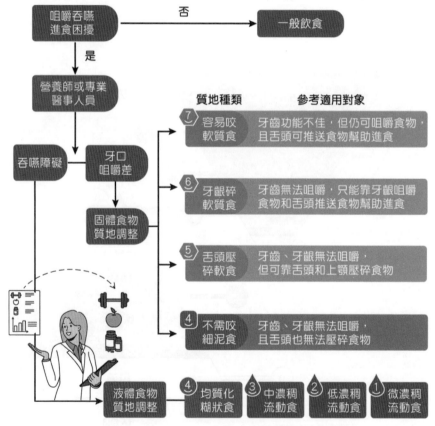

○ 圖 5-3　臺灣飲食質地分類應用簡易流程圖

資料來源：衛生福利部國民健康署(2019)，*吃進健康，營養新食代－高齡營養飲食質地衛教手冊*。
https://health99.hpa.gov.tw/storage/pdf/materials/22120.pdf

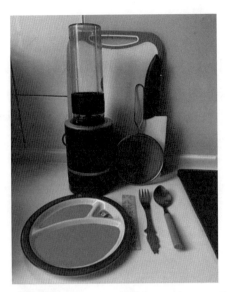

〇 **圖 5-4** 　吞嚥障礙飲食簡單製備工具：砧板、菜刀、調理機、濾網、餐叉、
　　　　　　湯匙、尺、分格餐具等

中 1~3 級使用水滴形，表示為可以流動的液體食，第 4 級圓形代表液
體食物中的糊狀食，而固體食物中第 4 級圓角正方形代表不需要咬固
體食，液體食物的 4 級與固體食物的 4 級因製備後的質地相似所以採
相同分級，第 5~7 級則使用圓角六角形代表不同程度需要咬或壓碎的
固體食物。吞嚥障礙飲食之簡單製備工具如圖 5-4。

（一）第 1 級：微濃稠流動食

1. **定義**：微稠度（約比水稍微濃稠）、具有流動性的液體食物。

2. **適用對象**：口部無法處理像水流動速度一般的稀薄液體。

3. 一般原則：

(1) 較喝水需要用力飲用，可使用吸管或奶嘴輔助飲用，普遍使用在增加嬰幼兒飲品的稠度以降低液體流動速度。

(2) 針筒測試（圖 5-5）：10 秒鐘內，10 mL 液體殘留剩餘 1~4 mL。

註： 使用標準針筒，即10 mL針筒，0~10 mL長度61.5 mm，IDDSI建議使用編號BD302995及BD303134的針筒為標準針筒。

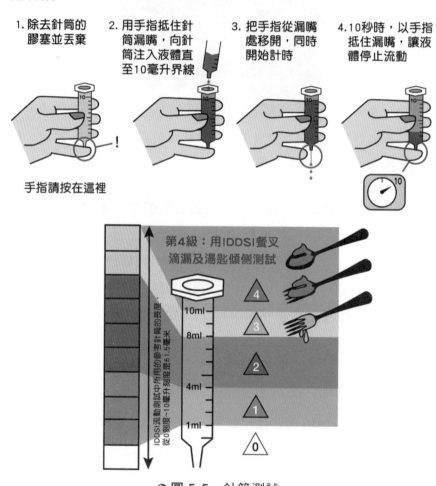

1. 除去針筒的膠塞並丟棄

2. 用手指抵住針筒漏嘴，向針筒注入液體直至10毫升界線

3. 把手指從漏嘴處移開，同時開始計時

4. 10秒時，以手指抵住漏嘴，讓液體停止流動

手指請按在這裡

第4級：用IDDSI餐叉滴漏及湯匙傾側測試

○ 圖 5-5　針筒測試

（二）第 2 級：低濃稠流動食

1. **定義**：低稠度、具有流動性的液體食物。

2. **適用對象**：舌頭功能稍弱，無法安全進食微濃稠流動食者。

3. **一般原則**：

   (1) 可從傾斜的湯匙向下流，流速比微濃稠流動食慢。

   (2) 需要稍微用力才能從吸管吸飲用。

   (3) 針筒測試：10 秒鐘內，10 mL 液體殘留剩餘 4~8 mL。

（三）第 3 級：中濃稠流動食

1. **定義**：中稠度、具有流動性的液體食物，可用杯子飲用。

2. **適用對象**：舌頭功能不全，無法安全進食低濃稠流動食者。

3. **一般原則**：

   (1) 質地滑順，無顆粒，亦無法在餐盤上成形；不需口腔處理或咀嚼，可輕易吞嚥。

   (2) 需要用力才能從吸管吸飲用。

   (3) 餐具測試：餐叉劃過食物表面不會留下痕跡，使用餐叉舀起時，液體會從叉縫間滴落。

   (4) 針筒測試：10 秒鐘內，10 mL 還剩餘超過 8 mL 液體。

（四）第 4 級：均質化糊狀食

1. **定義**：高稠度、流動性差的液體食物，為均質的泥狀、糊狀食。

2. **適用對象**：

   (1) 有吞嚥困難，牙齒、牙齦無法咀嚼，且舌頭也無法壓碎食物者。

   (2) 舌頭功能不全，食物後送能力不佳者。

   (3) 無法安全進食中濃稠流動食者。

3. 一般原則：

  (1) 均質化的泥狀、糊狀食，無離水現象，不需咀嚼可輕易吞嚥。

  (2) 常以湯匙取用，無法用吸管吸取。

  (3) 若食物的含水量較高，可使用過濾網或增稠劑需減少離水性，否則易發生嗆咳（圖 5-6）。

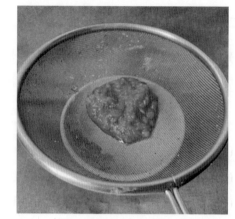

○ 圖 5-6　含水量高的食物可使用濾網盡量過濾掉水分

  (4) 餐具測試：餐叉劃過食物表面會留下痕跡，使用餐叉舀起時，食物會從叉縫間流出但不至於滴落。

  (5) 針筒測試：10 秒鐘內不會有液體流出。

（五）第 4 級：不須咬細泥食

1. **定義**：不需咀嚼的泥狀或塑形食物。

2. **適用對象**：

  (1) 牙齒、牙齦無法咀嚼，且舌頭也無法壓碎食物者。

  (2) 有吞嚥困難，喝水或進食可能有嗆咳現象者。

  (3) 無牙齒或全口活動假牙者。

  (4) 舌頭功能不全，食物後送能力不佳者。

3. **一般原則**：

  (1) 為泥狀、糊狀或塑形食物，質地為細泥且濕潤，需要有一定黏度才不致嗆咳，但不應過於黏稠。

  (2) 不一定需均質化，若有細小顆粒也需符合不需咀嚼即可吞嚥。

(3) 整餐泥狀食物若有不同風味之菜色，考慮使用分格餐具供應，不攪打成一大碗，避免風味不搭配而影響進食意願（圖5-7）。

(4) 餐具測試：

　A. 餐叉劃過食物表面會留下痕跡（圖 5-8），使用餐叉舀起時，食物會從叉縫間流出但不至於滴落（圖5-9）。

　B. 湯匙傾側測試：湯匙傾斜、傾向一側，糊狀食物會一整匙傾側或輕易掉落，只會留下極少量食物殘留在湯匙上（圖 5-10）。第 4 級不須咬細泥食及第 5 級舌頭壓碎軟食，都須通過湯匙側測試，也就是傾斜時食物會一整匙傾側或輕易掉落，不堅硬也不黏，極少食物殘留。

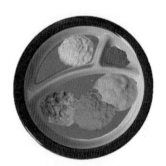

○ 圖 5-7　使用分格餐具盛裝，增加「色」、香、「味」的饗宴

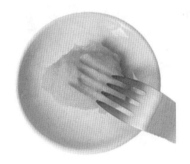

○ 圖 5-8　不須咬細泥食於餐叉劃過時表面會留下痕跡

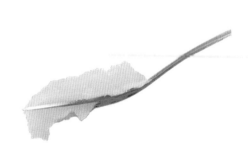

○ 圖 5-9　不須咬細泥食會從叉縫間流出但不至於滴落

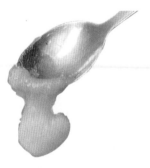

○ 圖 5-10　湯匙傾側測試

⇌ 營養師上課囉！

泥食製備小技巧

　　一般來說，家裡使用的調理機或果汁機攪打食材，需要有一定的量，可計算 1~3 日份量進行製備後，冷凍保存至使用餐次再行復熱；復熱後務必再次確認質地是否要稍微調整。若是僅要自製少份量的泥狀食，因用量不足會導致使用機器難以均勻攪打，當食物質地夠軟的時候，可嘗試裝進塑膠袋或夾鏈袋（圖 5-11），以手指或湯匙按壓的方式，使質地變細泥哦（圖 5-12）！

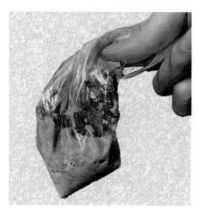

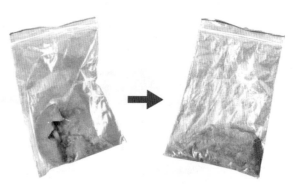

○ **圖 5-11** 少量食材製備可嘗試裝進塑膠袋或夾鏈袋，壓碎成泥

○ **圖 5-12** 軟質食物少量製作無法使用調理機時，以手指壓成細泥食

（六）第 5 級：舌頭壓碎飲食

1. **定義**：顆粒細小、軟嫩且濕潤，用舌頭可輕易壓碎的食物。

2. **適用對象**：

　　(1) 牙齒、牙齦無法咀嚼，舌頭功能不良，但舌頭及上顎仍可壓碎食物者。

(2) 有吞嚥困難，喝水或進食可能有嗆咳現象者。

(3) 缺牙、無牙或全口活動假牙者。

3. **一般原則：**

(1) 食物以粒狀呈現，尺寸細碎小於 0.4 公分（圖 5-13）。

(2) 質地軟嫩且濕潤，需要有一定黏度才不致嗆咳。

(3) 不可食的部分及菜梗、粗纖維、食物外皮（例如魚皮）或肉筋等不好咀嚼的部分皆需去除。

(4) 餐具測試：使用餐叉不需出力，食物即可被壓碎。

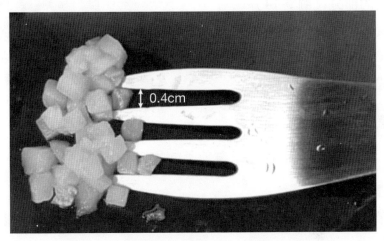

○ 圖 5-13　餐叉測試使用工具的間隙約 0.4 公分

（七）第 6 級：牙齦碎軟質食

1. **定義：**口感軟嫩，用牙齦可輕易壓碎的食物。

2. **適用對象：**

(1) 牙齒無法咀嚼，只能靠牙齦咀嚼食物和舌頭推送食物者。

(2) 咀嚼容易咬軟質食會感到疼痛或疲倦者。

3. 一般原則：

(1) 食物尺寸建議小於 1.5 公分，切成丁狀。

(2) 以質地軟嫩為原則，除了不得含有不可食的部分（如骨頭、魚刺、果核、果籽），亦去除菜梗、粗纖維、食物外皮（例如番茄皮、地瓜皮）等不好咀嚼的部分（圖 5-14）。

(3) 餐具測試：使用餐叉稍微出力（指甲反白），食物可被壓碎或變形（無法復原）。

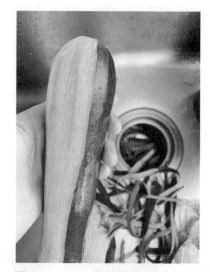

○ 圖 5-14　瓜果類蔬菜削去外皮再烹調（若不夠軟嫩，可削兩次皮）

（八）第 7 級：容易咬軟質食

1. **定義**：容易咀嚼，且吃起來質地柔軟的食物。

2. **適用對象**：

(1) 牙齒功能不佳，但仍可咀嚼食物，且舌頭可推送食物幫助進食者。

(2) 無法自主將魚骨頭或魚刺等不可食的部分吐出者。

(3) 咀嚼堅硬食物會感到疼痛或疲倦者。

3. **一般原則**：

(1) 食物尺寸建議適口大小（一般約小於 3 公分）。

(2) 以質地柔軟為原則，且不得含有不可食的部分（如骨頭、魚刺、果核）及軟骨、堅果等堅硬成分。

(3) 避免大塊、堅硬、過老的食物。

(4) 肉類（雞、鴨、鵝、豬、牛、羊等）烹煮前須經過嫩化處理。

(5) 餐具測試：餐叉側切可切斷食物。

═╸ 營養師上課囉！

5 種肉類嫩化技巧

1. 剁鬆：使用肉錘錘打肉片或刀背剁鬆，此方法可破壞肌纖維組織，使肉品變得柔軟。

2. 刀工：逆紋切及剔除筋膜，此方法截短過長的纖維及難以咀嚼的筋膜。

3. 使用調理機將新鮮鳳梨攪打，放入新鮮鳳梨汁後按摩肉品並醃製，醃製不超過 2 小時，烹煮前可沖洗醃汁。

4. 太白粉醃製可些微減少肉類加熱後纖維收縮的程度。

5. 研究顯示當加熱超過 100°C 後，肉的剪切力會下降；剪切力越低之食物越容易咀嚼，使用高溫的壓力鍋燉煮，也會獲得軟嫩肉質。

○ 表 5-8　吞嚥障礙飲食之固體食物比較　　　彩圖請掃描

分級	4	5	6	7
飲食型態	不須咬細泥食	舌頭壓碎飲食	牙齦碎軟質食	容易咬軟質食
咀嚼能力	☒牙齒 ☒牙齦 ☒舌頭及上顎	☒牙齒 ☒牙齦 ☑舌頭及上顎	☒牙齒 ☑牙齦 ☑舌頭及上顎	☑牙齒 ☑牙齦 ☑舌頭及上顎
吞嚥能力	吞嚥困難，喝水或進食可能有嗆咳現象	吞嚥困難，喝水或進食可能有嗆咳現象	舌頭可推送食物	舌頭可推送食物
尺寸建議	泥狀、糊狀	＜0.4 公分	＜1.5 公分	＜3 公分
全穀雜糧類				
豆魚蛋肉類				
蔬菜類				
水果類				
堅果種子類				

○ 表 5-9　吞嚥障礙飲食之固體食物餐叉測試　　彩圖請掃描

分級	4	5	6	7
飲食型態	不須咬細泥食	舌頭壓碎飲食	牙齦碎軟質食	容易咬軟質食
尺寸建議	泥狀、糊狀	<0.4 公分	<1.5 公分	<3 公分
餐叉測試	餐叉劃過食物表面會留下痕跡，使用餐叉舀起時，食物會從叉縫間流出但不至於滴落	使用餐叉不需出力，食物即可被壓碎	使用餐叉稍微出力（指甲反白），食物可被壓碎或變形（無法復原）	餐叉側切可切斷食物
全穀雜糧類				
豆魚蛋肉類				
蔬菜類				

● 表 5-9　吞嚥障礙飲食之固體食物餐叉測試（續）

分級	4	5	6	7
水果類				
堅果種子類				

● 表 5-10　吞嚥障礙飲食之液體食物比較

分級	1	2	3	4
飲食型態	微濃稠流動食	低濃稠流動食	中濃稠流動食	均質化糊狀食
食物型態	液體	液體	質地滑順，無顆粒	泥狀、糊狀食
流動性	✓	✓	✓	✗
濃稠度	微稠度	低稠度	中稠度	高稠度
特性	1. 約比水稍微濃稠 2. 較喝水需要用力飲用，可用吸管或奶嘴飲用	需要稍微用力才能從吸管吸飲用	1. 無法在餐盤上成形 2. 可用杯子飲用，需要用力才能從吸管吸飲用	1. 無離水現象 2. 流動性差，故以湯匙取用，無法用吸管吸取

○ 表 5-10 吞嚥障礙飲食之液體食物比較（續）

分級	1	2	3	4
咀嚼能力	不適用	不適用	不適用	囝舌頭及上顎
吞嚥能力	口部無法處理像水流動速度一般的稀薄液體	舌頭功能稍弱，無法安全進食微濃稠流動食	舌頭功能不全，無法安全進食低濃稠流動食	有吞嚥困難，無法安全進食中濃稠流動食
餐具測試	不適用	可從傾斜的湯匙向下流，流速比微濃稠流動食慢	餐叉劃過食物表面不會留下痕跡，使用餐叉舀起時，液體會從叉縫間滴落	餐叉劃過食物表面會留下痕跡，使用餐叉舀起時，食物會從叉縫間流出但不至於滴落
針筒測試	10 秒鐘內，10 mL 液體殘留剩餘 1~4 mL	10 秒鐘內，10 mL 液體殘留剩餘 4~8 mL	10 秒鐘內，10 mL 還剩餘超過 8 mL 液體	10 秒鐘內不會有液體流出

結語

　　對於老人而言，熱量攝取足夠仍是老人飲食的首要目標。若食慾不振，「吃的下比吃得好重要」，若非咀嚼吞嚥功能障礙，可嘗試將平時個人喜歡的食材加入餐點，或是早年熟悉的菜色，久別重逢的滋味可能勾起回憶增加食慾，例如滷東坡肉雖油脂含量高，但香氣及柔軟的口感或許可以增加高血脂老人的進食量，只要不是餐餐食用，不必嚴格限制；烹煮時快速殺菁定色避免菜變色、使用漂亮餐具及擺盤增加視覺吸睛，及家人陪伴享用一頓有溫度的餐食，皆可提振食慾。當營養素攝取足夠後，精神、疲倦感及各方面生理功能等有了改善，食慾漸進恢復後再增加健康的高纖飲食（同時亦需要透過製備技巧處理變軟及切細）。

　　若為咀嚼吞嚥困難，確認咀嚼及吞嚥功能程度為首要目標，依據製備分級去準備適合的食物大小，並使用建議的餐具去測試製備的軟硬度、黏稠度，不僅可以簡易檢查食物是否符合長輩的需求，也可以增加製備者對於自製食物安全感，降低照顧焦慮，使長輩仍可以於發生吞嚥困難時，吃到自己熟悉的餐點（僅質地做調整，味道與牙口良好時並無太大差別）；流質食物則可使用天然增稠劑（太白粉、五穀粉、蓮藕粉、洋菜等）或商業食物增稠劑（須等待產品包裝上說明的靜置時間）去控制濃稠度，再使用標準針筒測量 10 秒內液體殘留量判斷分級，若家中長輩都能在家健康快樂的食用其安全等級的食物，想必能大大減少吸入性肺炎及營養不良的風險。

課後練習
Review Activities

( ) 1. 根據 2017~2020 年國民營養健康狀況變遷調查，老人族群不分性別，以下何者營養素沒有缺乏情形？(A)蔬菜類　(B)乳品類　(C)全穀雜糧類　(D)以上皆不缺乏

( ) 2. 老人水分攝取何者為宜？(A) 30 mL/kg BW　(B) 25 mL/kg BW　(C) 20 mL/kg BW　(D) 15 mL/kg BW

( ) 3. 老人是否需要減重？(A)需要　(B)不需要　(C)依個別（化）狀況調整

( ) 4. 醣類飲食為三大產生熱量營養素之一，除了疾病因素調整三大營養素比例，健康老人適用何者攝取比例最恰當？(A) 35~40%　(B) 40~50%　(C) 50~60%　(D) 60~70%

( ) 5. 油脂與堅果種子類富含以下脂溶性維生素？(A)維生素 E　(B)維生素 C　(C)維生素 B_1　(D)葉酸

( ) 6. 以下何者，可以增加老人攝食量？(A)調整供餐溫度　(B)食物切細煮軟　(C)調整餐食供應型態　(D)利用製備技巧嫩化蔬菜及肉類　(E)以上皆是

( ) 7. 若遇需長期使用流質飲食的高齡個案，以下何種方法可以維持一定的熱量攝取？(A)使用營養品穿插在餐間增加熱量補充　(B)少量多餐　(C)可於餐點增加單素配方提高能量密度　(D)以上皆是

( ) 8. 關於吞嚥障礙飲食，以下敘述何者錯誤？(A)含水量高的水果，攪打成泥後需要注意其離水性，避免離水性高的水果，避免嗆咳　(B)食物製備不可過黏，避免食物殘留於口腔或食道　(C)經咀嚼後的食團內聚性不可太低　(D)若無法安全進食低濃稠流動食者，可嘗試微濃稠流動食

( ) 9. 關於質地製備，以下敘述何者錯誤？(A)氣管直徑約 1.5~2.5 公分，因此牙齦碎軟質食的尺寸大小建議小於 1.5 公分　(B)因牙口不好常有咀嚼困難，少吃膳食纖維沒有關係　(C)餐叉的間隙約 0.4 公分，所以很適合拿來做製備測試　(D)不須咬細泥食需同時經過餐叉測試及湯匙傾側測試

( ) 10. 以下關於老人飲食敘述，何者正確？(A)乳糖不耐的老人一定要避開乳品類攝取　(B)高齡者每日蛋白質攝取至少每公斤體重 1.2 克較適當　(C)牙口不好的長輩建議多吃軟質水果補充熱量　(D)老人常說吃藥傷胃，要吃點豬油才不會傷胃　(E)高齡者應攝取足夠的鈣、維生素 D、膳食纖維、維生素 E、鋅，因應這些營養素吸收的減少，應補充大量的維生素及礦物質補充劑

解答 QR Code

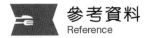

參考資料
Reference

王怡晶(2022)・國際質地調整食品分級介紹・*護理雜誌*，*67*(4)，24-32。

李超、徐為民、王道營、高峰、周光宏(2009)・加熱過程中肉嫩度變化的研究・*食品科學*，(11)，262-265.

國際吞嚥障礙飲食標準化創辦組織(IDDSI) (2019)・*完整 IDDSI 框架及詳細定義 2.0*。https://iddsi.org/IDDSI/media/images/Translations/IDDSI_Framework_Descriptors_Final_Traditional_Chinese_Feb_2021.pdf

衛生福利部國民健康署(2018)・*平時多活動能吃最幸福 老年期營養參考手冊*・衛生福利部國民健康署。

衛生福利部國民健康署(2018)・*每日飲食指南手冊*・衛生福利部國民健康署。

衛生福利部國民健康署(2019)・*吃進健康，營養新食代－高齡營養飲食質地衛教手冊*。https://health99.hpa.gov.tw/storage/pdf/materials/22120.pdf

衛生福利部國民健康署(2022)・「*2017~2020 年國民營養健康狀況變遷調查成果報告*」。https://www.hpa.gov.tw/Pages/List.aspx?nodeid=3998

鄭千惠、陳珮蓉(2020)・吞嚥困難與飲食食物質地標準・*臺灣老年醫學暨老年學會雜誌*，*15*(2)，73-83。

Heaney, R. P., Weaver, C. M., & Recker, R. R. (1988). Calcium absorbability from spinach. *The American Journal of Clinical Nutrition, 47*(4), 707-709.

Holick, M. F. (2020). Sunlight, UV radiation, vitamin D, and skin cancer: How much sunlight do we need? *Sunlight, Vitamin D and Skin Cancer*, 19-36.

Jackson, R. D., LaCroix, A. Z., Gass, M., Wallace, R. B., Robbins, J., Lewis, C. E., Bassford, T., Beresford, S. A. A., Black, H. R., Blanchette, P., Bonds, D. E., Brunner, R. L., Brzyski, R. G., Caan, B., Cauley, J. A., Chlebowski, R. T., Cummings, S. R., Granek, I., ..., & Barad, D. (2006). Calcium plus vitamin D supplementation and the risk of fractures. *New England Journal of Medicine, 354*(7), 669-683.

Katz, D. L., Njike, V. Y., Rhee, L. Q., Reingold, A., & Ayoob, K. T. (2010). Performance characteristics of NuVal and the overall nutritional quality index (ONQI). *The American Journal of Clinical Nutrition, 91*(4), 1102S-1108S.

Kim, T. N. (2018). Elderly obesity: Is it harmful or beneficial?. *Journal of Obesity & Metabolic Syndrome, 27*(2), 84.

Mathus-Vliegen, E. M., Basdevant, A., Finer, N., Hainer, V., Hauner, H., Micic, D., Maislos, M., Roman, G., Schutz, Y., Tsigos, C., Toplak, H., Yumuk, V., & Zahorska-Markiewicz, B. (2012). Prevalence, pathophysiology, health consequences and treatment options of obesity in the elderly: A guideline. *Obesity Facts, 5*(3), 460-483.

McKee, A. M., & John, E. (2021). Obesity in the elderly. *Endotext [Internet]*.

Raymond, J. L., & Morrow, K. (2020). *Krause and mahan's food and the nutrition care process e-book*. Elsevier Health Sciences.

Jackson, R. D., LaCroix, A. Z., Gass, M., Wallace, R. B., Robbins, J., Lewis, C. E., ... & Barad, D. (2006). Calcium plus vitamin D supplementation and the risk of fractures. *New England Journal of Medicine, 354*(7), 669-683.

Winter, J. E., MacInnis, R. J., Wattanapenpaiboon, N., & Nowson, C. A. (2014). BMI and all-cause mortality in older adults: A meta-analysis. *The American Journal of Clinical Nutrition, 99*(4), 875-890.

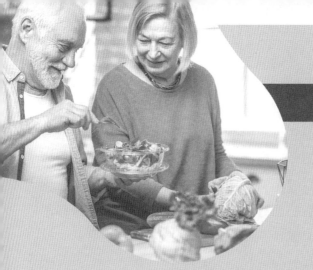

湯曉君、李翎卉　編著

慢性病飲食原則

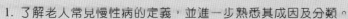

學習目標

1. 了解老人常見慢性病的定義，並進一步熟悉其成因及分類。

2. 了解老人常見慢性病的危險因子，及其預防方法和飲食注意事項。

3. 了解心血管疾病與三高的關係。

4. 了解老人食物製備技巧。

前言

過去在醫學上定義老化是一種自然現象，並非一種疾病。醫學上的老化過程不僅單指外表，因為外表看起來年輕並不表示身體的器官也有相對應的運作速度，尤其在食物豐饒且容易取得的環境下生活，更容易讓身體器官長期暴露在高油脂、高醣類的生理環境，例如攝取過多脂肪而導致血管硬化速度增快，這些都是造成許多年齡未達老化的成年人卻提早出現生理老化的症狀，以致於老化年齡層逐年降低。

國人常見的三高症狀也是造成老化的年齡層降低的主要因素，三高包含高血糖、高血脂和高血壓，而且經常反映在心血管相關疾病的發生率，因此可以推論老化與心血管疾病視為一種夥伴關係。老化程度越高，心血管疾病發生機率越高，二者關係密切。同時國民健康署也指出高血壓是心血管疾病、腦中風、糖尿病、腎臟病等重大慢性病的共同危險因子，在全球疾病負擔(global burden of disease)排名中占首位。因此本章將逐節探討腦血管疾病、心血管疾病、肌肉骨骼疾病、糖尿病、痛風、腎臟疾病以及癌症的慢性病飲食原則。

6-1　腦血管疾病

　　腦部是耗氧量大且幾乎沒有儲存能源的器官，需要隨時充足血液灌流，才能支持氧氣及葡萄糖等養分的需求。而僅占身體體重 2%的腦部卻需要 20%的心臟血流供應量，可見腦部對於血液養分具有龐大的需求量。由於腦組織隨時需要足夠的血流供應，因此任何引起腦部血管的阻礙都可能快速導致腦細胞缺氧甚至壞死，而這些腦血流問題可能來自於腦部的血管畸形、頭頸部的動脈剝離、暫時性腦缺血、腦梗塞，以及顱內出血等。而腦中風則是起因於這些腦細胞因為缺氧而壞

死所產生的疾病，其中最常見的是腦血管堵塞和腦血管破裂出血，也有些長期性的腦部血管慢性病變，雖然平常沒有明顯症狀，但一旦出現腦梗塞或腦出血，就會以急性神經學症狀來表現。

　　腦中風是造成死亡與失能的主要原因，終生的發生率是 1/6；依據衛生福利部的統計，腦血管疾病歷年來在十大死因中位於第 2~4 位，每年約造成 1 萬多人死亡，而且即使存活，也常遺留神經功能障礙，導致不同程度的失能，常見如血管性失智症。上述狀況不僅造成病人與照顧者沉重的負擔，也會嚴重影響生活品質。

一、腦中風定義

　　俗稱的腦中風，指的是突發性的腦血管疾病，由於腦血管阻塞或腦血管破裂而造成突然性的大腦局部或全部的功能失調，使得腦部組織受到壓迫或得不到足夠的血液灌流，而導致機能受損或壞死。

二、腦中風成因及分類

　　導致腦中風的成因和分類見表 6-1 和圖 6-1。

○ 表 6-1 腦中風成因和分類

成因	疾病類別	病理機轉
動脈粥狀硬化（血栓形成）	缺血性腦中風	供應腦部血流的血管產生狹窄、阻塞，特別是頸動脈及其分枝的血管
栓塞	缺血性腦中風	因膽固醇在動脈內壁形成脂肪沉積，及一連串血小板凝集和血管氧化傷害等因素，造成血管變窄；從心臟或頸動脈腔壁上掉落下來的血栓或動脈粥狀硬化剝落的碎片，塞住了腦部血管
血管破裂	出血性腦中風	與先天因素有關；動脈瘤在持續血壓衝擊下，將使得動脈管壁越來越薄，使得動脈瘤逐漸變大，而增加破裂機率，一旦破裂會出現蜘蛛膜下腔出血，導致出血性腦中風

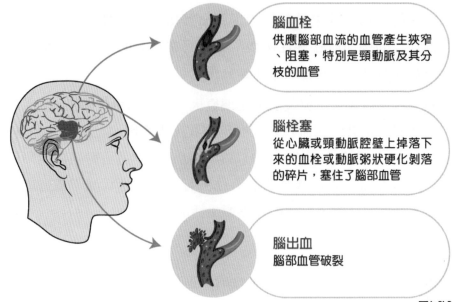

○ 圖 6-1　腦中風病理機轉　　彩圖請掃描

三、腦中風的危險因子

　　腦中風的危險因子包含基因以及多重慢性病。根據國民健康署的資料顯示，高血壓、高血糖、高血脂的民眾發生腦中風的機率分別是一般族群的 2.84、2.86 和 2.37 倍，由此可知，代謝性疾病與腦中風發生率增加有關。另外，許多環境因素也影響腦中風的發生率與預後狀況。與高齡者有關的危險因子列舉如下。

1. **年齡**：年齡本身就是腦中風的危險因子之一，根據統計，55 歲以上每隔 10 年，腦中風的機率比前 10 年增加一倍，因此年齡越大，罹患腦中風的機率越高。

2. **高血壓**：高血壓是引發腦血管病變的最主要危險因子。長期血壓控制不良是動脈粥狀硬化的主因，此時由於血栓逐漸使得動脈失去彈

性、血管管腔狹窄而出現血流受阻,甚至血栓剝落直接阻塞小動脈,引發腦細胞缺血壞死;高血壓也可能導致血管結構弱化,造成腦血管出血。

3. **糖尿病**:長期高血糖狀態會使血管浸潤在高糖血液中,容易造成發炎、內皮細胞功能受損和血小板易活化凝集,這些狀況都會加速血管的老化、硬化與阻塞不通,尤其是動脈;又糖尿病病人的中風發生率約是正常族群的 2 倍,且中風後高血糖的狀態會引發大腦的乳酸堆積,使得腦部血管更不易恢復通暢,促使梗塞面積增加,導致糖尿病病人的腦中風預後更不好。

4. **高脂血症**:高脂血症與三酸甘油酯或膽固醇等血脂過高有關,其中總膽固醇過高及低密度脂蛋白膽固醇濃度過高與缺血性腦中風有關,促使缺血性腦中風的發生率約增加 2 倍,然而高血脂卻與出血性腦中風較無明顯的關係。另一方面,高膽固醇所造成的病理變化則是血管粥狀硬化,包括冠狀動脈系統或頸動脈都可能因為高脂血症而出現加速老化或狹窄的問題,使得中風發生率大幅增加。

5. **吸菸、酗酒及藥物濫用**:吸菸或濫用古柯鹼、安非他命等都會使缺血性或出血性腦中風的發生率增加。

6. **飲食習慣不正常**:長期食用高脂肪、高含鈉食物或營養不良(例如缺乏葉酸)皆與腦中風發生率增加有關。

7. **體重過重**:超過理想體重的 10%定義為體重過重,是代謝性疾病(如三高)的危險因子之一。

8. **缺乏運動**:良好的運動習慣可以保持心血管健康,同時可以降低腦中風發生率。良好的運動可以遵循 531 法則,即每週運動 5 天、每天運動 30 分鐘、每次運動時的心跳數必須達到每分鐘 110 次。

9. **心血管疾病**：頸動脈硬化與血流受阻導致的缺血性中風有關。另外，心房顫動也會使血液在心房內滯留，容易產生血塊，當血塊隨頸動脈進入腦部時，就會阻塞腦部血管，因此有心房顫動的族群，發生梗塞性腦中風的機率是一般人的 5 倍。

10. **暫時性腦缺血發作**：目前認為腦中風不是全然沒有前兆的，有時相關症狀「忽現忽沒」，例如半邊肢體或臉部的麻木或無力、突然間單眼視力的惡化、突然間聽不懂別人說的話、突然間暈眩或站不穩等，這些症狀通常持續數秒至 30 分鐘左右，此種狀態很可能是暫時性局部腦缺血性發作。腦部發生局部灌流不足而引起的短暫症狀，雖然腦血流後續暫時可能恢復，且上述症狀也會陸續在 24 小時內恢復，但是未來發生腦組織缺血壞死的機率會大幅增高，因此不可輕忽這個前兆，倘若出現上述症狀，或是無法確定是不是，都建議必須盡快就醫。

四、腦中風症狀

通常腦中風是突然短時間內發生的，而且發作時的症狀也進行快速，輕者可以使人半身不遂或言語失常，嚴重則可能引發死亡。身體受到腦中風所影響的部位大多為相對於腦部的另一側，例如多數症狀為臉部或一側肢體突發性感到無力或麻木、突然出現不明原因的頭痛、頸部僵硬、瞬間視力模糊、多重影像或是一邊視野看不到、無法言語或不能理解他人所說的話、平衡困難或頭昏眼花等，如表 6-2。

而一旦懷疑有腦中風的可能性，則必須把握黃金時間，快速送醫，才可能符合注射血栓溶解劑的治療標準。表 6-3 的英文口訣 "BEFAST" 可以協助提醒留意疑似症狀，圖 6-2 的「3 動作」可協助快速辨識腦中風徵兆。

○ 表 6-2　腦中風症狀

項目	說明
感覺異常	手腳或臉部突然發麻，尤其影響身體單側
運動異常	常見單側肢體無力，也可能出現臉歪嘴斜的樣貌
意識狀態改變	導致言語不清或對事物、語言無法理解
視力異常	出現視力模糊、視野缺失或出現複視的現象
頭暈或肢體不協調	由於平衡感不佳，可能無法站立或步態不穩
劇烈頭痛、嘔吐	不明原因的劇烈頭痛可能與蜘蛛膜下腔出血有關

○ 表 6-3　BEFAST 之意義和說明

項目	代表意義	說明
B	Balance	平衡感是不是出問題？
E	Eyes	視覺是不是突然改變？
F	Face	臉部是不是失去對稱性？是否看起來歪斜？
A	Arms	肢體抬高有困難嗎？或是突然出現麻木、失去協調性？
S	Speech	是否突然言語能力退化或吞嚥出現困難？
T	Time	把握黃金時間非常重要，如果懷疑發生中風，盡速送醫

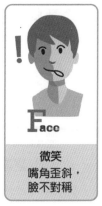
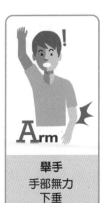
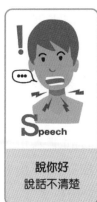
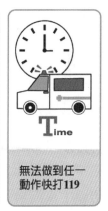

Face	**A**rm	**S**peech	**T**ime
微笑 嘴角歪斜， 臉不對稱	舉手 手部無力 下垂	說你好 說話不清楚	無法做到任一 動作快打**119**

○ 圖 6-2　3 個動作救人救己：為協助民眾快速辨識腦中風徵兆，國民健康署提供腦中風徵兆口訣「微笑、舉手、說你好」，當身邊有人不舒服時，可請他（她）做這些動作，若有任何異常或有所懷疑，請立即就醫

五、腦中風的診斷

目前急性缺血性腦中風最有效的藥物就是注射血栓溶解劑，且僅限於發病 3 小時內使用，如果超過 3 小時，由於引發腦出血的副作用機率明顯增加，可能就無法施打。一旦出現上述腦中風的類似症狀，首先要特別留意時間點，因為患者到院後必須盡快接受影像學檢查，例如電腦斷層，發作的時間點可以提供給醫師並由檢查結果判定疾病屬於缺血性腦中風或出血性腦中風，影響其後續治療方向。另外，診察內容如病史的詢問、全身性理學檢查、實驗室檢查、發病前神經學病史記錄等，均需要詳細記錄及進行後續評估。

六、腦中風的治療

1. 腦中風後通常腦壓會上升，此時血壓會偏高以維持腦血流供應，因此急性期血壓偏高，通常須密切觀察，但不立即給予降血壓藥物。

2. 腦中風後腦組織會壞死而引起腦部發炎、腫脹，甚至後續衍生出腦血管破裂出血等嚴重狀況，導致症狀在 2~5 日內逐漸加重，因此剛發生的急性期期間，均需進入加護病房密切觀察生命徵象等相關變化。

3. 腦中風後吞嚥功能容易受影響，因此臨床評估前不可給予飲食，以免嗆咳及吸入性肺炎。

4. 腦中風後應於適當時間進入復健期，包括物理治療、職能治療、語言治療，以降低失能狀況，提升生活品質。此外，目前不建議為了預防腦中風而自行服用低劑量阿斯匹靈(Aspirin)。

5. 腦中風之類別不同，其使用的藥物和治療方針也有相異之處，須經臨床評估後再進行治療。簡述如下：

(1) **暫時性腦缺血發作**：使用抗血小板凝集劑（如阿斯匹靈），或是抗血液凝集劑（如苄丙酮香豆素(Warfarin)）及其他口服抗凝血劑，皆可以減緩暫時性的腦缺血發作。

(2) **缺血性腦中風**：發作 3 小時內經醫師評估後可給予血栓溶解劑，例如 rt-PA（胞漿素原活化劑）。

(3) **出血性腦中風**：治療取決於出血範圍、原因和位置，可能需要進行藥物或手術治療。動脈瘤等原因引起的蛛網膜下腔出血需要緊急評估，並可能需要手術，具體需考量年齡、臨床狀況和再出血的風險機率。

七、腦中風的預防方法和飲食注意事項

缺血性腦中風的發生與動脈粥狀硬化及心血管疾病關係密切；在出血性腦中風方面，除了先天原因外，血壓控制不良是發病的重要因素。由此可知，心血管系統老化與腦中風關係密切，因此避免心血管老化是預防腦中風的關鍵。對於腦中風疾病而言，預防遠勝於治療，以下列出預防腦中風之飲食和健康生活型態相關要點。

控制慢性病

高血壓、糖尿病、高脂血症及心臟病是重要的腦中風危險因子，其中大約 50%的中風與高血壓有關、25%腦中風病人有壞膽固醇（LDL，低密度脂蛋白）過高的問題；心律不整及心房顫動也會增加腦栓塞機率，因此在健康飲食之前，按照醫師指示，控制血壓、血糖、血脂及治療心臟疾病是首要步驟。

健康飲食型態

飲食型態調整須傾向高纖、多蔬果、豆類、堅果種子類及全穀類飲食，避免高鹽、高糖、高油、高熱量及過度烹調的精製食物。動物

性油脂及內臟類食物含有較多飽和脂肪酸及膽固醇，會提高心血管疾病機率，故須小心動物性油脂及反式脂肪，應在飲食中提高不飽和脂肪酸油脂比例，以及降低含飽和脂肪酸及膽固醇的食物比例，有助於延緩血管老化。

適量魚類攝取

適量的 ω-3 不飽和脂肪酸可以降低心血管疾病風險及腦中風風險，然而由於海洋汙染，大型洄游型魚類可能會累積海洋汙染物，例如多氯聯苯、重金屬汞或戴奧辛，此時含有 DHA 與 EPA 的藻類可能是相對安全的替代選擇。

適量含鉀食物攝取

研究認為補充鉀可以使高血壓病人的血壓降低；進一步發現，每天攝取鉀 3,500 毫克，可降低缺血性中風發生率，然而依據臺灣成人與老人營養素及食物攝取來源之變遷趨勢調查，國人鉀的攝取量均少於 3,000 毫克。雖然目前衛生福利部尚未對鉀訂定每日建議攝取量，然而多攝取富含鉀離子的綠色蔬菜與一般水果也符合預防腦中風的健康飲食概念。

不吸菸、不藥物濫用且不過量飲酒

雖然低量酒精可以降低缺血性中風機率，但卻會增加出血性中風機率，而且過量酒精會明顯增加腦中風發生率，因此目前建議盡量避免飲酒，若仍可能接觸酒精，則女性每日飲酒量不宜超過 1 杯，每杯酒精 10 公克（如葡萄酒 120~150 c.c、啤酒 330 c.c、威士忌 30~40 c.c），男性則不宜超過 2 杯。

注意家族遺傳、定期健康檢查

隨時了解身體狀況有助於預防腦中風。

🦑 規律運動、維持健康體重

肥胖也是腦血管疾病的危險因子；統計發現，約 1/5 的腦中風病人有肥胖問題，為了減低疾病風險，國民健康署建議 BMI 應維持在 18~24 kg/m² 之間，另外，在腰圍方面，男性應小於 90 公分、女性應小於 80 公分。體重過重的肥胖狀態會增加罹患代謝性疾病的風險，然而體重也不宜過輕，因研究指出體重過輕的族群，一旦發生腦血管疾病，其致死率也會偏高。

適當的規律運動有助於維持健康體重與強化心血管系統，然而每個人適合的運動種類不同，且不同年齡層其運動強度也不相同，一般運動強度的建議是在最大心跳數的 60~90%範圍內，可以用表 6-4 的方式推估適合的運動量。

○ 表 6-4 運動強度評估

分類	運動強度評估	範例
輕度運動	· 【最大心跳 [1]×(57~63%)】 · 【儲備心跳 [2]×(30~39%)】 · 說話測試：不太影響呼吸速率的運動量 · 感覺盡力程度：9~11 分（感覺輕鬆）	· 平地慢速行走、平地慢速騎自行車 · 彈奏樂器 · 煮飯、擦地
中度運動	· 【最大心跳×(64~76%)】 · 【儲備心跳×(40~59%)】 · 說話測試：運動中無法持續唱歌，但還可以聊天 · 感覺盡力程度：12~13 分（感覺有點辛苦）	· 快走／慢跑 · 騎自行車 · 打桌球 · 爬樓梯 · 游泳 · 跳交際舞

○ 表 6-4　運動強度評估（續）

分類	運動強度評估	範例
重度運動	・【最大心跳 × (77~95%)】 ・【儲備心跳 × (60~89%)】 ・說話測試：運動中無法持續聊天（大約 5 個字左右，就必須換氣） ・感覺盡力程度：14~17 分（感覺辛苦）	・快跑 ・快速騎自行車（或上坡騎） ・蛙式游泳 ・拿重物爬樓梯 ・登山
有氧運動 (aerobic exercise)	訓練心肺適能，一般以有氧代謝運動來進行訓練。有氧運動主要利用大肌肉群進行有節律性、可持續一段時間的運動為主（需至少持續 10 分鐘）	如果沒有特定的訓練目的，則以有氧運動為最適合的運動方式

註：1. 最大心跳數＝220－年齡。
　　2. 儲備心跳＝最大心跳數－休息心跳數。

○ 表 6-5　預防腦中風之飲食和健康生活型態相關要點整理

項目	重點
控制慢性病	控制血壓、血糖、血脂、心臟病
健康飲食型態	減少重口味及多蔬果飲食
適量魚類攝取	適量攝取魚類或含 DHA、EPA 之藻類
適量含鉀食物攝取	鉀離子可以適量降低血壓，多攝取富含鉀離子的綠色蔬菜與一般水果
不吸菸、不物質濫用	不濫用藥物、不過度飲酒
定期健康檢查	隨時了解身體狀況
規律運動和維持健康體重	勿過胖也勿過瘦

6-2　心血管疾病

　　心血管疾病包括中風是全球的頭號死因，3/4 以上的心血管疾病死亡發生在中低等收入國家，每年死於心血管疾病的人數多於任何其他死因。臺灣的十大死因中，心臟、腦血管、高血壓性疾病多位於前位，其重要性不亞於癌症。依據國民健康署 2017~2020 年國民營養健康狀況變遷調查結果發現，高血壓有高盛行率及隨年齡增加而上升的特性，以 18 歲以上國人為例，每 4 人就有一位有高血壓，到了 40 歲以上，高血壓的盛行率更高達 38%。如果缺乏有效控制，導致長期血壓偏高，後續會引發進一步血管及心臟、腦部、腎臟或視網膜等器官的病變，這些病變與血管加速老化有關，所以疾病症狀大多出現在較老的成人族群，因此是高齡醫學需要重視的課題。

　　許多心血管系統老化的危險因子是可以經過控制的，例如戒菸、避免不健康飲食、適度身體活動、維持健康體重及避免過度飲酒等，維持上述良好生活習慣可以預防心血管疾病。另外，如果是已經罹患心血管疾病的病人，除了維持上述健康的生活型態，也必須經由治療主要疾病及控制血壓、血糖、血脂等相關慢性病，才可達到避免疾病惡化的目標。

一、心血管疾病定義

　　心血管疾病是心臟和血管疾病的統稱，在心臟方面，包括傳導系統障礙引發的心律不整或者心臟冠狀動脈疾病及相關的心肌缺血性疾病等；在血管疾病方面，包括動脈粥狀硬化或大靜脈的血栓等問題。上述這些疾病發作時，經常會因為堵塞導致血液不能流入心臟或大腦等重要器官，通常屬於危及生命的重大疾病。

　　血壓是血液流動時衝擊血管壁所引起的壓力，量測血壓時有兩個數值，分別是收縮壓與舒張壓，正常收縮壓應等於或小於 120 mmHg，舒張壓則應等於或小於 80 mmHg，也就是 120/80 mmHg 以下，當血壓達 130/85 mmHg 即處於高血壓前期，此時需要適當飲食調整並注意其他代謝疾病的控制。當收縮壓超過 140 mmHg 就屬於收縮性高血壓，舒張壓超過 90 mmHg 就屬於舒張性高血壓，由於高血壓是許多疾病的危險因子，包括心血管疾病、腦中風、糖尿病、腎臟病、眼疾等重大慢性病，並會導致血管硬化及彈性減少等血管提早老化的現象，因此需要及早醫療介入。一般健康者也應了解自己的血壓，平常就需要重視量測血壓及血壓自我管理。

二、心血管疾病成因及分類

　　心血管疾病的成因及分類見表 6-6。

○ 表 6-6　心血管疾病的成因及分類

疾病類別	說明
冠狀動脈心臟病	病變位置位於供應心臟血流的冠狀動脈
高血壓性心臟病	長期高血壓會引發各種心臟病變
風濕性心臟病	鏈球菌和免疫系統導致心肌及瓣膜損害
先天性心臟病	與胚胎發育過程有關的心臟結構異常性疾病
心肌病變、心內膜炎	感染或異常代謝物質堆積等導致心臟結構出現異常
心臟傳導系統異常	包括各種心律不整及相關症狀
周邊血管疾病	例如上下肢血管疾病、其他周邊動脈粥狀動脈硬化等
深層靜脈血栓和肺栓塞	與腿部靜脈內部血栓形成及脫落有關，導致肺部栓塞
腦血管疾病	供應腦部的血管發生病變

三、心血管疾病的危險因子

心血管疾病的危險因子除了少數無法改變的因素，例如基因遺傳、性別和年齡，大部分危險因子都可以經由改善飲食習慣或是藉由行為改變而減少心血管疾病的發生，如表 6-7 所示。

○ 表 6-7 心血管疾病的危險因子

項目	危險因子
難以改變的危險因子	年齡、性別、遺傳因素
可以預防的危險因子	高血壓、高血糖、血脂異常、吸菸、缺乏足夠運動、不健康飲食、濫用酒精、空氣汙染、缺乏病識感和缺乏健康檢查、其他（睡眠、心理壓力等）

（一）難以改變的危險因子

🧑 年齡

根據衛生福利部資料統計，因心血管疾病死亡的個案，超過 8 成是 65 歲以上的長者，中壯年以下年齡僅占約 2 成。其原因包括高齡老化的血管會變得僵硬、彈性不佳，也可能與年齡增加過程中內分泌改變而導致血中膽固醇濃度增加有關，例如女性更年期後，由於雌性素顯著降低，其血中膽固醇濃度也明顯地增加。

🧑 性別

相較於同年齡男性，更年期前女性罹患心血管疾病的機率低很多，其原因與許多因素相關，例如男女體型差異（身高、體重）、脂肪分布差異、心輸出量差異等。其中，目前認為主要關鍵是女性更年期前卵巢分泌足夠的雌性素，由於雌性素有穩定血糖、血中膽固醇等功能，甚至可直接保護血管內皮細胞，因此可以維持心血管健康。

🕱 遺傳因素

許多心血管疾病有家族遺傳相關性，當父母其中一方有心血管疾病時，子女患病的機率大約會增加 3 倍，因此若家族有心臟病史，應及早檢查，早期發現早期治療，避免疾病惡化。

（二）可以預防的危險因子

🕱 高血壓

心血管在年齡增加的過程中都會逐漸硬化及失去彈性，然而高血壓病人可能在年輕時就會因為血管結構變化，而出現心血管疾病症狀。

🕱 高血糖

糖尿病是引發心血管疾病的危險因子，許多糖尿病病人會因為心血管疾病而死亡，因此對於成人糖尿病，治療目標會希望將糖化血色素控制在 7%以下。然而對於高齡病人，就需要視個案狀況（包括平均餘命、其他合併症、心血管疾病發生機率等）進行調整，這是因為研究發現，過度控制血糖的高心血管危險性糖尿病病人，其死亡危險性反而比糖化血色素維持在 7~7.9%的病人高出 20%。

🕱 血脂異常

糖尿病、高血壓、血脂異常及代謝症候群，都會促進動脈粥狀硬化的產生，在血脂方面不符合下列的標準值，就可能提升心血管疾病發生機率，包括高密度脂蛋白小於 40 mg/dL、低密度脂蛋白大於 130 mg/dL、總膽固醇大於 200 mg/dL 或三酸甘油酯大於 150 mg/dL。

🩸 吸菸

　　吸菸或環境二手菸會影響心肺及血管功能，如尼古丁引發心跳加速、血管收縮、血壓上升，破壞血管內膜，導致發炎反應；一氧化碳會減少血液攜氧能力，迫使心臟更加努力地工作。長期吸菸將造成心血管動脈硬化、血管內徑變窄甚至阻塞，容易導致心肌梗塞的發生。有趣的是，30 歲前戒菸的族群，罹患疾病的危險性幾乎與從未吸過菸的族群相同，所以戒菸永遠不嫌晚。

🩸 缺乏足夠運動

　　運動對於心血管系統的益處在於穩定血糖、降低血壓、降低三酸甘油酯、提升高密度脂蛋白，且對於維持心理或情緒健康及控制體重也有助益，上述優點均可降低發生心血管疾病的危險，因此建議每週運動 3~5 次、每次 30 分鐘；在運動強度方面，有許多評估方式，最簡單的判斷依據是運動過程讓自己達到有點辛苦的狀態，例如有點喘仍可以說話，但無法唱歌的程度。

🩸 不健康飲食

　　對於心血管系統有害的飲食狀態如高飽和脂肪、高反式脂肪、高糖分、高鹽及蔬果魚類量不足。長期攝取過高熱量引起的肥胖，也會增加心血管負擔。上述不健康飲食狀態會引發高血壓、糖尿病、血脂異常，其中反式脂肪甚至會導致發炎指數升高。

🩸 濫用酒精

　　由於飲酒對於心血管的保護效果被致癌風險所抵消，目前已經不倡導少量飲酒有益心血管疾病的觀念。根據研究結果顯示，酒精使用是 2016 年全球第 7 大死因，是造成青壯年族群（15~49 歲）提早死亡的首要危險因子，而 50 歲以上族群因飲酒所致的罹癌死亡比例高達

18.9~27.1%。因此,為了整體健康著想,避免飲酒是最健康的作法。若難以避免使用酒精,建議女性每日飲酒量不宜超過 1 杯,男性則不宜超過 2 杯。

🦍 空氣汙染

許多研究發現直徑 2.5 微米以下的空氣微粒(PM2.5)是心血管疾病的危險之一。不僅長期暴露會引發動脈硬化和導致發炎指數增加,短期暴露也與心律不整、急性心肌梗塞或血壓提高有關。

🦍 缺乏病識感、缺乏健康檢查

許多輕微心血管病變的症狀並不典型,例如沒有胸悶、胸痛等感受,因此容易忽略許多休息即可緩解的症狀,導致心血管疾病進一步嚴重化。

🦍 其他

睡眠品質不佳、不利的社經地位、職業暴露、憂鬱和創傷性壓力均與心血管疾病有關。在不利的社經地位方面,與心理壓力大、危險環境暴露、健康維持能力欠缺、缺乏醫療照顧有關;職業暴露方面,如果長期接觸毒物、過熱或過冷環境、暴露於煙塵環境或心理壓力較大的工作,對於心血管系統均有不良影響。

四、心血管疾病症狀

絕大多數人對於自身血壓偏高並不會感受到有明顯症狀,因此容易被忽視。以國人來說,20 歲以上的成人有將近 3 成民眾都不知道高血壓已悄悄上身,因此,養成定期測量血壓的習慣相當重要。而罹患心血管疾病的初期,通常都沒有症狀,許多人直到心臟病發作或中風才赫然發現心臟血管已經出現病變。心臟病發作的症狀常見有胸悶、胸痛、心悸、冒冷汗、頜部疼痛、上肢疼痛、呼吸困難、噁心、極度

疲倦、頭暈等。另外，更年期婦女的氣喘、背痛這種非典型症狀，也很有可能是心臟病急性發作的徵狀。

五、心血管疾病的預防方法和飲食注意事項

（一）心血管疾病的預防方法

1. **有慢性病**：規律控制血壓、血糖、血脂。

2. **務必規律服藥**：以高血壓為例，血壓每降低 10 mmHg，心血管疾病發作機率降低 20%。

3. **戒菸**：戒菸並遠離二手菸環境。

4. **維持運動習慣**：每週 3~5 次足夠強度的運動，每次至少 30 分鐘。

5. **充足睡眠**：成人每日睡眠時間至少 7 小時。

6. **保持心情愉快**：避免長期處於壓力狀態。

7. **健康飲食**：詳見下列心血管疾病的飲食注意事項。

（二）心血管疾病的飲食注意事項

　　如何改善對心血管不健康的飲食習慣呢？2021 年美國心臟學會(American Heart Association, AHA)促進心血管健康飲食指南指出飲食有關注意事項，如表 6-8 所示。

○ 表6-8　美國心臟協會心血管健康飲食指南

1. 控制熱量攝取，維持健康體重
2. 多攝取多樣化蔬果
3. 增加全穀類食物、減少精製澱粉類食物
4. 考慮選擇健康的蛋白質食物：
   (1) 植物性蛋白質是較佳來源，例如豆類與堅果
   (2) 魚類與海鮮類
   (3) 選擇低脂或脫脂乳品，減少全脂乳品比例
   (4) 若要食用肉類或禽類，瘦肉含量高者較佳，且減少加工肉品
5. 油脂優先選擇不飽和植物油，避免飽和脂肪含量較高的動植物油，例如椰子油、棕櫚油、奶油、牛油、豬油、避免氫化不完全的油脂（含反式脂肪）
6. 減少過度加工食物（過度加工並非嚴格定義）
7. 減少含糖飲料或加糖食物
8. 減少鹽分攝取
9. 避免攝取酒精，若無法避免，須減少攝取量
10. 無論在何處準備或消費食物，都請遵守此指南

控制熱量攝取，維持健康體重

現代人因為營養不虞匱乏且活動量偏低，因此普遍熱量攝取過多，導致容易肥胖。為了控制理想體重，須視個人活動量，控制總熱量攝取，並安排規律足夠的運動。成年後熱量需求會隨年齡增加而降低，平均每增加 10 歲，每日熱量需求下降 70~100 大卡。

多攝取多樣化蔬果

多樣化及足量蔬果攝取有益於心血管系統及腸胃道健康，其中顏色較豐富的種類傾向含有更多的營養素。而且，蔬果類食物含有較豐富的鉀離子（如菠菜、豌豆、空心菜等），足夠的鉀離子可以降低血壓，對於高血壓病人具有益處（亦即得舒飲食的原則）。另一方面，直

接食用水果是較好的選擇，因相較於果汁類製品，完整的水果含有更多的纖維素，纖維素可以增加飽足感，因此可以避免攝取過多熱量。

增加全穀類食物、減少精製澱粉類食物

依照美國法規，超過 50%來自完整穀物的產品可以被稱為全穀類食物，此類產品含有完整的澱粉質胚乳、胚芽和麩皮，因此養分及纖維素比較充足，除了對心血管系統有好處，當中所含的寡糖也有益於腸胃道正常菌群生長以及幫助排便。

考慮選擇健康的蛋白質食物

1. **植物性蛋白質是較佳蛋白質來源**：植物性蛋白質普遍含於豆類食物，多選用豆類製品，除了可以攝取到蛋白質及較多纖維素外，也可以減少碳足跡較高的動物性蛋白質消耗量。另外，近年流行的植物肉普遍含有較多添加物，例如油脂、糖分、食品添加劑等，目前尚未有足夠證據釐清植物肉對於心血管系統的影響。

2. **魚類與海鮮類**：研究建議，每週 2~3 次以魚或海鮮類取代肉類有益於心血管健康，推測原因可能與加工肉品或紅肉含有較多的飽和脂肪有關，如果以脂肪含量較低的水產品類取代，對於心血管負擔較小，而且魚類是 ω-3 脂肪酸的來源，此類脂肪酸如 DHA 與 EPA，則可降低血中三酸甘油脂濃度。

3. **選擇低脂或脫脂乳品、選擇脂肪含量較少之瘦肉，並減少食用加工肉品**：加工肉品對心血管系統的影響尤其遠大，特別須避免煙燻類、醃製類或香腸火腿等加工肉品，因為加工肉品製作過程中常需要加入高量鹽分或硝酸鹽類，或因製作過程產生多環芳香烴化合物等，長期攝取會導致心血管病變。

在非加工肉品方面，建議選擇瘦肉或低脂乳品，因為此類食物除了可以減少身體脂肪攝取量，若能減少紅肉攝取量，還可以避免動脈粥狀硬化。其機轉為紅肉所富含的磷脂醯膽鹼及左旋肉鹼都會被腸道細菌代謝成引發動脈粥狀硬化的氧化三甲胺(trimetlyl amine oxide, TMAO)，因此減少紅肉攝取量可以避免動脈粥狀硬化。

油脂優先選擇不飽和植物油

反式脂肪是一種氫化過程不完全的油脂，攝取反式脂肪酸會導致心血管系統的疾病，由於脂質是身體需要的三大營養素之一，必須從食物中攝取，建議選用植物性油脂以取代動物性油脂或飽和脂肪酸含量較高的油脂。一般而言，植物性油脂含有較高比例的不飽和性脂肪酸，具有降低低密度脂蛋白及血中膽固醇的優點，有助於減低動脈粥狀硬化發生率，但其中也有例外，如椰子油和棕櫚油雖然是植物油，但所含的飽和脂肪酸比例偏高，攝取過多則不利於心血管系統。

減少過度加工食物（過度加工並非嚴格定義）

過度加工食物通常為了食品風味或增加保存性，會額外添加過多鹽分、甜味劑、油脂、風味劑、色素、食品改良劑等，這些食物可能導致肥胖、三高、心血管疾病，並增加死亡率。

減少含糖飲料或加糖食物

過度添加糖類的食物會提高慢性代謝性疾病、肥胖、心血管疾病等。額外增加的醣類範圍包括葡萄糖、蔗糖、玉米糖漿、蜂蜜、楓糖漿和濃縮水果製品。至於使用代糖是否真正有益於降低健康風險，目前尚未有一致性的研究結論。

🩻 減少鹽分攝取

　　成人每日食鹽建議攝取量約 6 公克，或是鈉不超過 2,400 毫克，減少鹽分或使用高鉀低鈉鹽，則可以降低血壓，因此如果有高血壓、代謝性疾病或心血管問題者，應該從飲食調整開始。此時須注意許多加工食物含鈉量高，就不宜多吃，例如醃製品、香腸、火腿、各種調味料等。另外，外食族更要挑選食物，以免食用到添加過多食鹽及味精的食物。

🩻 避免攝取酒精，若無法避免，須減少攝取量

　　雖然低量酒精有助於預防降低慢性心臟疾病，但卻會增加出血性中風和心室震顫的危險性，而且一旦攝取過量酒精，反而會使腦中風和心血管疾病發生率明顯增加；另外由於飲酒與其他危險因子相關，包括暴力行為、消化系統疾病、感染性疾病、惡性腫瘤等，因此目前已不再建議利用少量飲酒來降低慢性心臟疾病或梗塞性腦中風的發生機率。若無法避免飲酒，則建議女性每日飲酒量不宜超過 1 杯，男性則不宜超過 2 杯。

6-3 肌肉骨骼疾病

　　人體隨年齡增長，身體各個系統的功能及結構會有多種改變，這樣的變化若再加上不重視營養均衡，會使得老化相關的症狀提早出現。以骨骼肌為例，出生後隨著長大，骨骼肌質量會持續增加，到了 20~30 歲，肌肉質量與肌力達到巔峰，但年過 30，每年肌肉量流失 1~2%，60 歲後流失速度又會加快，這樣的現象除了可能與神經內分泌功能減退以外，也與缺少足夠運動和營養不良有很大的關係。很多人迷信年紀大之後，粗茶淡飯才是標準的養生之道，結果蛋白質等營養素的攝取量可能

持續不足，等到發現跟同年齡層的朋友比起來，警覺到走路快不起來，或提稍微重一點的水都有負擔時，代表可能已經有提早老化的現象，甚至是肌少症(sarcopenia)的狀態了。本節將介紹與營養攝取密切相關的肌肉骨骼老化疾病，分別為肌少症以及骨質疏鬆症。

一、肌少症

（一）肌少症定義

根據亞洲肌少症共識會的定義，肌少症是因為老化造成，判斷依據有三項，包括骨骼肌肌肉質量流失、肌肉力量減少、體能表現下降。其中，前兩項是必要項目，也就是同時有骨骼肌流失和肌肉力量減少才能確診為肌少症；若三項同時符合，代表已經是嚴重肌少症(severe sarcopenia)。

（二）肌少症成因

肌少症是多重病理機制的老化相關疾病，與神經內分泌系統、營養及運動狀態關係密切，牽涉到新陳代謝合成機制減少、分解因素增加。相關成因歸納如表 6-9。

○ 表 6-9　肌少症相關成因

成因	說明
神經系統功能不足	老化過程 α-運動神經元數量下降，肌肉缺乏足夠神經刺激
內分泌系統功能不足	包括生長激素、雄性激素、雌性激素分泌量不足及胰島素阻抗
免疫系統失調	發炎相關的細胞激素升高，會使身體傾向分解蛋白質
營養功能障礙	缺乏熱量或蛋白質，導致蛋白質合成量小於分解量
缺乏運動	運動牽涉許多維持健康機制，包括直接刺激神經肌肉運作，維持肌肉量
其他慢性病	心肺疾病、腎臟疾病、糖尿病、關節炎等會導致肌肉量流失加速

（三）肌少症症狀

　　臨床研究指出，臺灣 65 歲以上的社區長者高達 7~10%患有肌少症，也就是全臺有超過 30 萬以上的肌少症長輩。雖然肌肉量會隨年齡而流失，然而由於肌肉組織可能會被脂肪取代，因此體重看似並無變化，故體重並不是肌少症的症狀或視作可靠的指標，甚至臨床上觀察到病人體重不變，因為其同時具有肌少症以及罹患肥胖症的表現。

　　肌少症主要症狀仍然與肌肉功能減低有關，例如走路比同年齡人慢、容易不穩、容易腿軟、容易跌倒、從椅子上起身變得吃力，需要扶手輔助、無法一口氣走樓梯上樓等。

（四）肌少症的診斷

　　在診斷流程方面，首先是對於關心身體健康的民眾進行篩檢，如果發現有疑慮的個案，再進一步評估肌肉質量、肌肉力量及體能表現。肌少症的社區預防篩檢項目，包含：(1)小腿圍：只要簡單的捲尺就可以進行量測。當小腿圍太小（50 歲以上女性＜33 公分、男性＜34 公分），再轉介醫療機構進一步評估；(2) SARC-F 問卷：確定是否主觀感受到自身的活動能力開始出現困難，≧4 分表可能有肌少症風險（圖6-3）。

　　當發現疑似個案，需進一步評估其肌肉質量、肌肉力量及體能表現，診斷標準如表 6-10。計算肌肉質量可以使用雙能量 X 射線吸收儀，其原理是利用兩束低劑量 X 射線通過身體，由於不同組織會影響X 射線的穿透度，因此可以得到非脂肪組織、脂肪組織和骨骼的質量、分布及密度；生物電阻抗分析儀則是以低電流測量身體導電性來取得數據，其原理與不同組織具有不同導電度有關，包括不易導電的脂肪組織和可輕微導電的瘦體組織等。上述兩種儀器得到的數據再與身高平方互相比較後，便可以得到身體肌肉質量。

方法一 量測小腿圍

1. 輕鬆坐正於椅子上，腳踩地板，調整座椅高度至讓大腿與小腿彎成90度
2. 測量左小腿最粗的部分

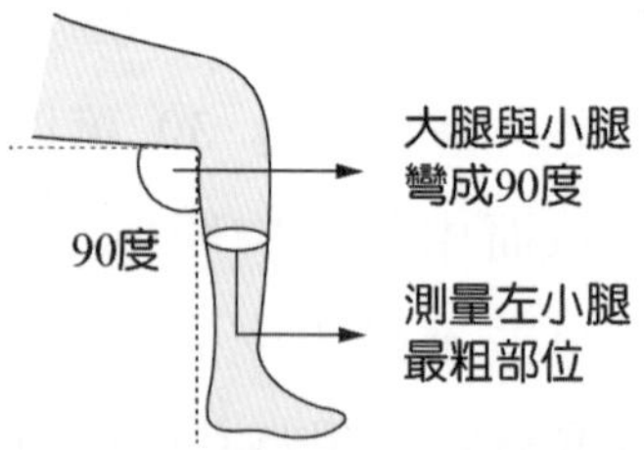

90度

大腿與小腿彎成90度

測量左小腿最粗部位

方法二 使用SARC-F問卷評估

評估項目	問題	評分
肌力	對您來說，拿起或搬起4.5公斤重的物品會感到困難嗎？	☐ 0分 沒有困難 ☐ 1分 有一些困難 ☐ 2分 很困難／無法完成
步行輔助	您走過一個房間距離會感到困難嗎？	☐ 0分 沒有困難 ☐ 1分 有一些困難 ☐ 2分 很困難／需要使用步行工具／無法完成
從椅子上起身	您從椅子上或床上起身會感到困難嗎？	☐ 0分 沒有困難 ☐ 1分 有一些困難 ☐ 2分 很困難／沒有他人幫助時無法完成
上臺階	您走上10個臺階會感到困難嗎？	☐ 0分 沒有困難 ☐ 1分 有一些困難 ☐ 2分 很困難／無法完成
跌倒	過去一年中您跌倒過幾次？	☐ 0分 沒有跌倒過 ☐ 1分 1~3次 ☐ 2分 4次以上
總計分數：		（≧4分即可能有肌少症風險）

○ 圖 6-3　肌少症風險檢測

○ 表 6-10 肌少症的判斷依據及診斷標準

判斷依據	診斷標準
肌肉質量	• 雙能量 X 射線吸收儀：男性＜7.0 kg/m² ；女性＜5.4 kg/m² • 生物電阻抗分析儀：男性＜7.0 kg/m² ；女性＜5.7 kg/m²
肌肉力量	• 握力：男性＜28 公斤；女性＜18 公斤
體能表現	• 6 公尺步行速度＜1.0 m／秒或 5 次起立坐下 ≧ 12 秒 或簡易身體功能量表 ≦ 9 分（圖 6-4）

評分內容	評分
1. 平衡測試：用三種不同的站法，每種站立10秒，三個位置的分數再總和	
(1) 並排站立 (side-by-side stand) 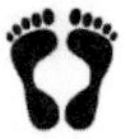	☐ 1分：保持10秒 ☐ 0分：少於10秒
(2) 半並排站立 (semi-tandem stand) 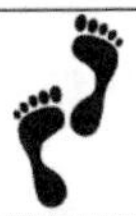	☐ 1分：保持10秒 ☐ 0分：少於10秒
(3) 直線站立 (tandem stand) 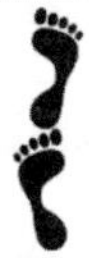	☐ 2分：保持10秒 ☐ 1分：保持3~9.99秒 ☐ 0分：保持＜3秒
3 個位置分數加總	**分**
2. 步行速度測試：測量走4公尺的時間	☐ 4分：＜4.82秒 ☐ 3分：4.82~6.20秒 ☐ 2分：6.21~8.70秒 ☐ 1分：＞8.70秒 ☐ 0分：無法完成
3. 椅子起站測試：連續起立坐下5次的時間	☐ 4分：＜11.19秒 ☐ 3分：11.2~13.69秒 ☐ 2分：13.7~16.69秒 ☐ 1分：16.7~59.9秒 ☐ 0分：＞60秒或無法完成
總分	**分**

備註：10~12分：行動能力正常；0~9分：行動能力障礙

○ 圖 6-4 簡易身體功能量表(short physical performance battery, SPPB)

（五）肌少症的預防方法和飲食注意事項

肌少症的預防以增加運動和強化營養兩大原則為主，分述如下。

🎃 運動

適當的運動可以增強心肺功能，不同的運動形式有不同的功能，包括增加身體柔軟度的伸展運動，有些運動則可以改善身體平衡。其中，適合預防肌少症的運動類型是「阻抗運動」，適當的阻抗運動包括阻力訓練與重量訓練，可以增強肌力、肌耐力及預防肌肉流失。阻力訓練是一種對抗阻力的運動，包括伏地挺身、彈力帶；重量訓練是以負荷重物或特定器材的方式來訓練，常見的項目有啞鈴、槓鈴等。

可以達到肌力與肌耐力訓練的運動類型包含：

1. **徒手**：爬樓梯、走路、伏地挺身、抬腿等。

2. **輔具**：彈力帶、啞鈴、踝部加重器等。

3. **機械器材**：腿部推舉機、胸大肌推舉機等。

🎃 強化營養

與肌少症防治有關的營養素包含蛋白質、維生素 D 以及鈣質。

1. **蛋白質**：飲食中缺乏足夠蛋白質將使身體瘦組織流失及握力下降，人體每日蛋白質需求量約為每公斤 0.8 公克，如果低於 0.8 公克，身體的瘦組織就會明顯流失。由於老人的蛋白質利用率會下降，因此老人每公斤體重比年輕人需要更多的蛋白質，然而，過量的蛋白質同時也會增加腎臟的負擔等問題。對於肌少症族群應該攝取多少蛋白質，目前仍未有一致性的結論，綜合不同的研究結果，蛋白質建議量範圍為每日每公斤 1.0~1.5 公克，同時需要選用健康的優質蛋白

質來源，包括植物性來源、魚類海鮮類、乳品類、家禽家畜類及蛋。

2. **維生素 D**：維生素 D 缺乏也與肌少症相關；研究發現，補充維生素 D 可以加強肌力並降低跌倒發生率。雖然目前對於肌少症族群應該攝取多少維生素 D 仍未有一致性結論，但可以依照「國人膳食營養素參考攝取量及其說明」，建議 51 歲以上族群，每日攝取 10 微克 (400 IU)維生素 D，並多戶外運動，適度接受陽光照射。

3. **鈣質**：鈣質是肌肉生成過程重要的礦物質，因此缺乏鈣質將會導致肌少症。多攝取鈣質含量豐富的食物，有助於預防肌少症，包括乳品、帶骨小魚乾、豆干、黑芝麻、莧菜等。建議每日鈣質攝取量為 1,000 毫克以上。

二、骨質疏鬆症

骨骼是承重器官，從出生到青春期，隨著發育，個體體型會改變且體重會增加，為了對抗重力，骨骼也會不斷重塑，隨著這樣精密調控的重塑過程，破骨細胞會回收骨質，成骨細胞則可以堆積礦物質產生新的骨質。從出生到青春期的第一階段，整體骨骼量會明顯增加，骨質密度也會在 15~20 歲間達到顛峰；在第二階段，雖然骨質密度會開始降低，然而性荷爾蒙有助於維持骨質相對穩定，包括雄性激素，其中雌性激素更是維持女性骨質密度的重要荷爾蒙，因此在此階段，骨質密度下降的速度相當緩慢；在第三階段，隨著女性更年期，雌性素濃度明顯降低，骨質流失速度明顯加快，而男性部分，雖然成年後雄性激素也會持續減少，但直到高齡階段，血中雄性激素濃度仍可以維持在年輕時的大約 50%。由於性別差異，女性發生骨質疏鬆症的機率約是男性的 4 倍。

除了對抗重力，骨骼也是維持血液中鈣離子濃度恆定的器官。血清中正常鈣離子濃度範圍是 8.6~10.4 mg/dL，鈣離子調節許多生理機能，其與神經傳導、肌肉收縮、凝血系統等功能相關。維持血鈣的機制複雜，包括腸胃道對鈣離子的吸收、骨骼對於血鈣的調節、腎小管對於鈣離子的再吸收與排泄等。以骨骼調控為例，當血液中鈣離子增加，甲狀腺可以釋放調鈣素(calmodulin)，抑制蝕骨細胞(osteoclasts)，減少骨骼中的鈣離子流失到血液中，同時減少腸胃道吸收鈣離子及腎臟再吸收鈣離子；當血液中鈣離子不足，副甲狀腺素(parathyroid hormone, PTH)則可讓破骨細胞分解骨質的能力增加，使骨鈣釋出，進入血液，因此若飲食中長期缺少鈣質，將導致骨鈣持續流失。因此營養狀態與骨質疏鬆症具有密切關係。

（一）骨質疏鬆症定義及成因

骨質疏鬆症是骨組織流失過多，使得骨骼變脆、變弱的疾病，其成因與老化、內分泌變化、服用藥物或缺乏鈣質與維生素 D 等狀態有關。根據美國一項針對 50 歲以上女性的研究統計發現，其中接近 40%為骨質不足狀態，7%有骨質疏鬆症疾病，而亞洲人是最容易發生骨質疏鬆症的族群。骨質疏鬆症者之骨折發生率是正常人的 4 倍，亦是高齡者失能的重要原因，並可能導致死亡。

（二）骨質疏鬆症的危險因子

骨質疏鬆症的危險因子包括無法預防的先天因子及可以經由生活型態改善的因子。

1. **無法預防的因子**：基因、種族與遺傳、年齡、性別差異、體格。
2. **可預防的因子**：吸菸、過量酒精、營養、運動狀態、用藥因素、相關慢性病。

其中影響最大的因子是年齡與性別；相對於男性骨質隨年齡緩緩下降的狀況，女性在停經之後，由於缺乏雌性素，骨質流失趨勢相當顯著。許多研究也發現亞洲人種較容易發生骨質疏鬆症，原因除了與基因有關之外，可能與亞洲人體格較小也有關係，另外本疾病有家族遺傳傾向。

在可預防的因子方面，足夠的運動可以延緩骨質流失，同時須配合飲食中要有足夠的鈣質、維生素 D，其他包括戒菸及避免過量酒精攝取。許多慢性病與骨質疏鬆症有關，例如內分泌疾病、慢性腎病、風濕性關節炎、長期使用類固醇、抑制胃酸相關的質子幫浦抑制劑及抗憂鬱藥物也會使骨質流失加快。

（三）骨質疏鬆症症狀

骨質疏鬆症除非發生骨折，否則不會有明顯症狀。骨質疏鬆性骨折的特性是可能出現在不易發生骨折的區域，好發的位置包括手腕、胸椎、髖部及股骨。當發生在胸椎，會造成急／慢性背痛、身高變矮、駝背等問題；當髖部區域發生骨折，除了可能造成失能，更嚴重的是約有 20~25%的機率會在 1 年內死亡；為了改善預後及避免深層靜脈血栓或肺栓塞，髖部骨折通常需要手術治療。

（四）骨質疏鬆症的診斷

由於骨質疏鬆症幾乎沒有症狀，因此診斷依據主要是影像學，對象包括有骨質疏鬆疑慮的族群，例如出現不明原因骨折的高齡者，或關心骨質密度的社區民眾，特別是停經後婦女。目前診斷骨質疏鬆是以雙能量 X 射線吸收儀的檢查數據為黃金標準。判斷骨質密度健康程度的數據是 T score，這是依據健康年輕族群的骨質密度為背景值，經統計學得到骨質密度的常態分布，我們將個案的檢測值與此常態分布

相比，若低於 16%的族群常態分布時，T score 為–1（圖 6-5），當低於 0.5%的族群常態分布時，T score 為–2.5。世界衛生組織將骨質密度的程度分為 4 種健康狀態，如表 6-11。

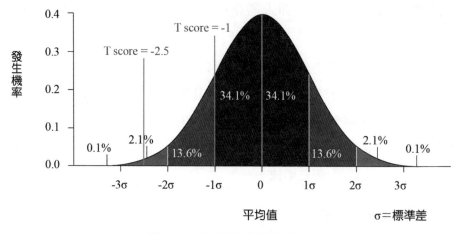

○ 圖 6-5　骨質密度的常態分布

○ 表 6-11　骨質密度與疾病程度

項目	T score
正常	≧–1
骨質不足狀態	–2.5＜檢查值＜–1
骨質疏鬆症	≦–2.5
嚴重骨質疏鬆症	≦–2.5 合併脆弱性骨折

（五）骨質疏鬆症的預防方法和飲食注意事項

　　骨質是長時間累積的結果，預防骨質疏鬆症的重點在於每日的生活習慣。下列是生活中必須注意的重點。

1. **適度曬太陽：**建議可於早晨（10 點前）或黃昏（14 點後）適度的曬太陽 10~20 分鐘，以活化維生素 D，幫助腸道吸收鈣質。

2. **均衡飲食**：多攝取骨骼健康所需的鈣質、維生素 D 及蛋白質等食物，如乳品類、豆製品、帶骨小魚乾、黑芝麻及深綠色蔬菜等。成人一日約需要 1,000 毫克的鈣質，如果額外多喝 1 杯 240 毫升的乳品，約可多攝取到 240 毫克鈣質，即為一日 1/4 的鈣建議攝取量。在深綠色蔬菜方面，可以選擇含有較多鈣質的地瓜葉、莧菜。

3. **荷重運動**：從事運動如慢跑、健走、舉啞鈴或拿約 0.5~1 公斤的安全物品等，增強骨質密度，強健肌肉和身體平衡，提高跌倒時的自我防衛能力。

4. **預防跌倒**：改善居家環境安全，如充足照明及維持適當的運動皆可以預防跌倒，以免發生骨折。

5. **查明自身是否具有風險因子**：如果有家族史骨質疏鬆症病史，或不明原因骨折史，可考慮進行骨質密度篩檢及加強生活型態調整。同時須注意用藥安全，若對藥物使用有疑慮，應與醫師討論。

6-4 糖尿病

　　糖尿病全球盛行率持續升高，高血糖與糖尿病不但增加死亡風險，也有許多的相關併發症，如心血管併發症、腎病變、周邊神經病變、周邊動脈疾病與視網膜病變等。臺灣糖尿病流行病學，根據衛生福利部國民健康署 2021 年健康促進統計年報顯示，糖尿病盛行率從 2016~2019 年的 10%上升到 2017~2020 年的 11.3%。以年齡分層看，65 歲以上老人盛行率最高(27.8%)，上升幅度最快，此情況對於老人糖尿病的照護是非常重要的。國外統計顯示，大約 6 成老人糖尿病病人同時合併一種以上的慢性疾病。常見的共病症有心血管疾病（如心衰竭、腦中風）、內分泌疾病、肥胖、憂鬱等，而這些共病症也會影響糖尿病控制效果，且隨年齡增加而更加嚴重。

一、糖尿病定義

胰島素在體內細胞的存取上扮演重要角色，隨年紀增長，胰島素分泌減少，正常情況下，餐後為高胰島素同化狀態(high insulin anabolic state)，空腹下為低胰島素異化狀態(low insulin catabolic state)，此變化影響肌肉、肝臟及脂肪組織。若血液中胰島素增加，肝臟及肌肉可利用葡萄糖合成肝醣，脂肪組織可合成脂質；相反的，若血液中胰島素下降，則反向進行，此機轉可維持體內血糖平衡。

二、糖尿病成因、分類及症狀

糖尿病可分為四種：第 1 型糖尿病、第 2 型糖尿病、妊娠糖尿病(gestational diabetes mellitus, GDM)及其他類型的糖尿病。

第 1 型糖尿病

主要為自體免疫造成胰島細胞破壞，導致絕對胰島素缺乏。其發生與遺傳和環境因子有關。臨床表徵有酮酸血症、血糖高或三高症狀（吃多、喝多、尿多）明顯。

第 2 型糖尿病

大多與家族史、飲食生活型態差、肥胖等有相關性。其致病原因為肝臟及肌肉的胰島素阻抗，胰臟 β 細胞功能受損，胰島素分泌不足導致無法抑制周邊組織的胰島素阻抗時，血糖就會上升。老人因年紀漸增，胰臟功能衰減，身體無法產生足夠的胰島素導致血糖增加。

空腹血糖最重要的決定因素為肝臟葡萄糖的輸出，而空腹時肝臟葡萄糖的運輸需透過空腹時的胰島素抑制，但第 2 型糖尿病有嚴重的肝臟胰島素阻抗，導致空腹時胰島素濃度增加仍無法抑制肝臟葡萄糖的運輸，造成空腹血糖高。臨床表徵有吃多、喝多但體重減輕、排尿次數增加且量多、口渴、疲倦嗜睡、傷口癒合不佳等。

妊娠糖尿病

是指懷孕期間發生或第一次發現葡萄糖不耐的現象，對母親及胎兒都有危險性。

其他類型的糖尿病

泛指包括因藥物、手術、感染等其他疾病而導致的糖尿病。

三、糖尿病的診斷

根據 2022 年第 2 型糖尿病照護指引，糖尿病高風險群（糖尿病前期）之判斷如下：

1. **葡萄糖失耐**：口服 75 公克血漿葡萄糖耐受試驗中第 2 小時血漿葡萄糖為 140~199 mg/dL (7.8~11.0 mmol/L)。

2. **空腹血糖偏高**：空腹血漿葡萄糖值為 100~125 mg/dL (5.6~6.9 mmol/L)。

3. **糖化血色素**(HbA_{1c})：5.7~6.4% (39~47 mmol/mol)。

而糖尿病的診斷標準，則包括：

1. **空腹血漿葡萄糖** $\geq$ 126 mg/dL (7.0 mmol/L)：空腹的定義為至少 8 小時未攝取熱量。

2. **口服 75 公克葡萄糖耐受試驗**中第 2 小時血漿葡萄糖 $\geq$ 200 mg/dL (11.1 mmol/L)。

3. **糖化血色素** $\geq$ 6.5% (48 mmol/mol)。

4. **高血糖症狀**（包括多尿、頻渴和體重減輕）且隨機血漿葡萄糖 $\geq$ 200 mg/dL (11.1 mmol/L)。

上述口服葡萄糖耐受試驗需要依照世界衛生組織的規定，即口服溶於 300 毫升水的 75 公克無水葡萄糖。而 HbA$_{1c}$ 的檢測方法宜有美國糖化血色素標準化協會 (National Glycohemoglobin Standardization Program, NGSP) 的認證，或符合 Diabetes Control and Complications Trial (DCCT) reference assay。至於即時 HbA$_{1c}$ 檢驗 (point-of-care A$_{1c}$ assays) 的使用，則必須通過美國食品藥物管理局 (FDA) 許可的檢驗方法及臨床環境，才可用於糖尿病之診斷。在沒有明確高血糖的情況下，診斷需要從同一檢體或在兩個不同的檢體之測試中，獲得兩個異常的結果。

當測得的糖化血色素與血漿葡萄糖之間存在明顯偏差時，應考慮糖化血色素之測量或許對於該個案並不適合。而當數值鄰近診斷標準時，應與病人討論是否有高血糖的徵象與症狀，並在 3~6 個月內進行重複測試。

第 1 型和第 2 型糖尿病的鑑別診斷見表 6-12。

○ 表 6-12 第 1 型和第 2 型糖尿病的鑑別診斷

項目	第 1 型糖尿病	第 2 型糖尿病
發病年齡	通常＜30 歲	通常＞40 歲
發病症狀	急性；有明顯症狀	慢性；通常無明顯症狀
臨床表現	體型瘦、體重減輕、多尿、頻渴	肥胖、第 2 型糖尿病家族史、黑色棘皮症 (acanthosis nigricans)、多囊性卵巢症候群 (polycystic ovary syndrome, PCOS)
酮酸血症	較常出現	通常沒有
空腹血清 C-胜肽濃度	低或無法偵測	低、正常或高
升糖素刺激後血清 C-胜肽濃度	低或無法偵測	低、正常或高

〇 表 6-12 第 1 型和第 2 型糖尿病的鑑別診斷（續）

項目	第 1 型糖尿病	第 2 型糖尿病
自體抗體 （包括 ICA[1], GADA[2], IA-2A[3], IAA[4] 及 ZnT8Ab[5]）	較常出現	通常沒有
自體免疫疾病的關聯性	多數有	無

註： 1. ICA: islet cell cytoplasmic autoantibodies。
　　 2. GADA: glutamic acid decarboxylase autoantibodies。
　　 3. IA-2A: insulinoma-associated-2 autoantibodies。
　　 4. IAA: insulin autoantibodies。
　　 5. ZnT8Ab: zinc transporter 8 autoantibodies。

四、糖尿病的治療

　　第 1 型糖尿病病人的治療以胰島素為主，而第 2 型糖尿病的治療則包含改變生活型態、口服藥物或胰島素。而針對老年糖尿病病人（≧65 歲）的治療目標見表 6-13。

〇 表 6-13 老年糖尿病病人治療目標

健康狀態	糖化血色素 (%)	空腹（餐前） 血糖(mg/dL)	睡前血糖 (mg/dL)	血壓 (mmHg)
健康狀態正常（少共病症，認知及身體機能正常）	＜7~7.5	80~130	80~180L	＜140/90
健康狀態中等（多共病症，認知及身體機能輕微集中等異常）	＜8.0	90‧150	100~180	＜140/90
健康狀態差（末期慢性病，認知及身體機能中等致嚴重異常）	不仰賴 HbA_{1c} 為目標，避免產生低血糖或有症狀之高血糖	100~180	110~200	＜150/90

資料來源：中華民國糖尿病學會 (2022)‧*2022 第 2 型糖尿病臨床照護指引*。http://www.endo-dm.org.tw/dia/direct/index.asp?BK_KIND=51&current=2022 第 2 型糖尿病臨床照護指引
++++++++++++++

五、糖尿病的飲食注意事項

（一）糖尿病營養醫療目標

糖尿病營養醫療目標(medical nutrition therapy, MNT)建議將血糖、血脂及血壓控制在正常範圍內，即 HbA$_{1c}$＜7%、低密度膽固醇(low density lipoprotein cholesterol, LDL)＜100 mg/dL、三酸甘油酯(triglyceride, TG)＜150 mg/dL、高密度膽固醇(high density lipoprotein cholesterol, HDL)男性＞40 mg/dL、女性＞50 mg/dL，以及血壓＜140/80 mmHg。亦可藉由調整生活型態、運動及改變飲食攝取來預防糖尿病慢性併發症發生及促進整體健康。

糖尿病病人之營養素分配如下：

1. **熱量**：依個案年齡、性別、活動度估算。可依 ADA 建議計算熱量攝取，體重依實際體重估算（表 6-14）。

○ 表 6-14 糖尿病病人所需熱量建議

熱量需求(kcal/kg/day)	年齡、性別及活動度
20	肥胖、活動程度低、長期節食
25	年齡＞55 歲、有活動量的女性、習慣久坐的男性
30	有活動量的男性、活動量非常高的女性
40	活動量非常高的男性、運動員

2. **蛋白質**：糖尿病病人蛋白質攝取量建議與一般正常人相同，占總熱量的 15~20%。

3. **脂肪**：糖尿病病人脂肪攝取量與一般健康族群相同，建議總脂肪攝取占總熱量＜35%；飽和脂肪酸攝取占總熱量＜10%；膽固醇攝取約為 100~300 mg/day。因此建議食物攝取上以不飽和脂肪酸食物，如

植物油和堅果類食物取代高飽和脂肪酸的食物（如動物油脂或高脂肉）。另外，須減少反式脂肪酸的攝取（如小西點、餅乾、酥餅類或蛋糕等）。

4. **醣類**：比例建議大多為占總熱量 45~65%，優先選擇含較多膳食纖維的未精緻澱粉，減少血糖上升幅度；然而美國糖尿病協會並無針對糖尿病病人給予醣類攝取占總熱量百分比的特定數值建議，而以飲食習慣、偏好、治療目標作個別化考量。另外建議多攝取膳食纖維，每天約 25~35 克左右。

（二）糖尿病飲食控制原則

1. **均衡攝取六大類食物**：六大類食物包含全穀雜糧類、豆魚蛋肉類、蔬菜類、水果類、油脂與堅果種子類及乳品類。每類食物營養成分不同，唯有多樣化攝取才可獲得均衡的營養。六大類食物中，糖尿病病人須注意 3 種含醣食物種類，分別為全穀雜糧類、水果類及乳品類，此 3 類食物會直接影響血糖變化，須注意每日份量攝取。此外，了解食物代換有助於控制每餐醣量攝取。

2. **維持理想體重**：體重過重者若能減輕體重 5~10%以上有助於改善血糖，而養成定時定量進食習慣，有助於維持血糖平穩性及體重。

3. **增加高纖食物攝取**：高纖食物有助於延緩血糖上升速度，如未精緻加工過的全穀雜糧類食物（糙米、燕麥等）、蔬菜、水果。

4. **避免精製糖及含糖食物**：如小西點、蛋糕、中式糕點、含糖飲料、蜜餞等。

5. **減少高油脂食物攝取**：烹調方式可選擇清蒸、水煮、涼拌、燉或滷等烹調方式，避免油炸、油煎、油酥等烹調方式。避免攝取豬皮、雞皮等高油脂食物。

6. **適量鹽分攝取**：鹽分攝取量每天應控制在 6 克以內（2,400 毫克鈉含量），避免過多使用調味料。

7. **適量水分攝取**：建議每日水分攝取量為體重乘以 30~35 毫升。

8. **適量酒精攝取**：若需喝酒，男性每天不超過 2 個當量，女性每天不超過 1 個當量（一個當量為 15 克酒精，約等於 360 毫升啤酒或 45 毫升蒸餾酒），且避免空腹喝酒，防止低血糖發生。

9. **規律運動**：建議每週進行 3~5 天的有氧運動，每次持續 30~45 分鐘。體能活動可增加減重的效果，具有改善血糖之作用。

6-5 痛 風

在臺灣，高尿酸血症是常見的生化異常檢驗值，根據研究顯示，30 歲以上的成人有高比例的高尿酸，盛行率達 17.3%，其中男性比例高於女性。推估臺灣罹患高尿酸血症者超過二百萬人。因高尿酸血症病人約 1/10 會罹患痛風，故我國痛風病人約超過 20 萬人，加上痛風發作年齡有下降趨勢，此疾病不容忽視。

一、痛風定義

痛風是普林（purine，嘌呤）代謝異常，或因尿酸增加生成或尿酸排泄減少所導致，也就是血液中尿酸濃度過高，造成尿酸鈉鹽結晶體沉積於關節處、軟骨、軟組織、滑囊液及肌腱中的發炎性疾病。換句話說，痛風是尿酸升高而導致的關節炎疾病。

痛風病程可分為四個階段：

1. 無症狀高尿酸血症(asymptomatic hyperuricemia)。

2. 急性痛風關節炎(acute gouty arthritis)。

3. 不發作間歇期(interval gout)。

4. 慢性痛風石關節炎(chronic tophaceous gout)。

二、痛風成因

發生痛風原因可能為過度飲酒、手術、藥物、攝食過多高普林食物、水分攝取少、疲勞或感染等而引起。

三、痛風症狀

痛風好發於 30~60 歲的高尿酸血症之男性。急性痛風期好發時間於半夜，好發部位為下肢關節處，在關節處局部有紅腫熱的現象，輕微碰觸可能加劇疼痛，嚴重者無法步行或穿鞋。有時也發生在其他關節處，如膝蓋、手指關節、腕、肘等。發病前幾年大多單側發作，隨病情進展，可能同時侵犯多個關節，這種突然的發作通常在數天～兩週內可減緩，可能一年發生數次或幾年才發生一次。

四、痛風的診斷

尿酸與痛風有密切關係，但尿酸高不等於痛風。高尿酸血症是指血清尿酸值大於 7.5 mg/dL，若尿酸值高且持續時間長，發生痛風的機率就越高。根據統計，血清尿酸值高於 9.0 mg/dL 以上，會有 90%機率發生。痛風的確定診斷為在關節液中發現尿酸結晶的存在，加上過去的發作病史、臨床表現及誘發因子等來協助診斷。

五、痛風的飲食注意事項

主要為降低食物的普林含量、降低體內代謝尿酸的量。雖然控制飲食來抑制尿酸生成的效果不彰，但攝取大量的高普林食物可能使尿酸值產生變化，導致急性痛風期發作，所以適當控制飲食有助於減少痛風的發作。痛風相關的飲食注意事項如下所述。

1. **三餐均衡攝取**，避免大小餐。

2. **避免過度飲酒**：酒精會促進尿酸生成，也會阻礙尿酸排出，因此應限制酒精攝取。

3. **體重控制，降低熱量攝取**：減少熱量攝取可降低血液中尿酸含量。但須注意體重下降幅度不可太快，因體重驟降會使體內脂肪轉變成酮體，大量酮體生成會阻礙尿酸排泄，引發痛風。最適當的減重速度為每個月減重 1 公斤，但在痛風急性發作期間不可減重。

4. **低脂、適當醣類和蛋白質攝取**：脂質太高會抑制尿酸排出；蛋白質過量，普林合成增加；適當醣類攝取可助於尿酸排泄。

5. **選擇適當普林含量食物**：痛風急性發作期建議選擇低普林食物（第一組食物），第二組食物建議每日可選擇 3~4 份，避免攝取第三組食物（第一、二、三組食物請參考表 6-15）。

6. **多喝水有助於尿酸排出**：痛風急性發作期每日飲水量應大於 3,000 毫升，平日也應維持大於 2,000 毫升。

7. **多選擇鹼性高的食物**：蔬菜、水果及脫脂奶等，可幫助調節尿液酸鹼度。

○ **表 6-15**　食物中普林含量

食物類別	可吃食物	限量攝取	忌口食物
	第一組 0~25 毫克普林／ 100 公克食物	第二組 25~150 毫克普林／ 100 公克食物	第三組 150~1,000 毫克普林／ 100 公克食物
全穀 雜糧類	糙米、白米、米粉、糯米、小麥、燕麥、麥片、麵線、麵粉、玉米、小米、高粱、馬鈴薯、甘藷、芋頭、冬粉、樹薯粉、藕粉、太白粉	栗子、蓮子、綠豆、花豆、紅豆	－

○ 表 6-15　食物中普林含量（續）

食物類別	可吃食物	限量攝取	忌口食物
	第一組 0~25 毫克普林／ 100 公克食物	第二組 25~150 毫克普林／ 100 公克食物	第三組 150~1,000 毫克普林／ 100 公克食物
肉、蛋類	雞蛋、鴨蛋、皮蛋、豬血	雞胸、雞腿、豬瘦肉、牛肉、羊肉、兔肉、豬肚、豬心、豬腎、雞心、鴨腸、豬腦	雞肝、雞腸、豬小腸、豬肝、鴨肝、牛肝
魚類及其製品	海參、海蜇皮	旗魚、黑鯧魚、草魚、秋刀魚、鱔魚、鰻魚、紅甘、烏賊、螃蟹、蜆仔、魚丸、鮑魚、魚翅、鯊魚皮	白鯧魚、虱目魚、吳郭魚、白帶魚、皮刀魚、四破魚、鰱魚、烏魚、鯊魚、吻仔魚、海鰻、小管、草蝦、牡蠣、蛤蠣、干貝、小魚乾、扁魚干、烏魚皮、吻仔魚
豆類及其製品	—	乾燥豆製品、豆干、黑豆、豆腐、味噌、豆漿	黃豆
蔬菜類	山東白菜、捲心白菜、空心菜、菠菜、芥菜、高麗菜、莧菜、芹菜、雪裡紅、花椰菜、韭菜、韭黃、小黃瓜、苦瓜、冬瓜、絲瓜、胡瓜、茄子、青椒、紅蘿蔔、洋蔥、番茄、木耳、豆芽菜、榨菜、薑、蒜頭、辣椒	青江菜、茼蒿、四季豆、皇帝菜、豌豆、洋菇、鮑魚菇、海帶、金針、銀耳、蒜、九層塔、荷蘭豆	曬乾香菇、乾紫菜、黃豆芽、蘆筍
水果類	橘子、柳丁、檸檬、蓮霧、葡萄、蘋果、木瓜、梨子、枇杷、鳳梨、番石榴、桃子、李子、西瓜、香蕉、哈密瓜、紅棗、黑棗	—	—
油脂類	植物油、動物油、核果類、瓜子	花生、腰果	—
奶類及其製品	各種乳類及乳製品	—	—
其他	葡萄乾、龍眼乾、番茄醬、冬瓜糖、醬油、蜂蜜、果凍、布丁、茶、咖啡	枸杞、酪蛋白	酵母粉、雞精、肉汁、濃肉湯、牛肉汁

資料來源：衛生福利部國民健康署 (2018) · 每日飲食指南手冊。
https://www.hpa.gov.tw/Pages/EBook.aspx?nodeid=1208

6-6　腎臟疾病

人體各組織器官皆須依賴腎臟才可運作，保持身體動態平衡，若腎臟出問題，身體各器官也會受到嚴重影響。腎臟致病原因包含感染、疾病、藥物、毒品、遺傳、過敏等，一旦腎臟出問題，通常二個腎臟會同時受損，導致代謝廢物能力下降，造成含氮廢物堆積在體內，此時病人處於高代謝狀態，肌肉蛋白大量分解，造成營養不良。若繼續惡化，則可能進展為腎衰竭(renal failulre)，甚至腎病末期(end-stage renal disease, ESRD)，引起尿毒，此時則必須依靠透析維持生命，必要時可能需腎臟移植。

腎臟位於人體後腰部，腹腔後壁的脊椎兩側，左右各 1 顆，形狀似蠶豆，每個腎臟大小長約 10~12 公分，寬 5~6 公分，厚約 3~4 公分，重約 120~170 公克，其主要功能：(1)排泄代謝產物；(2)調節體內電解質及礦物質濃度平衡和體內酸鹼平衡及內分泌；(3)內分泌功能：活化活性維生素 D_3、分泌紅血球生成素(erythropoietin, EPO)、腎素(renin)及血管張力素(angiotensin)。腎臟由腎元(nephrons)組成（圖 6-6），腎元的構造包括腎小體和腎小管，腎小體由腎絲球和鮑氏囊共同組成，腎小管由鮑氏囊延續，自近端到遠端分別是近曲小管、亨利氏環和遠曲小管。腎元主要功能為清除尿素、尿酸、肌酸酐、有機及無機酸，再經尿液排出體外。

一、急性腎損傷

（一）急性腎損傷定義

急性腎損傷(acute kidney injury, AKI)臨床定義為腎絲球過濾率急速下降，導致體內水分及代謝廢物無法排出，造成尿素氮大量增加、肌酸酐廓清率降低、代謝性酸中毒、血鉀、血磷升高等。

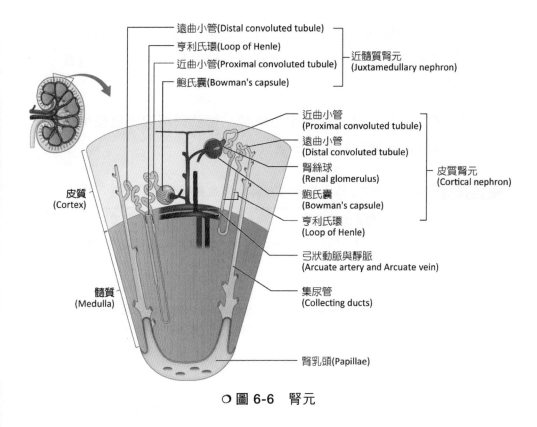

近髓質腎元
(Juxtamedullary nephron)

遠曲小管(Distal convoluted tubule)
亨利氏環(Loop of Henle)
近曲小管(Proximal convoluted tubule)
鮑氏囊(Bowman's capsule)

近曲小管
(Proximal convoluted tubule)
遠曲小管
(Distal convoluted tubule)
腎絲球
(Renal glomerulus)
鮑氏囊
(Bowman's capsule)
亨利氏環
(Loop of Henle)

皮質腎元
(Cortical nephron)

皮質
(Cortex)

髓質
(Medulla)

弓狀動脈與靜脈
(Arcuate artery and Arcuate vein)

集尿管
(Collecting ducts)

腎乳頭(Papillae)

○ 圖 6-6　腎元

（二）急性腎損傷成因及分類

2012 年改善全球腎臟病預後組織(Kidney Disease: Improving Global Outcomes, KDIGO)公告 AKI 的定義及分期（表 6-16），而急性腎損傷致病原因可分為以下三類：

1. **腎前因素**：身體循環血量下降或心輸出量減少，造成進入腎臟血流量降低，導致腎功能受損。常見的原因有手術、創傷、疾病引起的大出血、體液大量流失、藥物或其他原因引起尿液大量流失、心衰竭引起心輸出量減少等。

2. **腎性因素**：腎臟細胞遭受傷害導致腎功能下降，包含腎絲球腎炎、腎小管壞死與間質性腎病。常見原因有缺血性傷害、藥物傷害、免疫傷害等。

3. **腎後因素**：可能為結石或腫瘤造成腎小管到尿道的部位發生阻塞，導致腎臟排泄尿液功能喪失。

○ 表 6-16 KDIGO 2012 指引之急性腎臟損傷定義與分期

期別	血清肌酸酐濃度	尿量
I	1.5~1.9 倍基礎值或增加 ≧0.3 mg/dL	＜0.5 mL/kg/hr，持續 6~12 小時
II	2.0~2.9 倍基礎值	＜0.5 mL/kg/hr，超過 12 小時
III	3.0 倍基礎值或 ≧4.0 mg/dL 或開始腎臟替代性治療；或病人 ＜18 歲，eGFR 下降為 35 mL/min/1.73m^2	排尿量 ＜0.3 mL/kg/hr，超過 24 小時或無尿超過 12 小時

（三）急性腎損傷症狀

病人會因毒素增加造成食慾不振、噁心、嘔吐等症狀；因體內水分無法排除，導致水腫、血壓升高等現象。

（四）急性腎損傷的飲食注意事項

急性腎損傷病人的熱量及三大營養素會因疾病種類及嚴重度、腎功能受損程度、營養狀況、急慢性併發症、是否透析等來評估。營養支持的目標為提供足夠熱量及蛋白質預防蛋白質熱量耗損(protein-energy wasting, PEW)、維持正氮平衡，減少肌肉耗損、促進傷口癒合、降低死亡率等。

1. **熱量**：AKI 病人總熱量攝取為 20~30 Kcal/kg/day，或基本能量消耗 (BEE) 1.2~1.3，依個案嚴重程度而定。AKI 若給予過多熱量可能導致過度餵食，造成高血糖、氮血症等，產生過多的二氧化碳反而不易脫離呼吸器及容易感染併發症。AKI 病人體重建議無水腫體重或以通常體重或理想體重計算。

2. **蛋白質**：AKI 目前並無最適當蛋白質計算，須依病況給予。一般來說，不須透析的病人，其蛋白質攝取量建議 0.8~1.2 g/kg/day；接受同步化學放射治療(CCRT)或高異化代謝病人，蛋白質攝取量建議 1.5~2.0 g/kg/day，但不要大於 2.5 g/kg/day；接受透析治療(RRT)者，蛋白質建議量則為 1.3~1.5 g/kg/day。

3. **脂肪**：建議攝取量為 0.8~1.0 g/kg/day（建議最多不超過 1.5g/kg）或非蛋白質熱量的 30~40%。

4. **醣類**：高血糖為 AKI 預後的不利原因，故醣類建議量為 3~5 g/kg/day（最多不超過 7g/kg），或非蛋白質熱量的 60~70%。

5. **水分**：水分攝取量為 24 小時尿液排出量加 500 mL，但仍須依病人血鈉濃度、排尿量及腎功能調整。

6. **鈉**：鈉需求量約 2,000~3,000 mg/day。

7. **鉀**：鉀需求量須參考血清濃度及是否有透析治療，鉀需求量約 2,000~3,000 mg，未接受透析治療須適度限制鉀攝取量；透析治療的病人可放寬限制。

8. **磷**：不須透析治療需限制磷，建議量為 800~1,000 mg/day，且須搭配磷結合劑使用。

二、慢性腎臟病

（一）慢性腎臟病定義

根據 2012 KDIGO 臨床治療指引對慢性腎臟病(chronic kidney disease, CKD)的定義，即腎臟功能或結構出現異常，且持續發生 3 個月以上。

（二）慢性腎臟病分期

根據 2012 KDIGO 臨床治療指引建議，依可能病因、腎絲球過濾率 (glomeular filtration rate, GFR)及蛋白尿嚴重度進行分期，如表 6-17。

○ 表 6-17 2012 KDIGO 臨床指引之慢性腎臟病分期

慢性腎臟病定義：以下任一表現持續三個月以上			持續微蛋白尿嚴重度			
			A1	A2	A3	增
1. GFR＜60 mL/min/1.73m²			正常或輕度	中度	重度	加
2. 尿液出現微蛋白尿			定義值： urine microalbumin / urine creatine			CKD
3. 尿液檢查出現異常沉積物						
4. 影像學顯示有結構異常或腎臟有組織學異常			＜30 mg/g	30~300 mg/g	＞300 mg/g	風
腎絲球過濾率 (GFR) mL/min/1.73m²	G1	正常或降低	≧90	X	CKD 第 1 期	險
	G2	輕度降低	60~89		CKD 第 2 期	↓
	G3a	輕中度降低	45~59	CKD 第 3a 期		
	G3b	中重度降低	30~44	CKD 第 3b 期		
	G4	嚴重降低	15~29	CKD 第 4 期		
	G5	腎臟衰竭	＜15	CKD 第 5 期		
G5D	已進入透析		CKD 第 5D 期			
增加 CKD 風險 ⟶						

資料來源：衛生福利部國民健康署 (2022)，*早期慢性腎臟病照護手冊*。 https://www.tsn.org.tw/archive/20220207/06160c28-520f-4db4-baee-4adf68ba9e07/06160c28-520f-4db4-baee-4adf68ba9e07.pdf

三、慢性腎臟病的飲食注意事項

慢性腎臟病的營養治療目標為維持良好的營養狀況，避免熱量蛋白質耗損，延緩慢性腎臟病進展及透析的時間。

🧟 熱量

熱量攝取需求與一般健康人相同，根據 KDOQI 建議的熱量需求為：(1)小於 60 歲，熱量需求為 35 Kcal/kg；(2)大於 60 歲，熱量需求為 30~35 Kcal/kg；美國營養暨膳食學會則是建議 23~35 Kcal/kg。

🧟 蛋白質

研究指出，高蛋白攝取會增加體內尿素堆積，加重腎臟負擔，最後可能導致腎臟無功能須仰賴透析治療。蛋白質需求量依病人處在 CKD 哪個分期而決定，不同腎臟醫學會對於蛋白質建議量有些許不同，如表 6-18。綜合各學會建議，蛋白質建議需求量如下：

1. CKD 第 1 期（腎功能正常）或第 2 期（腎功能輕度降低）：若蛋白尿為 A1 級，病人需求建議為 0.8~1.0 g/kg/day；若蛋白尿為 A2 或 A3 級，蛋白質需求量建議不超過 1.0 g/kg/day。

2. CKD 第 3~4 期：蛋白質建議量為 0.6~0.8 g/kg/day。

3. CKD 第 5 期未接受透析，蛋白質建議量為 0.6 g/kg/day。

因限制蛋白質攝取量，須注意以下幾點：

1. 熱量是否足夠，避免營養不良。

2. 至少 50%的高生理價蛋白質。

3. 若有營養不良、創傷壓力、感染等重症疾病，則須增加蛋白質需求攝取量。

○ 表 6-18 各腎臟醫學會對 CKD 病人之蛋白質建議攝取量

醫學組織	蛋白質建議攝取量
KDOQI (2000)	eGFR＜25 mL/min 且未透析病人，建議量為 0.6 g/kg/day；但病人若無法接受此飲食或無法達到熱量需求，則可提高至 0.75 g/kg/day
KDOQI (2007)	1~4 期的 CKD 糖尿病病人建議量為 0.8 g/kg/day
UK Renal Association (2010)	1~3 期無建議；未透析的 4~5 期則建議 0.75 g/kg IBW/day
Academy of Dietetics and Nutrition (2010)	• eGFR＜50 mL/min 的非糖尿病未透析病人，建議 0.6~0.8 g/kg/day • eGFR＜20 mL/min 的非糖尿病未透析病人，建議 0.3~0.85 g/kg/day，且須同時補充必需胺基酸之酮酸類似物* • 糖尿病腎病變建議為 0.8~0.9 g/kg/day
KDIGO (2012)	• eGFR＜30 mL/min（第 4~5 期），不論是否有糖尿病皆為 0.8 g/kg/day • CKD 病人若有惡化風險，須避免高蛋白飲食(＞1.3~0.8 g/kg/day)

*：必需胺基酸之酮酸類似物：將胺基酸結構中的胺基以氧基取代而成的物質，在酮酸的代謝過程中不會產生含氮廢物。

資料來源：金惠民(2016)。*新編臨床營養學*。華格那。

脂肪

總脂肪攝取建議應為總熱量的 25~35%、飽和脂肪酸應小於 7%總熱量、單元不飽和脂肪酸應為總熱量的 20%以上、避免攝取反式脂肪、膽固醇攝取不超過 200 mg/day。

醣類

CKD 病人在碳水化合物選擇上建議可多選用複合醣類(complex carbohydrate)食物避免胰島素阻抗。因 CKD 病人限制蛋白質攝取量，但又必須給予足夠的熱量避免營養不良，此時熱量的來源可多為醣類

及脂質，建議可選擇蛋白質含量低的含氮澱粉類食物，如冬粉、米粉、米苔目、西谷米、太白粉、藕粉等（表 6-19）。

○ 表 6-19 低氮澱粉類食物（重量以 10 公克計）

品項	熱量(kcal)	蛋白質(g)	脂肪(g)	醣類(g)
西谷米	38.8	－	－	9.7
太白粉	34.8	－	－	8.69
地瓜粉	38.8	－	－	9.7
樹薯粉	32.8	0.12	0.03	8.0
藕粉	35.0	0.02	0.01	8.7
澄粉	34.0	－	－	8.5
玉米粉	35.3	0.05	0.03	8.7

💀 水分

以維持正常全身總水量為目標；所謂的正常狀況是血壓正常、無水腫及正常血鈉數值。評估方式可使用 24 小時尿液量，每日飲水量為 24 小時尿液量加 500 mL 為原則，倘若有嘔吐、腹瀉等情形則需另外評估。

💀 鈉

2012 KDIGO 建議每日鈉攝取量應小於 2,000 mg（大約 5 公克鹽）。倘若點滴、藥物或靜脈輸液含鈉離子，則須調整。

💀 鉀

若病人排尿量減少，則必須限制鉀離子攝取，避免高鉀血症。當血鉀大於 5 mEq/L，須限制飲食中的鉀，每日不可大於 2,400 mg（大約 60 mEq）。食物避免含鉀量高的食物（如肉湯），蔬菜可先川燙後再炒，可減少鉀離子攝取。

磷

　　磷的建議攝取量為 800~1,000 mg/day 或 10~12 mg/g protein/day。飲食中富含磷離子的食物有乳製品、肉、魚等動物性蛋白質，以及堅果種子類、豆類等植物性蛋白質及加工食品。

三、腎病症候群

　　腎病症候群(nephrotic syndrome)發生率低，但可發生於任何年齡層，且男性發生機率大於女性，常見於 1 歲半～4 歲的兒童。

（一）腎病症候群定義及成因

　　腎病症候群造成原因可分為原發性及續發性，(1)原發性：微小腎絲球疾病(minimal change disease, MCD)、膜性腎絲球病變(membranous nephropaathy)；(2)續發性：紅斑性狼瘡(system lupus erythematosus, SLE)、類澱粉沉積症(amyloidosis)或糖尿病。上述疾病皆會使腎絲球基底膜受損，腎絲過濾球屏障損壞，使得尿液中出現大量白蛋白和其他分子，就是所謂的蛋白尿，每日尿液蛋白質量超過 3.5 g 時則定義為腎病症候群。

（二）腎病症候群症狀

1. **尿蛋白＞3.5 g/dL**：病人每天至少排出 2 公克蛋白質，尿液呈泡沫狀。

2. **血清白蛋白＜3.0 g/dL**：大量蛋白質流失到尿液中，血清白蛋白下降造成低白蛋白血症(hypoalbuminemia)，進而可能續發水腫。

3. **水腫**：可能發生全身性水腫，如腹部積水導致腹水；四肢、臉部也會發生水腫；胸腔積水可能會引起呼吸困難。

4. **高脂血症**(hyperlipidemia)：高脂血症包含 LDL、VLDL 升高，HDL 不變或偏低、LDL/HDL 比例上升。主要導致高脂血症原因可能與低白蛋白症有關。肝臟代償作用造成增加蛋白質的製造，同時也增加脂蛋白的分泌，但脂質清除能力卻下降，使得血中膽固醇及三酸甘油脂濃度增加。

（三）腎病症候群飲食注意事項

因應病人處在蛋白質營養不良風險中，在營養支持需給予足夠熱量及蛋白質攝取量，以維持正氮平衡和使白蛋白濃度上升，避免水腫。

1. **熱量**：須提供足夠的熱量避免蛋白質分解，產生過多的含氮廢物，增加腎臟負擔。建議成人每天攝取量為 35 Kcal/kg 理想體重，孩童為 100~150 Kcal/kg 理想體重。

2. **蛋白質**：通常醫生會開立血管張力素轉化酶抑制劑(angiotensin converting enzyme inhibitors, ACEI)或血管張力素受器阻斷劑(angiotensin receptor, ARB)以改善蛋白尿，故建議蛋白質攝取為 0.8~1.0 g/kg/day。另外飲食中蛋白質應占 3/4 的高生理價蛋白質。目前尚無定論指出是否需補回尿液中流失的蛋白質量，一般而言，若減少蛋白質攝取且同時採取藥物治療，而蛋白質仍居高不下且白蛋白濃度未改善，則建議蛋白質攝取量為 0.8 g/kg/day 再加上尿液中流失的蛋白質量。

3. **脂質**：原則為降低膽固醇飽和脂肪的攝取。探討腎病症候群與心血冠疾病之危險因子較少，但有些文獻仍指出低油飲食和魚油補充劑可降低血脂肪，但低油飲食對於腎病症候群所導致的高脂血症，其飲食治療效果有限。

4. **水分及鈉離子**：水分攝取量依照排尿量而定，水分需求為前一天液體排出量加上 500~700 mL；建議鹽分攝取量為 3~5 g/day，原則上不宜過度限鈉，嚴格限鈉可能導致低血壓、惡化凝血病變及腎功能受損。

四、腎臟透析

腎臟透析俗稱洗腎，主要目的為清除體內過多的代謝廢物和水分。依照臺灣血液透析診療指引，CKD 病人若出現下列條件建議應開始透析：

1. **肌酸酐廓清率**(Ccr) < 5 mL/min 或血清肌酸酐(Cr) > 8.0 mg/dL。

2. **重度慢性腎衰竭肌酸酐廓清率** < 15 mL/min 或血清肌酸酐 > 6.0 mg/dL 且伴有下列任何一種併發症者：(1)心臟衰竭或肺水腫；(2)心包膜炎；(3)出血傾向；(4)神經症狀：意識障礙，抽搐或末稍神經病變；(5)高血鉀（藥物難以控制）；(6)噁心、嘔吐（藥物難以控制）；(7)嚴重酸血症（藥物難以控制）；(8)惡病體質(cachexia)；(9)重度氮血症(BUN > 100 mg/dL)。

透析方式分為血液透析(hemodialysis, HD)和腹膜透析(peritoneal dialysis, PD)，二種透析方式各有優缺點，適合哪種透析方式由醫師評估及病人本身意願和家屬支持度而決定。

（一）血液透析

血液透析原理

將血液及透析液分別打入透析器（又稱人工腎臟），利用濃度及壓力差進行兩邊置換，血液中的毒素可被帶出體外。血液透析可維持細胞內外的平衡，同時可補充體內缺乏的鈣離子、碳酸鹽等。血液透析一週約 2~3 次，每次時間約 4~5 小時。

血液透析的飲食注意事項

　　長期血液透析病人為營養不良高風險族群，研究指出營養不良發生率約為 20~70%。因此，在開始透析時須監控營養相關指標，避免營養耗損，導致營養不良發生。

1. **熱量**：長期接受血液透析的病人，其每日熱量消耗與正常健康者並無差異，依照 KDOQI 建議，年齡小於 60 歲者，熱量需求為 35 Kcal/kg/day；年齡大於 60 歲者，熱量需求為 30~35 Kcal/kg/day。每日熱量攝取 35 Kcal/kg/day，不但可維持穩定的尿素氮平衡，也可維持穩定的血清中白蛋白值。

2. **蛋白質**：穩定長期透析病人的食物中蛋白質攝取量為 1.2 g/kg/day，其中 50%以上應為高生理價蛋白質。若處於急性期，則蛋白質需求量可提高至 1.2~1.3 g/kg/day。

3. **脂肪**：近年研究對於血液透析病人的脂肪需求並無特別建議，但此種人易患心血管疾病，故可依照美國國家膽固醇教育計畫(National Cholesterol Education Program, NCEP)建議給予生活型態改變飲食(therapeutic lifestyle change, TLC)：脂肪為總熱量的 25~35%、飽和脂肪小於 7%總熱量、膽固醇小於 200 mg、多元不飽和脂肪酸大於 10%總熱量、單元不飽和脂肪酸大於 20%總熱量。

4. **水分與鈉**：血液透析病人的水分需求不宜超過 750~1,500 mL/day，或前一天排尿量加上 1,000 mL，避免兩次透析間體重超過 3 公斤。若口渴建議可口含冰塊、水果切片、咀嚼口香糖或漱口，緩解口渴。而為避免病人兩次透析間的體重增加太多，不可攝取過多鹽分，鈉建議需求量為 1,000~1,500 mg/day（鹽巴約 2.5~3.82 公克），此外，避免使用低鈉鹽取代一般鹽，因低鈉鹽是以鉀取代鈉，攝取過多可能導致高鉀血症。

5. **鉀**：目標為維持血鉀於 3.5~5.0 mEq/dL，故鉀攝取量不宜大於 70 mEq 以避免高鉀血症。高鉀離子食物如肉湯汁、高湯等；蔬菜或肉類川燙後丟棄湯汁再烹調，可減少鉀離子。

6. **鈣及磷**：KDOQI 建議血清鈣應維持在 8.4~9.5 mg/dL，飲食中的鈣離子與磷結合劑的鈣加總不超過 2,000 mg/day。血液透析對於磷的清除力低，因此透析病人會服用磷結合劑避免高磷血症。KDOQI 建議飲食中的磷應限制於 800~1,000 mg/day，血清磷應維持在 3.5~5.5 mg/dL。另為避免鈣與磷結合成磷酸鈣沉積於軟組織內，鈣磷乘積不可大於 55。磷結合劑服用建議平均分配於三餐內，且嚼碎與食物一起服用更佳。

7. **維生素**：血液透析病人常缺乏各種維生素，較常見的為葉酸、維生素 C、維生素 B 群和維生素 D。建議可補充活性的 1,25-$(OH)_2D_3$，但仍需視血液中的鈣、磷、原態副甲狀腺素(intact parathyroid hormone, i-PTH)濃度決定補充劑量及時機。另可適度補充水溶性維生素。

（二）腹膜透析

腹膜透析原理

利用人體腹膜當作過濾和排除體內水分及廢物的方式，俗稱洗肚子。腹膜透析可在家自行操作，每個月只需要回醫院追蹤檢查 1~2 次。但並不是每個人都可選擇腹膜透析，若腹膜曾動過手術而有腹膜沾黏、臍疝氣、腹腔內有惡性腫瘤或蜂窩性組織炎、病人無法自行換透析液、嚴重肺部病變等皆不適合腹膜透析。

🧑‍🦲 腹膜透析的飲食注意事項

　　腹膜透析病人因透析液中含有葡萄糖，約 60~70%會經由腹膜吸收，可能會增加高胰島素血症、高血糖、高三酸甘油酯等風險，也可能使體重增加。另外，腹膜透析病人可能也會有營養素流失導致蛋白質－熱量耗損(protein-energy wastin, PEW)風險。

1. **熱量**：熱量需求與血液透析病人相同(35 Kcal/kg/day)，若年齡大於 60 歲者，熱量需求為 30~35 Kcal/kg/day，但因透析液中的葡萄糖約 60~70%會被腹膜吸收，故計算熱量時需扣除透析液中所得到的熱量。對於體重過重的病人應避免使用葡萄糖濃度高的透析液及應減少熱量攝取，避免造成葡萄糖不耐與脂肪代謝異常。

2. **蛋白質**：腹膜透析會有較多的蛋白質流失於透析液中，因此每日蛋白質需求為 1.2~1.3 g/kg/day，其中 50%以上為高生理價蛋白質，避免體內呈現負氮平衡，若病人出現腹膜炎，則蛋白質需求為 1.5 g/kg/day。

3. **脂肪**：脂肪攝取原則與血液透析病人相同。

4. **水分與鈉**：依照腹膜超過率(ultrafiltration, UF)能力和排尿量而定；水分為排尿量加 500~800 mL/day，鈉建議攝取量為 1,500~2,400 mg/day。

5. **鉀**：建議攝取量為 50~70 mEq/day（約 1,950~2,730 mg/day），維持鉀離子於 3.5~5.0 mEq/dL。因腹膜透析液中不含鉀，鉀離子清除力佳，發生高鉀血症的情況較罕見。

6. **鈣與磷**：腹膜透析對磷的清除量約 300 mg/day，因此需服用磷結合劑避免磷離子過高，KDOQI 建議飲食中的磷應限制於 800~1,000

mg/day，血清磷應維持在 3.5~5.5 mg/dL；KDOQI 建議血清鈣應維持在 8.4~9.5 mg/dL，飲食中的鈣離子與磷結合劑的鈣加總不超過 2,000 mg/day。另為避免高血鈣，鈣磷乘積不可大於 55。

7. **維生素**：維生素需求與血液透析病人相同。

○ 表 6-20　慢性腎臟病及腎臟透析的營養需求整理

營養素	慢性腎臟病	血液透析	腹膜透析
熱量	30~35 Kcal/kg/day	30~35 Kcal/kg/day	30~35 Kcal/kg/day（需包含透析液中的熱量）
蛋白質	0.6~0.8 g/day/day	1.2 g/kg/day	1.2~1.3 g/kg/day
	急性期：1.0 g/kg/day		腹膜炎：1.5 g/kg/day
鈉	＜2,000 mg/day	＜2,000 mg/day	＜2,000 mg/day
水分	不須特別限制	排尿量＋500 mL/day；2 次透析中的體重上升不可超過乾體重的 5%	維持正常血壓及不使用濃度高的葡萄糖透析液為原則
鉀	若鉀離子高，＜1 mmol/kg/day	＜1 mmol/kg/day	不須特別限制
磷	800~1,000 mg/day，高於正常值需使用磷結合劑		
鈣	＜2,000 mg/day（含飲食及磷結合劑）		

‧說明：

1. 體重皆為理想體重
2. 蛋白質需 50%以上為高生理價蛋白質
3. 熱量需依照體能活動評估，活動量低的老人建議給予 30 Kcal/kg/day
4. 需定期追蹤評估

資料來源：金惠民(2016)‧*新編臨床營養學*‧華格那。

○ 表 6-21　慢性腎臟病及腎臟透析的維生素建議攝取量

維生素	DRIs 第八版 > 18 歲		CKD 3~5 期	血液透析	腹膜透析
維生素 A (RE)	男：600	女：500	DRIs	不需補充	不需補充
維生素 E (mg)	12		DRIs	DRIs	DRIs
維生素 K (μg)	男：120	女：90	不需補充	不需補充	不需補充
維生素 B_1 (mg)	男：1.2	女：0.9	DRIs	DRIs	DRIs
維生素 B_2 (mg)	男：1.3	女：1.0	DRIs	DRIs	DRIs
維生素 B_6 (mg)	1.5~1.6		DRIs	10	10
維生素 B_{12} (μg)	2.4		DRIs	DRIs	DRIs
維生素 C (mg)	100		DRIs	DRIs	DRIs
葉酸(μg)	400		DRIs	1 mg	1 mg
菸鹼素(mg)	男：16	女：14	DRIs	DRIs	DRIs
生物素(μg)	30		DRIs	DRIs	DRIs
泛酸(mg)	5		DRIs	DRIs	DRIs

資料來源：金惠民、李沛融、戰臨茜、劉凱莉、黃淑俐、楊雅嵐、林晏如、賴慧珊、黃孟娟、林佳璇、黃雅慧、曾美惠、張惠萍(2022)。*新編臨床營養學*（二版）。華格那。

6-7　癌　症

　　癌症長期為國人十大死因之首，而癌症病人常見的問題為營養不良，營養不良可能影響治療預後或增加病人治療期的副作用，降低生活品質，增加死亡風險。

一、癌症定義

　　癌症又稱惡性腫瘤，是因致癌基因被活化，導致不正常細胞增生，進而形成惡性腫瘤。惡性腫瘤會侵犯周圍組織，常出現壞死或出血現象。

二、癌症成因和危險因子

造成癌症的原因大多與環境、生活型態或遺傳相關，危險因素包含飲食、吸菸、肥胖、輻射線、環境汙染、化學物質、感染或壓力等。若能減少或避開這些危險因子，可減少罹癌機會。

癌症的形成可分為起始期(initiation)、促進期(promotion)和進展期(progression)三個時期：

1. **起始期**：正常的細胞受到致癌物導致突變。

2. **促進期**：不正常的細胞增生，形成小的腫瘤。

3. **進展期**：癌細胞快速生長，形成大的腫瘤並侵犯周圍的正常組織。

三、癌症症狀

根據美國癌症學會提出的癌症初期徵兆，包括：(1)不明的出血和排泄物異常增加；(2)身體部位觸摸到不明腫塊；(3)皮膚和口腔潰瘍長期癒合不良；(4)大小便習慣改變；(5)吞嚥困難和消化不良；(6)久咳不癒或聲音沙啞變質；(7)疣或痣產生病變。

美國國家癌症研究院(National Cancer Institute, NCI)研究指出，將近 50% 的癌症病人會有惡病質(cachexia)的症狀，惡病質為癌症病人導致死亡的主要原因之一，可能影響癌症的治療，如降低化學治療的敏感性，增加治療的困難度，影響生活品質。

（一）癌症惡病質定義及病理機轉

癌症惡病質是一種涉及全身多器官的綜合代謝症狀，因癌細胞造成體內釋放發炎物質，導致代謝機能異常，加上飲食攝取減少，使體內代謝分解速率大於代謝合成，導致身體功能損害，常見的臨床表現

有體重減輕、肌肉流失、消瘦憔悴、疲憊無力感、厭食、嗜睡、電解質不平衡等。癌症惡病質可能的病理機轉如下：

1. 癌細胞分泌促發炎因子 (proinflammatory) 及促惡病質因子 (procachectic)導致宿主產生發炎反應。

2. 病人 TNF-α (tumor necrosis factor-alpha)、IL-1 (interleukin-1)及 IL-6 (interleukin-6)等細胞激素被活化，促進蛋白質分解，代謝率增加，能量消耗增加，導致負氮平衡，體重下降，發生低白蛋白血症。

3. 癌細胞誘導的細胞因子增加促腎上腺皮質激素釋放因子 (corticotrophin releasing hormone, CRH)，抑制病人食慾（表 6-22），亦會促進前列腺素的生成，降低產生促進食慾的神經肽 Y (neuropeptide Y, NPY)。

○ 表 6-22　癌症惡病質與飢餓代謝改變之比較

項目	飢餓(starvation)	惡病質(cachexia)
REE/BMR	↓	正常或上升
葡萄糖耐受度(glucose tolerance)	↓	↓
葡萄糖轉換(glucose turnover)	↓	↓
肝醣新生	↑	↑
血清乳糖值	不變	↑
柯氏循環(Cori cycle)	不變	↑
血清血糖值	↓	不變
脂解作用(lipolysis)	↑	↑
脂蛋白脂解酶(LPL)活性	不變	↓
三酸甘油酯(TG)濃度	不變	↑
蛋白質周轉率(protein turnover)	↓	↑
骨骼肌異化	↓	↑
氮平衡	負氮	負氮
尿氮排出	↓	上升或不變

（二）癌症惡病質的分期

可分為三期：前惡病質期、惡病質期及難治性惡病質期，分期標準如圖 6-7。

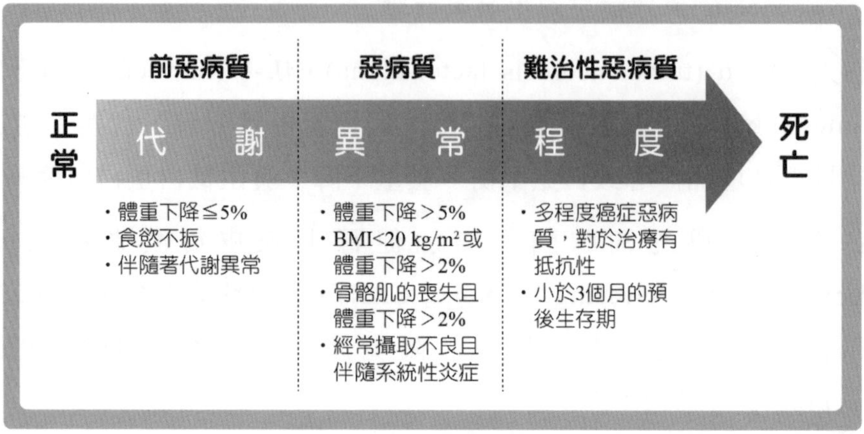

○ 圖 6-7　癌症惡病質分期標準

資料來源：Fearon, K., Strasser, F., Anker, S. D., Bosaeus, I., Bruera, E., Fainsinger, R. L., Jatoi, A., Loprinzi, C., MacDonald, N., Mantovani, G., Davis, M., Muscaritoli, M., Ottery, F., Radbruch, L., Ravasco, P., Walsh, D., Wilcock, A., Kaasa, S., & Baracos, V. E. (2011). Definition and classification of cancer cachexia: An international consensus. *The Lancet Oncology, 12*(5), 489-495.

（三）癌症惡病質的診斷

1. 體重 6 個月內下降 5%以上。

2. BMI＜20 kg/m² 且體重減少 2%以上。

3. 骨骼肌肉減少：四肢骨骼肌質量指數(appendicular skeletal muscle mass index)與肌少症標準符合（男性＜7.26 kg/m²、女＜5.45 kg/m²）。

四、癌症的治療

癌症治療方式依據腫瘤分期、腫瘤位置、惡性程度及病人身體狀況作決定，目前癌症治療方法主要有化學治療、放射線治療、手術治療、免疫治療、標靶治療等。

（一）化學治療

化學治療藥物有注射或口服方式，作用是干擾或抑制癌細胞生長，以殺死癌細胞或抑制癌細胞擴散。但化學治療藥物同時也會影響正常細胞，造成治療副作用，包含腸胃道功能異常（腹瀉、噁心、嘔吐等）、黏膜炎、食慾下降、味／嗅覺改變等。副作用的嚴重程度與藥物劑量、藥物種類、治療時間或個人體質而定。

（二）放射線治療

利用放射線物質或放射線儀器（直線加速器）產生高能輻射線，抑制癌細胞生長、分裂及殺死癌細胞。放射線治療為局部性的治療，針對腫瘤或其周邊組織。放射線治療通常在治療的 2~3 週出現副作用，治療結束後 1 個月副作用緩解，但仍有可能持續數月或數年。表6-23 為放射線治療在不同部位可能造成的營養相關問題。

○ 表 6-23 放射線治療於不同部位可能造成的營養相關問題

部位	治療部位	營養相關問題
腦部	腦部、脊髓	噁心、嘔吐
頭頸部	舌頭、咽喉、扁桃腺、鼻腔、唾液腺	口腔炎、吞嚥困難或疼痛、喪失味嗅覺、口乾、喉嚨痛、唾液濃稠
胸部	肺、食道、胸部	吞嚥困難、心灼熱
腹部	胰臟、大小腸、前列腺、子宮	食慾下降、噁心、嘔吐、腹脹、打嗝

資料來源：金惠民(2016)．*新編臨床營養學*．華格那。

（三）手術治療

將癌細胞侵襲的組織及其周圍淋巴組織切除，目前可分為根除性(radical)切除及姑息性(palliative)切除。根除性切除針對無遠處轉移及病人身體狀況可手術；姑息性切除針對病人有嚴重症狀，局部切除嚴重侵犯的腫瘤，主要為解決症狀但無法進行根除性切除，對於存活率可能無幫助。通常手術治療會搭配化學治療或放射線治療以達最佳治療效果。

手術後常見的副作用大多為短暫、數日後可改善，但可能依手術部位的不同影響病人的營養狀況，如表 6-24 所示。

○ 表 6-24 癌症手術部位常見的營養問題

手術部位	常見營養問題
口腔	吞嚥／咀嚼障礙、口乾、口腔疼痛、味／嗅覺異常、潛在吸入風險
咽喉	吞嚥困難、潛在吸入風險
食道	吞嚥困難、疼痛、食物逆流、早期飽足、傾食症後群 (refeeding syndrome)、胃輕癱(gastroparesis)
胃	傾食症後群、厭食、早期飽足、胃食道逆流、胃輕癱、吸收不良
肺	呼吸短促、早期飽足
肝臟	低白蛋白血症、高三酸甘油酯、高血糖、電解質不平衡、吸收不良（脂肪、維生素 A、D、E、K、B_{12}、鋅、鐵、鈣）
膽囊	胃輕癱、高血糖、電解質不平衡、吸收不良（脂肪、維生素 A、D、E、K、B_{12}、鋅、鐵、鈣）
胰臟	高血糖、脂肪瀉、胃輕癱、電解質不平衡、吸收不良（脂肪、維生素 A、D、E、K、B_{12}、鋅、鐵、鈣）
小腸	膽汁缺乏、乳糖不耐、腹瀉、細菌過度生長、電解質不平衡、吸收不良（脂肪、維生素 A、D、E、K、B_{12}、鋅、鐵、鈣）
大腸	腹瀉、腹脹、脫水、電解質不平衡、吸收不良（脂肪、維生素 A、D、E、K、B_{12}、鋅、鐵、鈣）

資料來源：金惠民(2016)．*新編臨床營養學*．華格那。

（四）免疫治療

經病人本身的免疫系統攻擊癌細胞，通常會搭配其他治療一起執行，達預防、控制或殺死癌細胞的目標。免疫治療方法經實驗證實有以下 7 種：免疫檢查點抑制劑、T 細胞療法、單株抗體、免疫調節劑、癌症疫苗、細胞激素及溶瘤病毒。常見的癌症免疫治療副作用有頭痛、噁心、疲憊、口瘡等。

（五）標靶治療

對於不同的癌細胞分析且研究給予治療。標靶治療目前以 2 種方式為主，小分子藥物和單株抗體。小分子藥物體積小，能進入癌細胞內，抑制其他分子或直接攻擊癌細胞；單株抗體治療與小分子藥物治療方式雷同，而有些單株抗體會帶著毒物直接攻擊癌細胞或將變異的細胞作記號，使免疫系統辨識加以消滅。兩者差別在於根據標記物的所在，選擇不同的方式治療。

五、癌症的預防方法和飲食注意事項

（一）癌症病人對營養素的代謝

一般人飢餓狀況體內的基礎代謝率會下降，癌症病人的基礎代謝率亦會下降，但兩者有不同的結果，兩者之比較可參考表 6-22。

🧠 醣類代謝

癌細胞行無氧糖解路徑，加上糖質新生作用增加，導致 Cori cycle 速率增加，Cori cycle 能量利用率低，並會增加淨耗能，增加病人的靜態代謝率，導致乳酸中毒和體重下降

乳酸增加可能導致厭食及食慾下降，食物攝取不足，另外因 Cori cycle 速率增加，能量消耗增加，最後可能導致惡病質、營養不良，最終走向死亡。

🩻 蛋白質代謝

癌症病人體內蛋白質分解速度增加,以利糖質新生作用產生葡萄糖供癌症細胞使用。另外,腫瘤細胞生長會競爭體內胺基酸,導致肌肉組織內蛋白質分解增加,肌肉減少,造成體重下降,發生蛋白質耗損及低白蛋白血症。

🩻 脂質代謝

癌症病人脂肪合成減少,TNF-α 及干擾素使脂肪分解作用增加,抑制脂蛋白脂解酶(lipoprotein lipase, LPL),總脂肪含量耗損。因脂蛋白脂解酶活性下降,降低血清中游離脂肪酸的清除力,導致血清中游離脂肪酸、膽固醇和三酸甘油酯濃度增加。

🩻 其他代謝異常

癌症末期病人常見液體和電解質不平衡,骨轉移病人可能引起高鈣血症(hypercalcaemia)。

（二）癌症病人的營養照顧

🩻 熱量需求

目前最準確的熱量需求計算為使用間接熱量測定儀(indirect calorimetry)測量,但臨床執行上有一定的困難度。由於癌症種類多,治療情況及病況不同,熱量需求也不同,故臨床上需隨時修正調整熱量目標。熱量計算可參考 ESPEN 癌症指引:

1. ESPEN (2021)針對一般癌症病人,熱量需求建議為 25~30 Kcal/kg/day。

2. ESPEN (2009)針對使用靜脈營養病人則建議:

   (1) 臥床病人為 20~25 Kcal/kg/day。

(2) 可走動病人為 25~30 Kcal/kg/day。

3. ESPEN (2006)針對使用腸道營養病人則建議：

(1) 臥床病人為 20~25 Kcal/kg/day。

(2) 可走動病人為 30~35 Kcal/kg/day。

4. 其他建議：

(1) 體重過輕者：>35 Kcal/ABW kg/day。

(2) 需增加體重者：30~35 Kcal/ABW kg/day。

(3) 臥床者：25~30 Kcal/ABW kg/day。

(4) 肥胖：21~25 Kcal/ABW kg/day。

(5) 幹細胞移植：30~35 Kcal/ABW kg/day。

蛋白質需求

依照 2021 ESPEN 指引建議為 1.0~1.5 g/kg/day；靜脈營養及腸道營養的病人則建議 1.0 g/kg/day，目標為 1.2~2.0 g/kg/day。

微量營養素

癌症病人微量營養素的需求與健康人相同，不要超過 100%的膳食營養素參考攝取量(DRIs)，建議由天然食物中獲取足夠的微量營養素，不建議單靠單一補充劑攝取。另外，癌症病人可補充 EPA (eicosapentaenoic acid)，EPA 為 ω-3 多元不飽和脂肪酸，研究指出具抗發炎、降低細胞激素分泌作用。EPA 建議量為 2 g/day，可使用含有 EPA 之商業營養品。

水分

為排除體內癌細胞代謝產物及抗癌藥物，水分需求計算有以下幾種方法：

1. **體表面積**(body surface area, BSA)：BSA×150 mL。

2. **每日需求法**(daily requirement method)：1 mL/Kcal。

3. **Holliday-Seger 法**：1,500 mL＋（現有體重－20）×20 mL。

4. **年齡基礎法**：＜55 歲：30~40 mL/kg；55~65 歲：30 mL/kg；＞65 歲：25 mL/kg。

🄑 飲食原則

1. 食物種類多變化，均衡攝取六大類食物，可採少量多餐進食，如一天 4~6 餐。

2. 適當熱量高蛋白飲食，優先選擇優質蛋白質食物，可選擇營養密度高的食物，如高濃度高熱量的營養品。

3. 避免生食，食物皆須煮熟。

4. 食物溫度不宜過熱；避免刺激、產氣食物。

5. 適量油脂攝取、選擇少糖的食物：太油的食物容易造成噁心，消化不良；太甜的食物易導致口乾，烹調盡可能以清爽為主，調味可以檸檬汁或醋來提味以取代糖的使用。

6. 如有需求可採用管灌飲食或靜脈營養給予營養支持，避免病人體重下降，造成營養不良。

（三）癌症治療副作用之飲食改善方法

🄑 體重減輕

1. 原因：
   (1) 施行切除腫瘤外科手術。
   (2) 治療副作用，如噁心、嘔吐、腹瀉使養分吸收不良。

2. **飲食改善方法：**

(1) 少量多餐、多變方式食用濃縮型的食物（高熱量高蛋白飲食）。

(2) 依醫囑補充適當的維生素及礦物質。

食慾不振

1. **原因：**

(1) 惡性腫瘤的生長。

(2) 藥物的影響。

(3) 腫瘤破壞過程中毒素之作用。

(4) 放射線破壞味蕾。

(5) 心理因素。

2. **飲食改善方法：**

(1) 少量多餐，給予營養密度高的食物。

(2) 經常變化烹調方式與型態以增加食慾。

(3) 食用少許開胃食物，如酸梅湯、洛神茶或果汁等。

(4) 保持愉快的心情及輕鬆環境。

(5) 避免由病人自己烹調油膩的食物，否則會影響食慾。

(6) 用餐時先食用固體食物，再飲用液體湯汁或飲料。

(7) 依醫囑服用促進食慾藥物。

噁心嘔吐

1. **原因：**化學治療藥物或放射線治療所引起。

2. **飲食改善方法：**

(1) 可飲用清淡冰冷的飲料、食用酸味、鹹味較強的食物可減輕症狀。

(2) 避免太甜、太油膩的食物。

(3) 避免同時攝取冷熱食物，易刺激嘔吐。

(4) 少量多餐，避免空腹。

(5) 治療前 2 小時避免進食，防止嘔吐。

(6) 注意水分及電解質平衡。

(7) 嚴重嘔吐時依醫囑服用止吐藥。

(8) 在起床前後及運動前吃較乾的食物，如餅乾或吐司，可抑制噁心，運動後勿立即進食。

(9) 飲料最好在飯前 30~60 分鐘飲用，並以吸管吸吮為宜。

貧血

1. **原因**：大量出血或造血機能損害或造血元素缺乏（如鐵質及蛋白質等）所引起。

2. **飲食改善方法**：

(1) 多變化的肉類；越紅的瘦肉（如：牛肉、羊肉）鐵質也較豐富。

(2) 蔬菜、水果含豐富的維生素 C 可以幫助鐵質的利用。

(3) 水果於餐後半小時至一小時內進食，比較有利於鐵質的吸收利用。

(4) 嚴重時應依醫囑補充藥物，如紅血球生成素(EPO)或輸血等。

嗜中性白血球低下

1. **原因**：藥物或化學／放射線治療引起骨髓抑制。

2. **飲食改善方法**：

(1) 避免感染，如避免生食（生菜、泡菜、醬菜、生魚片、生雞蛋、冰品等）、水果需先削皮後食用、食物應充分煮熟、喝煮開的水，避免生水及瓶裝水。

(2) 保持均衡飲食及足夠營養（蛋白質攝取足夠）。

(3) 盡可能食用富含維生素 A、C、E 的食物。

🦷 味覺改變

1. 原因：

(1) 化學治療藥物或放射線治療所引起。

(2) 惡性腫瘤的生長。

(3) 口腔黏膜炎、口乾、鋅缺乏、抗生素使用都可能影響味覺。

2. 飲食改善方法：

(1) 癌症通常會降低味蕾對甜、酸的敏感度，增加對苦的敏感。糖或檸檬可加強甜味及酸味，烹調時可多採用。

(2) 避免食用苦味較強的食物，如芥菜、苦瓜等。

(3) 避免太甜、太油膩的食物。

(4) 利用天然的辛香料，如蔥、薑、蒜、八角、當歸等增加食物風味。

(5) 為增加肉類的接受性，在烹調前，可先用少許酒、果汁浸泡或混入其他食物中供應。

(6) 經常變換食物質地、菜色的搭配及烹調方法等以增強嗅覺、視覺上的刺激，彌補味覺的不足。

(7) 若覺得肉類具有苦味，可採冷盤方式或用濃調味來降低苦味，亦可用蛋、乳製品、豆類、豆製品取代之，以增加蛋白質攝取量。

(8) 嘗試用餐前刷牙可能有幫助。

🦷 口乾

1. 原因：

(1) 放射線治療的部位在口腔時，唾液腺被破壞。

(2) 治療後期引起黏膜發炎，喉部有灼熱感。

2. **飲食改善方法：**

(1) 常漱口，但不可濫用漱口藥水；保持口腔濕潤，防止口腔感染。

(2) 咀嚼口香糖刺激唾液分泌。

(3) 每天攝取至少 2 公升的水；可口含冰塊有助降低口乾感。

(4) 淡茶與檸檬水有助於減低口乾感覺。

(5) 避免含酒精的飲料和調味太濃的食物，如太甜、太鹹。

(6) 食物可製成較滑潤的型態，如果凍、布丁等或可與果汁、肉湯或飲料一起進食，有助於吞嚥。

(7) 室內應保持一定濕度。

(8) 避免用口呼吸，必要時可用人工唾液減少口乾的感覺。

🗿 口腔潰瘍

1. **原因：**

(1) 化學藥物。

(2) 放射線治療引起。

(3) 病毒感染。

2. **飲食改善方法：**

(1) 避免酒精、碳酸飲料、酸味強、調味太濃、醃製、溫度過高或粗糙生硬的食物，以減低口腔灼熱感或疼痛感。

(2) 細嚼慢嚥。

(3) 利用吸管吸取液體食物。

(4) 補充綜合維生素 B。

(5) 可攝取較稀的稀飯或採軟質的食物，例如豆腐、豆花、果凍類等的食品。

(6) 採取冰涼的飲料，例如運動飲料或果汁。

(7) 建議料理多以清蒸燉煮，勿以油炸的方式。因油炸物較硬，吞嚥時會疼痛。

(8) 嚴重時使用管灌飲食。

吞嚥困難

1. 原因：

(1) 治療後期引起黏膜發炎，使喉部灼熱感、食道狹窄造成吞嚥困難。

(2) 頭頸部接受手術後嚴重影響到咀嚼或吞嚥。

2. 飲食改善方法：

(1) 正餐或點心盡量選擇質軟、細碎的食物，例如絞肉、蒸蛋等，並以芶芡方式烹調，或與肉汁、肉湯等同時進食，可幫助吞咽，亦可製成較滑口的型態，如果凍類、布丁類、泥糊狀、液態類。

(2) 採用流質營養補充品或管灌飲食。

(3) 嚴重時使用管灌飲食。

腹瀉

1. 原因：

(1) 腫瘤引起。

(2) 藥物或化學、放射線治療傷害腸道黏膜。

(3) 營養不良。

2. 飲食改善方法：

(1) 使用纖維量少的食物，減少糞便體積。

(2) 避免攝取過量的油脂、油炸食物和太甜的食物。

(3) 適量攝取水溶性纖維的食物，如蘋果、木耳等。

(4) 腹瀉嚴重時須考慮清流質飲食（米湯、清肉湯、果汁或茶等）。

(5) 注意水分及電解質的補充，可多選用含鉀量高的食品，如去油肉湯、橘子汁、番茄汁、香蕉、馬鈴薯，亦可用運動飲料補充水分、電解質。

(6) 如果牛奶或乳製品會加重腹瀉，可改食用無乳糖的產品。

(7) 必要時可使用元素飲食。

🙇 腹部不適、腹脹

1. **原因：**

(1) 放射線治療部位在肝膽腸胃胰或下腹部骨盆腔，如直腸、膀胱、子宮，使腸道過度蠕動。

(2) 藥物或化學治療使小腸受傷害而引起腹脹、過量氣體的感覺。

2. **飲食改善方法：**

(1) 避免食用易產氣、粗糙、多纖維的食物，如豆類、洋蔥、馬鈴薯、牛奶或碳酸飲料。

(2) 避免食用刺激性的食品或調味品。

(3) 少量多餐；食物溫度不可太熱或太冷。

(4) 正餐中不要攝取過多的湯汁及飲料。

(5) 少吃甜食。

(6) 避免嚼口香糖；進食時勿講話以免吸入過多的空氣。

(7) 身體狀況允許下可輕微運動降低腹脹感。

🙇 胃部灼熱感

1. **原因：** 化學藥物、放射線治療引起。

2. **飲食改善方法：**

(1) 避免濃厚調味品、煎炸、油膩的食物。

(2) 少量多餐。

(3) 經由醫師處方服用液體抗酸藥物。

（四）預防癌症的生活型態和飲食原則

　　癌症的預防從生活型態至飲食狀態都需全面性的改變，可參考美國癌症學會指引針對預防癌症的建議。

1. **食物種類多變化，均衡攝取六大類食物。**

2. **維持理想體重，養成規律運動**：建議 BMI 落於 $18.5\sim24$ kg/m² 之間。每週可運動 150~300 分鐘，避免久坐、久躺。

3. **減少脂肪攝取**：脂質攝取過多可能增加大腸癌、乳癌、卵巢癌、子宮內膜癌或攝護腺癌機率，建議每日脂質攝取量占總熱量的 30%以下、飽和脂肪酸占總脂肪 10%以下。

4. **避免食用可能致癌食物**：減少燒烤、醃製、加工肉品、煙燻、發霉、加工食品之攝取。

5. **天天五蔬果**：建議每日 3 份蔬菜搭配 2 份水果攝取，因蔬果中含有抗氧化作用的維生素 C、茄紅素和類黃酮等，且蔬菜富含纖維，增加飽足感，可減少熱量攝取，降低肥胖，減少癌症風險。

6. **減少酒精攝取、禁菸、檳榔**：男性飲酒量建議每天 2 杯、女性每天 1 杯；吸菸容易造成肺癌，建議戒菸及避免吸二手菸；嚼檳榔容易導致口腔癌，禁止食用。

7. **定期健康篩檢。**

課後練習
Review Activities

( ) 1. 下列何者最容易導致粥狀動脈硬化？(A)血中高密度脂蛋白膽固醇過低　(B)血中低密度脂蛋白膽固醇過高　(C)血中高密度脂蛋白膽固醇過高　(D)血中低密度脂蛋白膽固醇過低

( ) 2. 腦血管疾病是重要的老化相關疾病，下列有關腦中風的敘述何者錯誤？(A)腦中風可以分為缺血性與出血性腦中風，兩者有不同的治療方向　(B)腦中風是血管型失智症的重要原因之一　(C)腦中風後，腦壓與血壓常會明顯上升，為了降低腦壓，要立即將血壓控制到正常老年人血壓標準　(D)腦中風發作後的第 2 天到第 5 天，症狀常常會比剛開始更嚴重

( ) 3. 為了營養強化，下列何種維生素最常被添加在牛奶中？(A) biotin　(B) vitamin D　(C) folic acid　(D) vitamin K

( ) 4. 有關預防骨質疏鬆的方法，下列何者錯誤？(A)補充維生素 B 群　(B)負重式運動　(C)多曬太陽　(D)避免吸菸

( ) 5. 人體擁有最大骨密度的年齡約是：(A) 10 歲　(B) 30 歲　(C) 50 歲　(D) 70 歲

( ) 6. 氫化油常被提及對健康會有不良影響，主要是因為其中所含的何種成分所引起？(A)過氧化物　(B)反式脂肪酸　(C)游離脂肪酸　(D)飽和脂肪酸

( ) 7. 骨質疏鬆症(osteoporosis)與下列哪一徵候較無關？(A)發燒　(B)疼痛　(C)骨折　(D)脊柱側彎

( ) 8. 有關老人肌少症(sarcopenia)的敘述，下列何者正確？(A)肌肉量減少，但肌肉強度不變　(B)可利用阻力或重量訓練，以增加肌力　(C)蛋白質及維生素 E 攝取不足，造成肌肉流失　(D)因肌肉肝醣的流失，造成行動力障礙

（　）9. 以下哪個為糖尿病診斷標準？(A)空腹血漿葡萄糖≧126 mg/dL　(B)糖化血色素≧6.5%　(48 mmol/mol)　(C)口服 75 公克葡萄糖耐受試驗中第 2 小時血漿葡萄糖≧200 mg/dL　(D)以上皆是

（　）10. 以下何者為糖尿病營養醫療目標？(A) HbA_{1c} < 7%　(B) LDL < 100 mg/dL、TG < 150 mg/dL、HDL 男性 > 40 mg/dL；女性 > 50 mg/Dl　(C)血壓 < 140/80 mmHg　(D)以上皆是

（　）11. 以下何者非糖尿病飲食控制原則？(A)均衡攝取六大類食物，維持理想體重　(B)避免精緻糖及含糖食物攝取　(C)有限制飲食就不須運動　(D)多增加蔬菜攝取

（　）12. 以下何者為是？(A)糖尿病吃藥就好，不須飲食控制　(B)糖尿病病人會有吃多、喝多但體重減輕、排尿次數增加且量多、口渴等症狀　(C)糖尿病病人若腎臟功能正常，不需限制鹽分　(D)糖尿病病人可增加纖維攝取，水果富含纖維，可不限制攝取

（　）13. 以下何者為糖尿病營養醫療目標？(A) BMI = 22，活動度低，熱量需求建議為 20 kcal/kg/day　(B)蛋白質需求量建議占總熱量 15~20%　(C)醣類攝取建議為建議占總熱量 45~65%，多攝取膳食纖維，每天約 25~35 公克左右　(D)以上皆是

（　）14. 以下何者為痛風飲食原則？(A)降低飲食中普林高食物攝取，低脂、適當醣類和蛋白質攝取　(B)避免飲酒　(C)增加水分攝取　(D)以上皆是

（　）15. 以下哪種食物屬高普林食物，痛風急性發作期避免攝取？(A)白米　(B)黃豆　(C)高麗菜　(D)雞蛋

（　）16. 以下何者為痛風致病原因？(A)過度飲酒　(B)攝食過多高普林食物　(C)水分攝取少　(D)以上皆是

（　）17. 下列何者非慢性腎臟病定義及分期？(A)腎臟功能或結構出現異常，且持續發生三個月以上　(B) GFR > 70，無蛋白尿，可診斷為 CKD　(C) CKD 分期分為 5 期，依可能病因、腎絲球過濾率(glomeular filtration rate, GFR)及白蛋白尿進行分期

（ ） 18. 陳先生，55 歲，身高 175 公分，體重 65 公斤，醫生診斷為 CKD 第 4 期，無血糖問題且無透析，請問下列何者選項為非？(A)蛋白質攝取為 0.6~0.8 g/kg/day　(B)病人可選擇蛋白質含量低的含氮澱粉類食物，如：冬粉、米粉、米苔目、西谷米、太白粉、藕粉等增加熱量攝取，避免營養不良　(C)建議每日鹽分攝取<5 公克，避免湯品、醃製加工食品　(D)可攝取腰果、核桃等堅果食物

（ ） 19. 以下何者為非？(A)血液透析及腹膜透析熱量給予皆為 30~35 Kcal/kg/day　(B)蛋白質給予：血液透析為 1.2 g/kg/day、腹膜透析為 1.2~1.3 g/kg/day　(C)腹膜透析易有高鉀血症　(D)血液透析及腹膜透析皆須限制鈉離子攝取

（ ） 20. 以下何者非腎病症候群營養目標及原則？(A)蛋白質攝取攝取為 1.0 g/kg/day，另外飲食中蛋白質應占 50%的高生理價蛋白質　(B)需給予足夠熱量及蛋白質攝取量，以維持正氮平衡和使白蛋白濃度上升　(C)鹽分攝取量建議 3~5 g/day　(D)水分攝取量依照排尿量而定，水分需求為前一天液體排出＋500~700 ml

（ ） 21. 下列何者非急性腎衰竭(AKI)之營養治療？(A)總熱量攝取為 20~30 Kcal/kg/day　(B)蛋白質攝取須小於 0.8 g/kg/day　(C)不須 RRT 治療需限制磷，建議量為 800~1,000 mg/day 且須搭配磷結合劑使用　(D)鈉需求量約 2,000~3,000 mg/day

（ ） 22. 以下何者非癌症病人營養飲食照原則？(A)熱量需求建議為 25~30 Kcal/kg/day、蛋白質需求建議為 1.0~1.5 g/kg/day　(B)微量營養素的需求與健康人相同，不要超過 100%的膳食營養素參考攝取量(DRIs)　(C)治療期間不想吃也沒關係，等食慾恢復再攝取　(D)避免生食，食物皆須煮熟

（ ） 23. 王先生，口腔癌，目前採同步化學放射治療(CCRT)，主訴最近嘴破，吞嚥困難導致食物攝取減少，體重下降。請問下列飲食改善方式何者可增加王先生的攝取量？(A)改變食物質地，採軟質飲食，建議料理多以清蒸燉煮，選擇質軟、細碎的食物　(B)避免酒、碳酸飲料、酸味強、調味太濃、醃製、溫度過高或粗糙生硬的食物　(C)可補充綜合維生素 B，嚴重時使用鼻胃管灌食　(D)以上皆是

( ) 24. 以下何者為癌症惡病質診斷標準？(A)體重 6 個月內下降 5%以上
(B) BMI＜20 kg/m² 且體重減少 2%以上 (C)骨骼肌肉減少：四肢骨
骼肌量與肌少症標準符合（男＜7.26 kg/m²、女＜5.45 kg/m²） (D)
以上皆是

( ) 25. 預防癌症飲食和生活原則以下何者為非？(A)不須定期篩檢 (B)食物
種類多變化，均衡攝取六大類食物 (C)維持理想體重，養成規律運
動 (D)減少燒烤、醃製、加工肉品、煙燻、發霉、加工食品之攝取

( ) 26. 化學治療期間易有許多副作用產生，下列副作用飲食改善方法何者為
非？(A)食慾不振期間可採少量多餐進食，高營養密度食物優先進
食，食用少許開胃食物 (B)口乾時可口含冰塊，攝取淡茶與檸檬水
(C)味覺改變時可使用加工調味料增加食物風味，炸物香氣足夠可食
用油炸食物 (D)腹瀉時可使用纖維量少的食物，避免高油脂食物，
注意水分及電解質的補充

解答 QR Code

參考資料
Reference

中華民國糖尿病學會(2022)・*2022 第 2 型糖尿病臨床照護指引*。http://www.endo-dm.org.tw/dia/direct/index.asp?BK_KIND=51&current=2022 第 2 型糖尿病臨床照護指引+++++++++++++++

臺灣腎臟醫學會(2008)・*臺灣血液透析臨床診療指引*・臺灣腎臟醫學會。

何威德(1986)・臺灣常用食品的嘌呤和嘧啶含量之分析・*中華營誌，11*, 41-62。

金惠民(2016)・*新編臨床營養學*・華格那。

金惠民、李沛融、戰臨茜、劉凱莉、黃淑俐、楊雅嵐、林晏如、賴慧珊、黃孟娟、林佳璇、黃雅慧、曾美惠、張惠萍(2022)・*新編臨床營養學*（二版）・華格那。

衛生福利部國民健康署(2018)・*每日飲食指南手冊*。
https://www.hpa.gov.tw/Pages/EBook.aspx?nodeid=1208

衛生福利部國民健康署(2018)・*腦中風防治手冊*。
https://www.hpa.gov.tw/File/Attach/15128/File_18211.pdf

衛生福利部國民健康署(2018)・慢性腎臟病健康管理手冊。
https://www.hpa.gov.tw/Pages/EBook.aspx?nodeid=1157

衛生福利部國民健康署(2020)・*心血管疾病預防照護指引*。
https://www.hpa.gov.tw/File/Attach/15206/File_18304.pdf

衛生福利部國民健康署(2022)・*早期慢性腎臟病照護手冊*。
https://www.tsn.org.tw/archive/20220207/06160c28-520f-4db4-baee-4adf68ba9e07/06160c28-520f-4db4-baee-4adf68ba9e07.pdf

鄭兆君、黃淑俐、丁冠玉、吳淑如、葉寶華、鐘淑英、張月萍、戴瑄、詹仲舒、黃秀珠、孔慶聞、蕭千祐(2017)・*食用膳食療養學*・華格那。

Arends, J., Bachmann, P., Baracos, V., Barthelemy, N., Bertz, H., Bozzetti, F., Fearon, K., Hütterer, E., Isenring, E., Kaasa, S., Krznaric, Z., Laird, B., Larsson, M., Laviano, A., Mühlebach, S., Muscaritoli, M., Oldervoll, L., Ravasco, P., Solheim, T.,... & Preiser, J. C. (2017). ESPEN guidelines on nutrition in cancer patients. *Clinical nutrition, 36*(1), 11-48.

Argilés, J. M., Busquets, S., Stemmler, B., & López-Soriano, F. J. (2014). Cancer cachexia: Understanding the molecular basis. *Nature Reviews Cancer, 14*(11), 754-762.

Bailie, G. R., & Massry, S. G. (2005). Clinical practice guidelines for bone metabolism and disease in chronic kidney disease: An overview. *Pharmacotherapy: The Journal of Human Pharmacology and Drug Therapy, 25*(12), 1687-1707..

Bantle, J. P., Wylie-Rosett, J., Albright, A. L., Apovian, C. M., Clark, N. G., Franz, M. J., Hoogwerf, B. J., Lichtenstein, A. H., Mayer-Davis, E., Mooradian, A. D., Wheeler, M. L., & American Diabetes Association. (2008). Nutrition recommendations and interventions for diabetes: A position statement of the American Diabetes Association. *Diabetes Care, 31*, S61-S78.

Bossola, M. (2015). Nutritional interventions in head and neck cancer patients undergoing chemoradiotherapy: A narrative review. *Nutrients, 7*(1), 265-276.

Boudoulas, K. D., Triposkiadis, F., Geleris, P., & Boudoulas, H. (2016). Coronary atherosclerosis: Pathophysiologic basis for diagnosis and management. *Progress in Cardiovascular Diseases, 58*(6), 676-692.

Bruera, E., Strasser, F., Palmer, J. L., Willey, J., Calder, K., Amyotte, G., & Baracos, V. (2003). Effect of fish oil on appetite and other symptoms in patients with advanced cancer and anorexia/cachexia: a double-blind, placebo-controlled study. *Nutrition in Clinical Practice, 18*(6), 524-524.

Charney, P. (2013). Enteral nutrition in kidney disease. In L. Byham-Gray, J. Stover, & K. Wiesen (Eds.), *A clinical guide to nutrition care in kidney disease* (2nd ed., pp.189-196). Academy of Nutrition and Dietetics.

Cruz-Jentoft, A. J., Bahat, G., Bauer, J., Boirie, Y., Bruyère, O., Cederholm, T., Cooper, C., Landi, F., Rolland, Y., Sayer, A. A., Schneider, S. M., Sieber, C. C., Topinkova, E., Vandewoude, M., Visser, M., & Zamboni, M. (2019). Sarcopenia: Revised European consensus on definition and diagnosis. *Age and Ageing, 48*(1), 16-31.

Fearon, K., Strasser, F., Anker, S. D., Bosaeus, I., Bruera, E., Fainsinger, R. L., Jatoi, A., Loprinzi, C., MacDonald, N., Mantovani, G., Davis, M., Muscaritoli, M., Ottery, F., Radbruch, L., Ravasco, P., Walsh, D., Wilcock, A., Kaasa, S., & Baracos, V. E. (2011). Definition and classification of cancer cachexia: An international consensus. *The Lancet Oncology, 12*(5), 489-495.

Hutson, B.,& Stuart, N. (2013). Nutrition management of the adult hemodialysis patient. In L. Byham-Gray, J. Stover,& K. Wiesen (Eds.), *A clinical guide to nutrition care in kidney disease* (2nd ed., pp.5-68). Academy of Nutrition and Dietetics.

Ikizler, T. A., Burrowes, J. D., Byham-Gray, L. D., Campbell, K. L., Carrero, J. J., Chan, W., Fouque, D., Friedman, A. N., Ghaddar, S., Goldstein-Fuchs, D. J., Kaysen, G. A. Kopple, J. D., Teta, D., Wang, A. Y., & Cuppari, L. (2020). KDOQI clinical practice guideline for nutrition in CKD: 2020 update. *American Journal of Kidney Diseases, 76*(3), S1-S107.

Kanis, J. A. (2002). Diagnosis of osteoporosis and assessment of fracture risk. *The Lancet, 359*(9321), 1929-1936.

Kidney Disease: Improving Global Outcomes (KDIGO) CKD-MBD Work Group. (2009). KDIGO clinical practice guideline for the diagnosis, evaluation, prevention, and treatment of Chronic Kidney Disease-Mineral and Bone Disorder (CKD-MBD). *Kidney International. Supplement, 76*(113), S1-130.

Krauss, R. M., Eckel, R. H., Howard, B., Appel, L. J., Daniels, S. R., Deckelbaum, R. J., Erdman, Jr. J. W., Kris-Etherton, P., Goldberg, I. J., Kotchen, T. A., Lichtenstein, A. H., Mitch, W. E., Mullis, R., Robinson, K., Wylie-Rosett, J., St Jeor, S., Suttie, J., Tribble, D. L., & Bazzarre, T. L. (2000). AHA Dietary Guidelines: revision 2000: A statement for healthcare professionals from the Nutrition Committee of the American Heart Association. *Circulation, 31*(11), 2751-2766.

Larsson, L., Degens, H., Li, M., Salviati, L., Lee, Y. I., Thompson, W., Kirkland, J. L., & Sandri, M. (2019). Sarcopenia: Aging-related loss of muscle mass and function. *Physiological Reviews, 99*(1), 427-511.

McCann, L.(2013). Nutrition management of the adult peritoneal dialysis patient. In L. Byham-Gray, J.Stover& K. Wiesen (Eds.), *A clinical guide to nutrition care in kidney disease* (2nd ed., pp. 69-85). Academy of Nutrition and Dietetics.

McPhatter, L. (2012). Nutrition for chronic kidney disease, stage 5.In L.K. Thomos,& J.B.Othersen (Eds.), *Nutrition therapy for chronic kidney disease* (pp.135-148). Taylor & Francis Group, LLC.

Muscaritoli, M., Arends, J., Bachmann, P., Baracos, V., Barthelemy, N., Bertz, H., Bozzetti, F., Hütterer, E., Isenring, E., Kaasa, S., Krznaric, Z., Laird, B., Larsson, M., Laviano, A., Mühlebach, A., Oldervoll, L., Ravasco, P., Solheim, T. S., Strasser, F., ... & Bischoff, S. C. (2021). ESPEN practical guideline: Clinical Nutrition in cancer. *Clinical Nutrition, 40*(5), 2898-2913.

Paccagnella, A., Morassutti, I., & Rosti, G. (2011). Nutritional intervention for improving treatment tolerance in cancer patients. *Current Opinion in Oncology, 23*(4), 322-330.

Portegies, M. L. P., Koudstaal, P. J., & Ikram, M. A. (2016). Cerebrovascular disease. *Handbook of clinical neurology, 138*, 239-261.

Santilli, V., Bernetti, A., Mangone, M., & Paoloni, M. (2014). Clinical definition of sarcopenia. *Clinical Cases in Mineral and Bone Metabolism, 11*(3), 177.

Thompson, K. (2012). Enteral and partnteral nutrition support. In L. K. Thomos, & J. B. Othersen (Eds). *Nutrition therapy for chronic kidney disease* (pp.213-244). Taylor & Francis Group, LLC.

Tisdale, M. J. (2002). Cachexia in cancer patients. *Nature Reviews Cancer, 2*(11), 862-871.

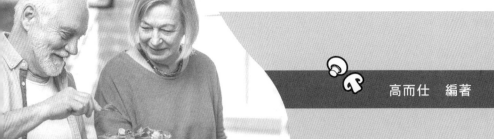

高而仕 編著

老人健康食品與藥物的使用原則

Chapter
07

7-1　健康食品的使用原則
7-2　藥物的使用原則

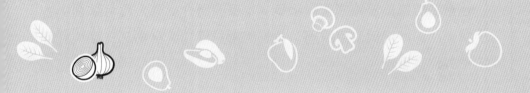

學習目標

1. 了解臺灣健康食品管理制度與分類。
2. 明白老人食用健康食品的狀況與使用原則。
3. 了解臺灣藥品分類與管理制度。
4. 了解常見藥物與食物之交互作用。
5. 熟悉老人用藥的安全原則。

依據國家發展委員會推估，臺灣於 2025 年邁入超高齡社會，亦即每 5 位國民即有一位為 65 歲以上之銀髮族。的確，國人平均壽命逐年提高，但在高血壓、高血脂及高血糖等慢性病問題並無法獲得解決，長期規律使用藥物情形在老人間存在已久。另一方面，預防保健觀念近年來日受重視，在中華穀類食品工業技術研究所於 2022 年公告資料顯示，2021 年國內保健食品產值約為 951 億元，財團法人食品工業發展研究所透過產業鏈的資料研究，估算 2021 年臺灣的保健品市場規模為 1,608 億元。高齡者為購買保健食品主要族群之一，表示老人族群除藉由藥品改善身體疾病外，對於食用健康食品來達到預防或保健的市場正逐漸擴大。

藥物與健康食品消費市場上，老人一直是主要消費族群，但老人隨著年齡增加，往往慢性疾病、老化及消化機能退化等問題也接踵而來，導致營養素吸收不佳或代謝異常等，而記憶力衰退也常造成錯誤服藥或重複服藥。本章節將介紹老人食用健康食品與藥品的狀況與使用原則，並說明常見藥物與食物之交互作用情形與注意事項。

7-1　健康食品的使用原則

在臺灣，保健食品乃指具保健功效之食品，此類產品在坊間有許多名稱，例如膳食補充食品(dietary supplement foods)、機能性食品(functional foods)、特殊營養食品(special nutrient foods)、健康食品(health foods)等，分別介紹如下。

1. **膳食補充食品**：指非傳統形式如膠囊或錠狀來供給食物中特定成分，補充飲食中該成分總攝取量。此名詞為美國法規使用名詞，在美國食品藥物管理局(Food and Drug Administration; FDA)明確定出膳食補充食品包括維生素(vitamins)、礦物質(minerals)、草藥(herbs)、胺基酸(amino acids)、酵素(enzymes)、組織(organ tissues)、代謝產物(metabolites)、萃取物(extracts)及濃縮物(concentrates)等。如魚油膠囊、維生素錠、乳酸菌膠囊等。

2. **機能性食品**：指傳統一般食用型態如液體或固體等，但具有特殊生理機能之食品。如雞精、蜆精、優酪乳或麥片等。

3. **特殊營養食品**：為臺灣法規使用名詞，指營養均衡或經營養素調整，提供需特殊營養食用之配方食品，常見如嬰兒與較大嬰兒配方輔助食品、特殊疾病病人配方食品，如補體素、亞培腎補納、減重代餐等產品。

4. **健康食品**：指具有保健功效，且具有實質科學證據之功效，並標示或廣告其具該功效之食品。此名詞為臺灣法規使用名詞，健康食品上市前需向衛生福利部申請審查許可後才能上市販售。目前健康食品有 13 項功效可供申請，分別為「調節血脂功能」、「調節血糖功能」、「輔助調整過敏體質功能」、「免疫調節功能」、「不易形成體脂肪功能」、「抗疲勞功能」、「骨質保健功能」、「延緩衰老功能」、「胃腸功能改善」、「護肝功能」、「牙齒保健功能」、「輔助調節血壓功能」及「促進鐵吸收功能」等。2020 年衛生福利部公告「關節保健功效評估方法」草案，未來可能增加為第 14 項保健功效。

上述食品主要管理法規為「食品安全衛生管理法」及「健康食品管理法」，其查驗登記則主要由「食品與相關產品查驗登記及許可文件管理辦法」及「健康食品管理法施行細則」管理。臺灣法規中，此類

產品法定名稱被命名為「健康食品」及「特殊營養食品」，而「特殊營養食品」又分為「嬰兒與較大嬰兒配方食品」、「特定疾病配方食品」及「其他經中央主管機關許可得供特殊營養需求者使用之配方食品」三項，不同產品名稱及主要依循法規如表 7-1。

○ 表 7-1　臺灣保健食品之法定名稱與類別

項目	特殊營養食品	健康食品
主要依循法規及辦法	食品安全衛生管理法、食品與相關產品查驗登記及許可文件管理辦法	健康食品管理法、健康食品管理法施行細則
類別	包含三類食品： 1. 嬰兒與較大嬰兒配方食品 2. 特定疾病配方食品 3. 其他經中央主管機關許可得供特殊營養需求者使用之配方食品	包含十三類功效產品： 1. 調節血脂功能 2. 調節血糖功能 3. 輔助調整過敏體質功能 4. 免疫調節功能 5. 不易形成體脂肪功能 6. 抗疲勞功能 7. 骨質保健功能 8. 延緩衰老功能 9. 胃腸功能改善 10. 護肝功能 11. 牙齒保健功能 12. 輔助調節血壓功能 13. 促進鐵吸收功能

《健康食品管理法》於 1999 年通過後，「健康食品」現為法律名詞，廠商生產販售健康食品前，需向衛生福利部申請查驗登記許可，才可以稱為「健康食品」。在健康食品管理法中，「健康食品」之定義係指增進民眾健康、減少疾病危害風險，且具有實質科學證據之功效，非屬治療、矯正人類疾病之醫療效能，並經中央主管機關公告之食品。為保障消費者健康，健康食品於申請前，必須先經過安全性、功效性、安定性、衛生品質等試驗，製造工廠須符合 GMP、必須依法標示等；上市後，還有衛生福利部另有工廠查核及後市場抽驗等管制措施，確保「健康食品」之安全衛生與品質。

　　「健康食品」與坊間其他的保健食品例如膳食補充食品、機能性食品等產品雖然成分可能類似或相同，但健康食品係經過產品安全性、功效性評估試驗，即產品本身經過科學驗證其「保健功效」，依建議攝取量，係安全又有效，並對產品的品質予以嚴格把關，以確保核准的保存期限內之產品有效性，並依規定申請「健康食品」認證。坊間其他類似產品，產品未經科學實證，僅能當一般食品販售，依一般食品管理，廣告及標示不得有不實、誇張、易生誤解及醫療效能之情形，若產品涉及健康食品保健功效宣稱，還會依違反健康食品管理法論處。而通過認證之「健康食品」須於產品包裝標示「健康食品」字樣及小綠人標準圖像、許可證字號、保健功效敘述等相關規定項目可供消費者辨認。

　　目前「健康食品」查驗登記採雙軌制，第一軌為個案審查制度，簡而言之就是將產品經科學驗證保健功效及安全性後，向衛生福利部提出申請審查後取得認證（圖 7-1），目前可以宣稱的保健功效項目共有 13 項（表 7-1）。第二軌為規格標準審查制度，產品經衛生福利部評估傳統長久供飲食經驗安全無疑慮、功效機轉明確、有效成分明確及已建立有效成分之分析方法後，得公告之規格標準，廠商依規格標準生產製造，無須經過科學驗證保健功效及安全性即可提出申請取得認證（圖 7-2），目前已公告魚油及紅麴兩項規格標準提供廠商依循生產製造，此二項皆為調節血脂功效。雖健康食品是可以宣稱保健功效的食品，本質仍為食品，並非藥品，保健功效並不等同醫療效能，應依建議攝取量食用，以保障身體健康。

　　目前僅有健康食品上市前需經衛生福利部審查許可，而特殊營養食品以嬰兒與較大嬰兒配方食品及特定疾病配方食品為主，較不適合一般健康老人自行購買食用，因此，本節將以健康食品為例，介紹老人常見食用健康食品之原料及申請功效。

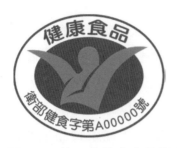

○ 圖 7-1　第一軌健康食品標章

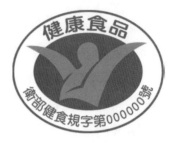

○ 圖 7-2　第二軌健康食品標章

一、臺灣老人食用健康食品的狀況

　　根據衛生福利部 2017~2020 年國民營養健康狀況變遷調查報告中，國人與營養相關健康及慢性病狀況顯示，65 歲以上老人過重及肥胖比例加總超過 5 成，更有 6 成以上有腰圍過大情形（表 7-2），約 3 成老人有糖尿病、高血脂情形，而高血壓盛行率更高達 5 成以上（表 7-3）。

○ 表 7-2　65 歲以上老人肥胖比例

項目／性別及年齡	男性		女性		男＋女	
	65~74 歲	75 歲以上	65~74 歲	75 歲以上	65~74 歲	75 歲以上
過重比例(%)	38.6	26.4	28.1	40.1	33.1	33.8
肥胖比例(%)	25.8	16.2	29.8	23.6	27.9	21
腰圍過大比例(%)	59.1	47.1	75	78.4	67.4	63.7

○ 表 7-3　65 歲以上老人高血壓、糖尿病、高血脂比例

項目／性別及年齡	男性		女性		男＋女	
	65~74 歲	75 歲以上	65~74 歲	75 歲以上	65~74 歲	75 歲以上
高血壓比例(%)	60.6	70	58.5	63.5	59.5	66.4
糖尿病盛行率(%)	23.9	27.8	23.1	31.4	23.5	29.8
高膽固醇盛行率(%)	28.4	23.6	39.1	33.4	34	29
高空腹三酸甘油脂盛行率(%)	28.3	27.6	32	35.7	30.2	32.1

　　另外，隨年齡增長，貧血、肝臟機能及腸胃道、牙齒等問題也常困擾老人在健康食品範疇中，面向上述健康相關議題，相對應的功效有「不易形成體脂肪」、「輔助調節血壓」、「調節血糖」、「調節血脂」、「護肝功能」、「牙齒保健功能」、「延緩衰老功能」、「胃腸功能改善」及「促進鐵吸收」等。而針對上述問題，市售健康食品常見原料有茶葉、鐵質、燕麥片、紅麴、益生菌、膳食纖維、人參、芝麻、鈣質、魚油、胺基酸及菇蕈類，如靈芝、樟芝等。表 7-4 彙整常見添加於健康食品原料、保健功效成分及常見市售產品。

○ 表 7-4 　健康食品常見食品原料及保健功效成分

常見原料成分	保健功效成分	訴求保健功效	常見產品型態	常見市售產品名稱
茶葉	兒茶素	調節血脂功能、不易形成體脂肪功能	液狀、膠囊、錠狀	統一茶裏王日式無糖綠茶、維他露御茶園、每朝健康綠茶、統一濃韻烏龍茶、統一 YOGA 高纖路易博士茶、愛之味春心茶、可口可樂原萃纖日式綠茶、綠膳纖膠囊、婕樂纖、纖飄錠
鐵質	亞鐵、甘胺酸亞鐵 (ferrous bisglycinate chelate)	促進鐵吸收功能	液狀、膠囊	中天生技頂級四物鐵飲料、桂格含鐵四物飲、黑松櫻桃姬補鐵精華液、中天生技李時珍四物大補帖、鐵牛養生滋補龜鹿飲、活漢素膠囊
燕麥片	β-聚葡萄糖 (β-glucan)	調節血脂功能、不易形成體脂肪功能、免疫調節功能、腸胃功能改善	液狀、麥片、麵食	桂格原片原味大燕麥片、桂格三寶燕麥、統一陽光高纖燕麥穀奶、桂格喝的燕麥、愛之味純濃燕麥、桂格養生燕麥麵、愛之味高野家燕麥片、光泉燕麥高纖無糖鮮豆漿、萬歲牌機能纖蔬燕麥堅果飲

○ 表 7-4　健康食品常見食品原料及保健功效成分（續）

常見原料成分	保健功效成分	訴求保健功效	常見產品型態	常見市售產品名稱
紅麴	Monacolin K、HMG-CoA 還原酵素抑制劑	調節血脂功能、調節血糖功能、護肝功能	膠囊、粉狀、錠狀	如新華茂紅麴清醇膠囊、生達微庫醇紅麴膠囊、佳格紅麴養生穀粉、味全天然紅麴、娘家大紅麴膠囊、紅麴磷蝦油軟膠囊、統一健康 3D 紅麴＋鉻雙效錠、台糖紅麴膠囊、雅芳康采紅麴膠囊、三多健康紅麴膠囊
益生菌	乳酸菌	改善胃腸功能	液狀、粉狀、膠囊、顆粒、錠狀	金車補給園乳酸活菌複方膠囊、養樂多活菌發酵乳、林鳳營健康點優酪乳、立康生醫益菌多顆粒、桂格高鈣脫脂奶粉、葡萄王益菌王、桂格成長奶粉健康三益菌配方、光泉乳香世家優酪乳、GMADP 乳酸菌口含錠、台糖寡醣乳酸菌
膳食纖維	難消化性麥芽糊精、菊苣纖維、菊糖	調節血脂功能、不易形成體脂肪功能、改善胃腸功能、調節血糖功能	液狀、粉狀、膠囊	奧利多纖維飲料、每朝健康綠茶、愛之味番茄汁（強化膳食纖維）、統一陽光高纖燕麥穀奶、御茶園每朝健康金纖烏龍、威望麥苗精、統一陽光無加糖高纖豆漿、三多健康膳食纖維粉末食品、白蘭氏美妍纖棗飲、愛之味健康の油切分解茶、纖姿亮妍飲
人參	人參皂苷	抗疲勞功能、護肝功能、免疫調節功能	液狀、膠囊、粉狀	桂格養氣人參、益力參膠囊、桂格養氣人參雞精、正官庄高麗參粉、金宏裕人參膠囊、中天御品人參飲
樟芝	腺苷、樟芝素	護肝功能、輔助調節血壓功能、免疫調節功能、抗疲勞功能	膠囊、液狀	國鼎牛樟芝菌絲體、葡萄王樟芝王菌絲體膠囊、極品牛樟芝菌絲體膠囊、優生牛樟芝固態培養菌絲體膠囊、台塑生醫樟芝人參滋補液、葡眾樟芝菌絲體生技營養飲品、人可和樟芝菌絲體膠囊

○ 表 7-4 健康食品常見食品原料及保健功效成分（續）

常見原料成分	保健功效成分	訴求保健功效	常見產品型態	常見市售產品名稱
芝麻	芝麻素	護肝功能	錠狀、膠囊	白蘭氏五味子芝麻錠、枕無憂極萃 50 芝麻膠囊、金肽康五味子錠、三得利芝麻明 EX 膠囊
糖醇	木糖醇	牙齒保健功能	口香糖	波爾 Green Time 益牙口香糖、益齒達無糖口香糖、木糖醇+2 無糖口香糖
靈芝	靈芝酸、靈芝三帖類、靈芝多醣體	延緩衰老功能、免疫調節功能、護肝功能、輔助調整過敏體質功能	膠囊、液狀	雙鶴極品靈芝、如新華茂超級靈芝、葡萄王靈芝王、統一活力寶典極品靈芝、桂格活靈芝菌絲體滋補液、葡萄王舒敏優靈芝菌絲體膠囊、人可和靈芝子實體膠囊
鈣質	碳酸鈣、乳酸鈣、檸檬酸鈣、海藻鈣、胺基酸螯合鈣	骨質保健功能	粉狀、錠狀、液狀	威望佳美鈣、光泉鈣質強化牛乳、台糖鈣股力、立康生醫鈣優立、船井牛奶鈣魚膠原粉、固立穩定錠狀食品、百傲固力錠、桂格高鈣奶粉、健行鈣樂飲
魚油	ω-3 脂肪酸	調節血脂功能	膠囊	威望高濃度魚油、紐崔萊深海鮭魚油膠囊、濟生活力深海魚油膠囊、如新華茂精選魚油、台糖精選魚油膠囊、三多健康魚油軟膠囊、港香蘭深海魚油軟膠囊、愛之味深海魚油膠囊、萊萃美超級魚油 1,000 mg 軟膠囊、歐妙精製魚油膠囊
幾丁聚醣	幾丁聚醣	調節血脂功能	膠囊、錠狀	金車補給園幾丁聚醣複方膠囊、新胺－水溶性殼醣胺
藻類	小球藻、綠藻、螺旋藻、藍藻	調節血脂功能、調節血糖功能、免疫調節功能、延緩衰老功能	膠囊、錠狀、液狀	引藻片、綠寶綠藻片、活綠美杜莎藻膠囊、味丹天然綠藻錠、天然螺旋藻錠、極品綠寶藻精王滋補飲、賜百齡藍藻錠

○ 表 7-4 健康食品常見食品原料及保健功效成分（續）

常見原料成分	保健功效成分	訴求保健功效	常見產品型態	常見市售產品名稱
雞精	支鏈胺基酸	抗疲勞功能、護肝功能	液狀	白蘭氏雞精、桂格養氣人參雞精、田原香原味滴雞精、娘家滴雞精、老協珍熬雞精
甘蔗臘萃取物	甘蔗原素	調節血脂功能	錠狀	甘蔗原素錠 POLICOSANOL、好顧醇錠 10 mg

除健康食品 13 項保健功效外，其他保健食品在市場上也有許多以年長者為訴求對象的產品，如護眼訴求之葉黃素、玉米黃素、花青素、蝦紅素、維生素 A 及 β-胡蘿蔔素等。老人體力活動減少、基礎代謝率漸低及消化吸收機能低等問題，也常造成維生素、礦物質不足，因此也需注意適時補充維生素及礦物質，例如，補充維生素 B 群增加逐漸下降的免疫力、保護心血管及維持腦部功能；維生素 C、E 等抗氧化劑以延緩老化及保護心血管；補充足量鈣質及搭配運動，以延緩鈣質流失導致之骨質疏鬆現象。老人常因口渴感覺較不靈敏，無法及時反應體內缺水情形，適時補充水分有助於食物消化吸收，防止便祕。

二、老人健康食品的使用原則

在日常飲食方面，老人如能達到均衡飲食，原則上額外食用健康食品的需求並不高，因此需先有「均衡飲食為主，健康食品為輔」觀念。但老人可能因疾病與老化因素，影響進食及消化機能，導致營養素吸收不佳或代謝異常，故應依醫療人員建議，選擇適合補充的健康食品以維持身體良好機能。老人使用健康食品的原則於下列分別介紹。

確定自己是否需要食用健康食品

目前健康食品經科學驗證「保健功效」實驗多以預防概念設計，所得功效以維持身體健康及預防疾病為主，非屬治療疾病之醫療效能為目的，因此，老人如有疾病持續就醫使用藥物時，建議應與醫療人員溝通，依實際情況再行建議是否需額外食用健康食品。

選擇能提供專業資訊的銷售商店

隨經濟發展，健康食品販售地點也相當多元，實體店面常見「健保特約藥局」、「一般藥局」、「藥妝店」、「保健食品專賣店」、「診所」及「直銷」等；另「虛擬通路網路購物」、「電視購物」等非實體店面皆可以購買健康食品。若對於所需求健康食品特性不了解時，建議選擇有醫事人員，如藥師或營養師等能提供專業諮詢的商店為主。

詳閱產品說明

食用健康食品時，須先了解老人是否有服用藥物，因部分健康食品成分可能與藥物產生交互作用，例如服用抗血小板、抗血凝劑藥物者，應避免食用魚油、銀杏、維生素 E 等具活血功用產品，以免導致出血風險上升；服用降血脂藥物者，應避免與含紅麴的健康食品一起食用，以免加強副作用；服用治療自體免疫疾病藥物者，則需避免與活化免疫系統之健康食品，如人參、牛樟芝、靈芝同時食用。另外，具高血壓與腎臟病的老人，須避免大量食用雞精、蜆精等鈉含量高的健康食品。

如對於相關訊息不熟悉時，最簡單的方法即是詳閱健康食品內仿單說明，例如在調節血脂健康食品中，產品警語中常見「正在服用抗凝血劑者，例如：阿斯匹靈等凝血功能不全者及嬰幼兒、孕婦或糖尿病患者，食用前請先徵詢醫師意見」，而紅麴產品則常見「本品與降血

脂藥（Statin 及 Fibrate 類藥物）、葡萄柚合併使用，恐會造成肝、腎損傷、橫紋肌溶解症」。

了解產品食用時間與劑量

健康食品適合的食用時間一直是大家關心的話題，在產品說明仿單中，對於食用時機應有詳細建議，常見原則為雞精人參類、膳食纖維及補充鐵質相關產品可於飯前食用；維生素、礦物質及魚油等，則在飯後或飯中食用為原則。

有些健康食品食用時間則較不一致，例如益生菌類產品依製程不同有不同建議時間，如具包埋技術或耐酸益生菌建議飯前食用，一般不耐酸益生菌則建議飯後食用以增加存活率。如一天要吃多種保健食品需求者、同時服用藥物或特殊飲食習慣者，建議服用前務必諮詢營養師、藥師或專業醫師或至少相隔半小時後食用。

健康食品之食用劑量如同一般藥物，食用過多或過少皆不好，多吃不等於多健康，如維生素 B_6 攝取太多易產生周邊神經病變、維生素 C 攝取太多，則可能增加腎結石風險。另須提醒老人勿自行改變食用時間與劑量，就醫時亦需告知醫療人員目前食用健康食品的情形。

營養師上課囉！

日、韓、中國及美國保健食品管理制度介紹

日本保健食品

2003 年日本實施《健康增進法》，其中特定保健用食品(foods for specified health use, FOSHU)，係指含有保健機能成分，能影響生理機能之食品，包含維持血壓、血中膽固醇、調節胃腸功能等特定保健用途者。2015 年，日本實施《食品標示法》，放寬健康食品保健功效標示的限制，廠商向主管機關提出產品功效的證明資料，主管機關完成登錄後即可上市。

目前可以宣稱有機能性標示的有三種，分別為特定保健用食品、營養機能食品(food for nutrient function claim, FNFC)與機能性表示食品(food with function claims, FFC)。其中特定保健用食品與我國健康食品類似，其產品具有保健機能成分，必須經由日本消費者廳(Consumer Affairs Agency, CAA)審查通過並取得許可證，方能標

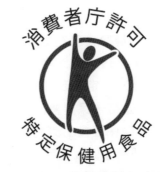

○ **圖 7-3** 日本特定保健用食品標章

示及販售（圖 7-3）；營養機能食品含特定維生素、礦物質及 ω-3 脂肪酸，產品只要符合規定標準即可販售；機能性表示食品採申報制，廠商具備相關科學文獻向消費者廳申請。

韓國保健食品

2004 年，韓國實施《健康機能性食品法》，經韓國食品藥物安全部(Ministry of Food and Drug Safety, MFDS)核准之健康機能性食品(health functional food, HFF)（圖 7-4），指使用具有對人體有用的機能性原料或成分，所製造加工的食品。韓國機能性食品大致分為兩類，包括告示型

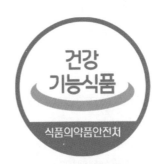

○ **圖 7-4** 韓國健康機能性食品標章

(listed)產品和個別認定型(product-specific)產品。告示型產品由政府公告健康機能食品公典(health functional food code)中 95 種活性成分（如維生素、膳食纖維及紅參等），廠商依規範製造、使用以及保存等相關基準即可申請為告示型產品，無須再次進行安全性等評估即可上市販賣；其他產品則為個別認定型產品。因此，韓國機能性食品規範與我國健康食品雙軌制類似，個別認定型與我國第一軌個案審查制度類似；告示型與我國第二軌為規格標準審查制度類似，但公告成分較多元。

中國保健食品

臺灣健康食品在中國稱為「保健食品」（圖 7-5）。1996 年，中國實施《保健食品管理辦法》，制定類似臺灣健康食品制度，2016 年公布《保健食品註冊與備案管理辦法》，中國保健食品改為註冊與備案的雙軌制，註冊制類似我國第一軌個案審查制，即凡聲稱具有保健功能的食品，必須經過審

○圖 7-5　中國保健食品標章

批，發給「保健食品註冊證書」；備案制則類似我國第二軌為規格標準審查制度，但公告項目以維生素、礦物質等營養物質為主。

美國保健食品

1994 年，美國通過《膳食補充劑健康及教育法(Dietary Supplement Health and Education Act, DSHEA)》，明訂出膳食補充品(dietary supplement)與食品、藥品不同，同時鬆綁對膳食補充品限制，廠商只要標示符合 GMP 生產條件和 FDA 的標示用語規範即可上架販賣，由業者自主管理，政府不給予認證。產品需加標示沒有經過 FDA 評估，產品不能診斷、處理、治療或預防任何疾病字眼(This statement has not been not evaluated by the FDA. This product is not intended to diagnose, treat, cure or prevent any disease)。

資料來源：消費者庁（無日期）・特定保健用食品について。https://www.caa.go.jp/policies/policy/food_labeling/foods_for_specified_health_uses/ 国家市場監督管理総局（無日期）・法律法規。https://www.samr.gov.cn/zw/zcfg/ Ministry of Food and Drug Safety (n. d.)・Food labeling system。https://www.mfds.go.kr/eng/wpge/m_14/de011005l001.do

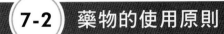

7-2 藥物的使用原則

在臺灣，藥品具分級制度，如「處方藥」、「指示藥」、「成藥」等。如依據《藥事法》第 6 條法規，藥品定義如下：

1. 載於中華藥典或經中央衛生主管機關認定之其他各國藥典、公定之國家處方集，或各該補充典籍之藥品。

2. 未載於前款，但使用於診斷、治療、減輕或預防人類疾病之藥品。

3. 其他足以影響人類身體結構及生理機能之藥品。

4. 用以配製前三款所列之藥品。

《藥事法》第 8 條將藥品分為醫師處方藥品、醫師藥師藥劑生指示藥品、成藥及固有成方製劑等。即為一般人所知的「處方藥」、「指示藥」、「成藥」和傳統中藥「固有成方」，民眾可由包裝標示進一步分辨（表 7-5）。

一、臺灣老人用藥的狀況

老人因同時患有多項慢性病的比例較高，往往是醫療院所的常客，也因為如此，老人每天服藥的數量也較年輕族群多，再加上生理老化，使得老人族群成為用藥安全的高危險群之一。2020 年，國民健康署中老年身心社會生活狀況長期追蹤調查報告，針對 5,000 多位 50 歲以上族群進行訪查，其中 2,000 多位是 65 歲以上，發現 65 歲以上老人十大慢性疾病除高血壓、高血脂與糖尿病等三高疾病外，尚有白內障、心臟病、關節炎或風濕病、高血脂、中風、肝膽疾病、腎臟病等，而 65 歲以上有 1 項慢性病者為 21.3%、2 項 20.7%、3 項 17.4%、4 項 11.6%、5 項以上 16.9%；75 歲以上更是 23.5%有 5 項以上慢性病，幾乎是每 4 人就有 1 人。依據行政院主計處 2021 年 12 月的統

計，2020 年中 65 歲以上人口占我國人口數 15.7%，但占整體健保醫療費用 39.8%，支出金額約 2,775 億元，這數字又比 2018 年統計的 38.2% 又高出不少（行政院主計處，2019）。這些支出多為藥物費用，故老人用藥安全向來受到重視。老人除生理功能退化外，記憶力也可能漸漸減退，常造成用藥問題。以下彙整老人用藥常見問題：

○ 表 7-5　國內藥品分級及包裝標示一覽表

藥品分級	包裝標示	說明
處方藥	1. 國產藥品外包裝會標示衛部藥製字第 000000 號 2. 進口藥品外包裝會標示衛部藥輸字第 000000 號 3. 標示字樣「本藥須由醫師處方使用或限由醫師使用」	由醫師針對每位病人病情開立處方箋，經藥師調劑取得，為個人專屬藥品，例如高血壓、糖尿病用藥、安眠藥、抗生素等
指示藥	1. 國產藥品外包裝會標示衛部藥製字第 000000 號 2. 進口藥品外包裝會標示衛部藥輸字第 000000 號 3. 標示字樣「指示藥品」、「醫師、藥師（藥劑生）指示藥」	由醫師、藥師來指示民眾使用，一般民眾可直接於藥局購買，不需要有處方箋，例如普拿疼、斯斯感冒膠囊等
成藥及固有成方	1. 外包裝上會標示成藥字樣且一定要標示衛部成製字第 000000 號字樣 2. 成藥之標籤、仿單或包裝應標明「甲類成藥」或「乙類成藥」 3. 固有成方中藥製劑應標明名稱及「固有成方」字樣	1. 成藥無須經由醫療專業人員指示，即可自行於藥局購買，依藥品標示之適應症及用法用量使用，例如綠油精、小護士等 2. 固有成方指我國固有醫藥習慣使用，具有療效之中藥處方，可調製成之丸散、膏、丹等，即可自行於藥局購買（含藥酒類除外），例如四物湯、六味地黃丸等

1. **錯誤服藥問題**：老人若有記憶力減退、認知障礙、視力障礙或教育程度不足，而無法閱讀或了解藥袋說明，可能會增加用藥的錯誤；記憶力減退情形亦會造成如重複吃藥、忘記吃藥、服用時間錯誤等。

2. **自動停藥問題**：老人有時會自覺症狀已有改善而自行停止服藥，例如血壓藥、血糖藥、痛風藥或抗生素等。相反的，也有老人自覺吃藥並無法改善症狀而自行停藥。

3. **多重用藥問題**：臺灣老人常因多重疾病而有同時服用多項藥物問題，而藥物使用的種類或頻率增加，就可能有吃錯藥物或增加藥物交互作用和不良事件的風險。

4. **服用偏方、廣告藥或友人互贈藥物問題**：老人常因電視廣告、廣播或友人介紹購買來路不明藥物或中草藥，也常有老人從相同症狀友人處取得藥物，產生不良事件的風險。

5. **錯誤服藥方式**：老人有時因臥床或覺得麻煩而發生錯誤服藥方式，如躺著服藥、乾吞藥或與其他飲料一起服用。

6. **捨不得丟棄過期藥品，仍繼續服用**：常有老人在疾病療程結束後，捨不得丟棄剩餘藥物，導致服用過期藥物風險。

二、常見藥物與食物的交互作用

　　藥物間的交互作用可能導致療效降低，甚至可能引起藥物不良反應，進而造成臨床用藥的安全問題。藥物間交互作用在臺灣受到重視，且一般民眾已有普遍性的認知，為避免藥物間的交互作用，目前較大型的醫療單位皆已建立警示系統，並有藥師把關。事實上，食物與藥物之間也存在交互作用的現象，所以發現老人服藥後療效不佳或發生副作用時，則可能為老人飲食與藥物產生交互作用所造成。常見藥物與食物之交互作用重點整理如下。

（一）葡萄柚、柚子

葡萄柚汁中含有抑制肝臟代謝酵素的呋喃香豆素(furanocoumarin)，造成腸胃吸收更多藥品到體內，因此建議葡萄柚、柚子這一類水果及果汁應避免在服藥期間食用。其主要交互影響的藥品為降血壓藥物、Statin 類之降血脂藥品、抗心律不整藥物(Amiodarone)、安眠藥、免疫抑制劑(Cyclosporine)及抗癲癇藥(Carbamazepine)等。

（二）牛奶、鈣片

含鈣的食品及維生素會和部分藥品結合，使腸胃無法吸收。主要交互影響的藥品為喹諾酮類(Quinolones)抗生素、四環黴素類(Tetracyclines)抗生素、雙磷酸鹽類(Bisphosphonates)骨質疏鬆藥、甲狀腺素藥物(Thyroxine)。建議這類食品和藥品間隔 2~4 小時後才服用，等其中一種吸收完再服用另一種，避免彼此先結合而減少腸胃吸收。

（三）燕麥

燕麥、麥麩也會減少藥品吸收，主要交互影響的藥品為 HMG-CoA 還原酶抑制類降血脂藥。建議食用燕麥後隔 2~4 小時再服用藥品。

（四）高鉀食物

富含高鉀食物，如菇類、香蕉、楊桃等，若併用提高血鉀濃度的藥品，則容易造成高血壓，甚至影響心臟功能。主要交互影響的藥品為部分抗生素(Co-trimoxazole、Ketoconazole)、保鉀型利尿劑、非類固醇消炎藥、免疫抑制劑(Cyclosporin、Tacrolimus)、血管張力素轉換酶抑制劑(ACEi)與血管張力素受體阻斷劑(ARB)類降血壓藥。建議腎功能較不好的老人減少食用此類食物。

（五）紅麴、納豆

紅麴、納豆具有一定程度調節血脂功能的成分，而部分降血脂藥品和該成分相似，服用降血脂藥品期間若大量攝取紅麴、納豆製品或是相關保健食品，恐怕出現橫紋肌溶解，造成肌肉酸痛等副作用。主要交互影響的藥品為 HMG-CoA 還原酶抑制類降血脂藥、抗病毒藥(Ritonavir)、免疫抑制劑(Cyclosporine)、鈣離子阻斷抗心律不整藥(Diltiazem、Verapamil)、抗黴菌藥(Itraconazole、Fluconazole)。建議服藥期間避免攝取紅麴、納豆類保健食品。

（六）含咖啡因飲料

咖啡、茶、可樂等含咖啡因飲料，其咖啡因會刺激中樞神經系統、促進腎上腺素分泌，造成興奮與心跳加速、促進胃酸分泌以及利尿作用與減少藥品代謝。主要交互影響的藥品為氣管擴張劑、安眠藥、抗精神病藥物(Clozapine)、抗心律不整藥(Mexiletine)、抗生素(Ciprofloxacin)、避孕藥、降血壓藥(Verapamil)、抗黴菌藥(Terbinafine)等。建議不要長期和藥品併用，避免影響藥效、增加副作用發生機率。

（七）酒類

酒類中酒精會影響藥效，提高酒精副作用，幾乎對於所有藥品皆有影響，建議服藥期間避免飲酒或飲用含酒精飲品。

（八）一般果汁

常見蘋果汁、柳橙汁及蔓越莓汁會影響部分藥物吸收。主要交互影響的藥品為抗組織胺(Fexofenadine)、骨質疏鬆藥物(Alendronate)等。建議飲用果汁後隔 2~4 小時再服用藥品，才能將藥品與食品交互作用的發生率降至最低。

三、老人用藥安全原則

　　相較年輕族群，老人因生理與心理因素問題下，在藥物使用上較易產生問題，常見用藥之常見問題討論如上。為避免老人用藥問題，除尋求家人協助外，亦可藉由下列原則減少用藥錯誤情形發生（臺灣老年學暨老年醫學會，2021）。

1. **盡量在固定的醫療院所，找固定的醫師追蹤治療**：藉由固定的醫師追蹤治療，除可指導老人及家屬正確用藥資訊外，更可以清楚了解老人基本資料與病史，進一步評估老人目前用藥情形，評估用藥之妥適性。

2. **應確切了解自己是什麼病，該吃什麼藥，吃多久的藥**：建議老人或家屬定期將老人用藥資料整理，隨時掌握老人疾病與相對應的藥物資料。

3. **主動告知醫師自己的病情與用藥**：就診時應告知醫師目前使用藥物及使用哪些藥物會不舒服，或是藥物過敏；如對於藥物不清楚時，建議將所使用藥物的處方簽帶給醫師看。若有服用中藥、補品或保健食品，也須讓醫師了解。

4. **確認服藥時間與方式，按時服藥**：服藥時間錯誤將使療效打折，因此需確認藥物服用時間為飯前或飯後。若忘了服藥，於一小時內可以補服，若已接近下次服藥時間則不補服，按原時間服藥即可，切記不可服用雙倍劑量，而不同藥物之間是否可以一起服用或該分開服用，應詢問醫師或藥師。老人若對於藥物服用時間易混淆，建議可事先分裝藥物，避免服藥時間錯誤。

5. **確認藥物劑量，不應自行增減劑量**：老人常因多重疾病，服用藥物時也常有藥效類似藥物，如對藥物有疑問時，應與醫師討論是否需調整藥物，勿自行增減服用藥物劑量或種類。

6. **做好藥物管理，避免吃錯藥物**：各類藥物應放於各自的藥袋或藥罐，未吃完藥前不要丟棄藥袋，也不要將藥品放到其他藥物藥袋，避免拿錯藥物或吃錯藥物。

7. **勿要求醫師開立與病情無相關的藥物**：老人生理狀況較多，有時會要求醫師開立與病情無關藥物，應建立藥物並非多多益善觀念，醫師依病情為開立處方籤，勿要求醫師開立無相關的藥物。如有其他疾病，則應尋求其他專科醫師協助。

老人服藥發生問題時有所聞，隨年紀增長錯誤服藥或忘記服藥情形增多，除老人自行注意外，家屬或同住者亦可扮演重要角色，多關心家人老人服藥情形或協助藥物管理或許也可以降低吃錯藥或忘記服藥之情形。

課後練習
Review Activities

（　）1. 下列哪一個名詞是我國對於保健食品官方認證用詞？(A)膳食補充食品　(B)機能性食品　(C)特殊配方食品　(D)健康食品

（　）2. 我國管理健康食品主要母法為？(A)健康食品管理法　(B)食品安全衛生管理法　(C)食品與相關產品查驗登記及許可文件管理辦法　(D)一般食品衛生標準

（　）3. 我國健康食品管理法於哪一年公告實施？(A) 1996 年　(B) 1999 年　(C) 2006 年　(D) 2009 年

（　）4. 下列何者非現行健康食品可以宣稱的保健功效？(A)不易形成體脂肪功能　(B)胃腸功能改善　(C)延緩衰老功能　(D)抗癌功能

（　）5. 服藥藥物時，需要搭配開水服用，如搭配錯誤液體常會造成交互作用，下列何者會與 Statin 類之降血脂藥品交互作用？(A)蘋果汁　(B)綠茶　(C)葡萄柚汁　(D)養樂多

（　）6. 在臺灣，藥品具分級制度，下列何者非臺灣藥品分級制度名稱？(A)處方藥　(B)學名藥　(C)指示藥　(D)成藥

（　）7. 臺灣老人服藥常有許多錯誤習慣，下列何者為臺灣老人用藥常見狀況？(A)按時服藥　(B)自動停藥　(C)服用廣告藥品　(D)以上皆是

（　）8. 普拿疼在臺灣藥局即可購得，請問普拿疼屬於？(A)處方藥　(B)成藥　(C)指示藥　(D)固有成方

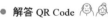 解答 QR Code

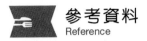

參考資料
Reference

今周刊編輯團隊(2022)・*一顆維生素比美國貴 3 倍！關稅抽 30％竟比香菸更高？臺灣保健品千億市場背後亂象解析。*
　　https://www.businesstoday.com.tw/article/category/183015/post/202209140012/

行政院主計處(2019)・*國情統計通報。*
　　https://www.stat.gov.tw/public/Data/112616244W75YTOW0.pdf

巫曉玲、汪正青、楊其璇、郭慈安、杜明勳、林貴滿、郭淑珍、廖妙淯、陳美香、呂文賢、賴嘉祥、黃惠璣、陳翠芳、譚蓉瑩、林玫君(2022)・*老人護理學*（六版）・新文京。

国家市場監督管理總局（無日期）・*法律法規。* https://www.samr.gov.cn/zw/zcfg/

林惠琴、吳亮儀(2020)・*6 成老人家帶有逾 2 項慢性病。*
　　https://health.ltn.com.tw/article/paper/1382628

林鉅勝(2020)・老年潛在不適當用藥・*臨床醫學月刊，85*(3)，154-159。

消費者庁（無日期）・*特定保健用食品について。*
　　https://www.caa.go.jp/policies/policy/food_labeling/foods_for_specified_health_uses/

張佳琪、謝佩倫、吳桂花、吳麗芬、胡芳文、林淑媛、林麗味、姜紹青、林彥君、劉芳、林忠尼、王靜琳、王靜枝、蕭伃伶、曾月霞(2020)・*老年護理學*・華杏。

陳師瑩、周志輝、黃進發、林士民、湯雅理、陳惠英、高尚德、王玟玲、楊山明(2021)・*保健食品概論*（七版）・華格那。

黃盈翔、盧豐華(2003)・老年人之用藥原則・*臺灣醫學，7*(3)，385-395。

臺大醫院健康電子報(2017)・*藥品與食物交互作用。*
　　https://epaper.ntuh.gov.tw/health/201705/project_3.html

臺灣老年學暨老年醫學會(2021)・*老年安全用藥原則。*
　　https://www.tagg.org.tw/personl/show.aspx?getId=2FC2517E01055819&getId1=5A9844FC993E8F1E

劉力幗(2020)・老年用藥總論・*臨床醫學月刊，85*(3)，149-153。

衛生福利部食品藥物管理署(2019)・*健康食品概說暨網頁導覽。*
　　https://www.fda.gov.tw/tc/siteContent.aspx?sid=1776

衛生福利部食品藥物管理署(2021)・*藥物食品安全週報。*
　　https://www.fda.gov.tw/tc/PublishOtherEpaperContent.aspx?id=1366&tid=3588&r=149138553

Ministry of Food and Drug Safety (n. d.). *Food labeling system.*
　　https://www.mfds.go.kr/eng/wpge/m_14/de011005l001.do

MEMO

MEMO

國家圖書館出版品預行編目資料

老人營養學／湯曉君，任曉晶，湯麗君，
朱映儒，李翎卉，高而仕編著. -- 初版.
新北市：新文京開發出版股份有限公司,
2024.07
　　面；　　公分

　　ISBN 978-626-392-028-6（平裝）

　　1.CST: 營養學　2.CST: 健康飲食
　　3.CST: 老人養護

411.3　　　　　　　　　　113008617

老人營養學　　　　　　　　　　　　　　（書號：**B434**）

編 著 者	湯曉君　任曉晶　湯麗君　朱映儒　李翎卉　高而仕
出 版 者	新文京開發出版股份有限公司
地　　址	新北市中和區中山路二段 362 號 9 樓
電　　話	(02) 2244-8188（代表號）
Ｆ Ａ Ｘ	(02) 2244-8189
郵　　撥	1958730-2
初　　版	西元 2024 年 7 月 20 日